乳腺疾病超声诊断图谱

主编 侯秀娟 王洪波

清华大学出版社
北京

内 容 简 介

乳腺疾病严重威胁女性健康，尤其是乳腺癌位居女性恶性肿瘤发病率的首位，乳腺癌的早发现、早治疗是改善预后的重要保障。超声是乳腺疾病检查及筛查的主要影像学手段，在乳腺疾病的诊断和治疗中发挥着越来越重要的作用。本书共分14章，涵盖了乳腺超声检查基础与技术、乳腺正常超声表现与乳腺发育异常、乳腺增生性及炎性病变、乳腺良、恶性肿瘤的超声表现，以及乳腺介入超声和新技术、超声检查在乳腺癌新辅助化疗中的应用，乳腺超声BI-RADS分类。本书不仅详细阐述了乳腺超声基础知识、检查方法与相关技术，还对乳腺的胚胎发育、组织学基础，乳房的解剖及其引流区域淋巴结进行了全面概述。本书根据世界卫生组织（WHO）乳腺肿瘤组织学分类，重点关注各种病理类型的乳腺良、恶性肿瘤，从病理学角度详细阐述相关肿瘤的超声图像特征，选取典型图像并结合术后病理结果进行了详细解读，让读者更深刻、更透彻地理解各类肿瘤特征性超声表现，深入浅出，由果溯因，令人耳目一新。

本书从病因、病理、临床及影像学角度，全方位介绍乳腺疾病超声表现，具有较强的临床实用价值，可提高超声医师及相关临床医师对乳腺疾病超声诊断的认识。

本书封面贴有清华大学出版社防伪标签，无标签者不得销售。
版权所有，侵权必究。举报：010-62782989，beiqinquan@tup.tsinghua.edu.cn。

图书在版编目（CIP）数据

乳腺疾病超声诊断图谱 / 侯秀娟，王洪波主编. — 北京：清华大学出版社，2023.8
ISBN 978-7-302-64260-2

Ⅰ. ①乳… Ⅱ. ①侯… ②王… Ⅲ. ①乳房疾病—超声波诊断—图谱 Ⅳ. ① R655.804-64

中国国家版本馆CIP数据核字（2023）第136434号

责任编辑：孙　宇
封面设计：王晓旭
责任校对：李建庄
责任印制：丛怀宇

出版发行：清华大学出版社
网　　址：http://www.tup.com.cn，http://www.wqbook.com
地　　址：北京清华大学学研大厦A座　　邮　编：100084
社 总 机：010-83470000　　邮　购：010-62786544
投稿与读者服务：010-62776969，c-service@tup.tsinghua.edu.cn
质量反馈：010-62772015，zhiliang@tup.tsinghua.edu.cn

印 装 者：涿州汇美亿浓印刷有限公司
经　　销：全国新华书店
开　　本：210mm×285mm　　印　张：13.5　　字　数：356千字
版　　次：2023年8月第1版　　印　次：2023年8月第1次印刷
定　　价：288.00元

产品编号：101815-01

编委会

主　　审　周显礼
学术顾问　王晓蕾
主　　编　侯秀娟　王洪波
副主编　王虹　滕飞　韦虹　姜晶　刘晗　车竞　柳琳
编　　委：（按姓氏笔画排序）

于泰隆（哈尔滨医科大学附属第二医院）

马　饶（哈尔滨医科大学附属第二医院）

王　虹（哈尔滨医科大学附属第二医院）

王　珞（哈尔滨医科大学附属第二医院）

王　霄（厦门大学附属第一医院）

王洪波（哈尔滨医科大学附属第二医院）

韦　虹（哈尔滨医科大学附属第二医院）

车　竞（中国中医科学院广安门医院）

孔德重（大庆市中医医院）

朴贞雅（哈尔滨医科大学附属第二医院）

曲溪倩（哈尔滨医科大学附属第二医院）

刘　晗（广州中医药大学第二附属医院）

刘连娟（青岛市市立医院）

刘佳音（哈尔滨医科大学附属肿瘤医院）

孙佳威（哈尔滨医科大学附属第二医院）

孙钦亮（哈尔滨医科大学附属第二医院）

杨小宇（哈尔滨医科大学附属第四医院）

杨志荣（哈尔滨市红十字中心医院）

吴　涵（哈尔滨医科大学附属第二医院）

吴成威（哈尔滨医科大学附属第二医院）

张雪菲（哈尔滨医科大学附属肿瘤医院）

张婉玉（哈尔滨医科大学附属第四医院）

苗欢欢（哈尔滨医科大学附属第二医院）

赵　荟（哈尔滨医科大学附属第二医院）

赵桂娇（哈尔滨医科大学附属第二医院）

柳　琳（大庆市人民医院）

段丽红（大连大学附属中山医院）

侯秀娟（哈尔滨医科大学附属第二医院）

姜　晶（北京中西医结合医院）

宫兆珏（牡丹江市肿瘤医院）

陶　琳（哈尔滨医科大学附属第二医院）

董雪迎（哈尔滨医科大学附属第二医院）

滕　飞（哈尔滨医科大学附属第二医院）

绘　图　于泰隆

前　言

乳腺疾病是女性最常见的疾病之一，乳腺癌更是影响全球女性健康的首要恶性肿瘤。我国每年新发乳腺癌数量多、增幅快、疾病治疗负担重。尽管肿瘤生物学研究日新月异，各种治疗方法也不断更新迭代，有效改善和提高了患者的生存率和生活质量，但乳腺癌的发病率和死亡率仍居高不下，故早期诊断和精准治疗仍是临床关注的重点。

超声技术在近些年得到了长足发展，目前已广泛应用于乳腺疾病的诊断领域，在乳腺疾病的筛查、诊断和治疗中发挥着重要作用。现代超声技术如多普勒成像、弹性成像、超声造影、全容积自动成像、三维成像等为乳腺疾病的诊断提供了更多依据。同时，介入超声的开展，包括超声引导下穿刺活检、置管引流等也为乳腺疾病的诊疗带来更多的成功经验。

笔者作为大型综合医院的超声医师，每天接触大量乳腺疾病患者，通过临床实践和术后随访，系统深入学习了各种不同乳腺疾病的临床表现、超声征象、其他影像学表现和组织病理学特征，积累了宝贵经验，也希望能把自己的经验分享给同行们。故本书经编委会的认真准备、集思广益、反复切磋，同时查阅了大量国内外相关文献，相互校正，历经一年多的辛苦编写，将以文字结合图片的方式呈现给广大医务工作者，尤其是超声医师。

本书对乳腺疾病进行分类讲述，按临床表现、大体病理学、组织病理学和超声图像特征进行分析与讨论，也对其他影像学特征、治疗、与其他疾病的鉴别要点等内容加以阐述，深入浅出，准确精练；从近十年数千个手术病例中精选出 100 个典型病例，每个病例列举了患者的临床表现、超声表现、病理诊断，精选典型超声图像进行翔实、透彻的讲解，并阐述了其病理学基础，使读者能够准确理解乳腺疾病的超声声像图特征与组织病理学的关系，厘清诊断思路，提高对乳腺疾病的超声诊断和鉴别诊断能力。

笔者希望能够为广大超声和临床医师提供一本内容翔实、资料完备、系统生动的著作。本书具备科学性和先进性特点，从实践中来，再回到实践中去，指导医师对乳腺超声图像进行正确解读，提高诊断的准确率，增强诊断信心，为我国乳腺超声诊断和治疗尽一份心力。

"求木之长者，必固其根本；欲流之远者，必浚其泉源。"希望本书能够成为大家所喜爱的一本超声工具书，陪伴初学者打好基础，为拓展知识领域的学者提供更多诊断经验。在乳腺超声诊断和治疗的道路上，让我们一起共同成长！

由于时间仓促、编者知识水平局限，还有疏漏之处，望广大读者海涵并不吝赐教！

编者
2023 年 5 月

目 录

第一章 乳腺超声检查基础 … 001
第一节 超声波的基本概念 … 001
一、超声波的定义 … 001
二、超声波的物理学参数 … 001
三、声场 … 003
四、超声波的基本物理特性 … 003
五、超声波的生物学效应 … 004

第二节 乳腺超声检查技术 … 004
一、灰阶超声 … 004
二、彩色多普勒血流成像 … 005
三、弹性成像 … 006
四、超声自动乳腺全容积扫描 … 008
五、超声造影 … 009

第三节 乳腺超声成像质量 … 010
一、超声探头频率的选择 … 010
二、焦点设置 … 011
三、增益大小 … 011
四、空间复合成像 … 011
五、组织谐波成像 … 011

第二章 乳腺胚胎发生与解剖 … 013
第一节 乳腺胚胎发育 … 013
第二节 乳腺组织学基础 … 014
一、乳腺 … 014
二、终末导管小叶单元 … 014
三、导管系统 … 015
四、间质 … 015
五、乳头乳晕复合体 … 016

第三节 乳房解剖 … 017
一、乳房的解剖结构 … 017

| 二、动脉血液供应 | 018 |
| 三、静脉回流 | 018 |

第三章 正常乳房超声及引流区域淋巴结 020

第一节 正常乳房超声解剖 020
一、皮肤层 020
二、浅筋膜层 021
三、皮下脂肪层 021
四、腺体层 022
五、乳腺后间隙 023
六、胸壁肌层 024
七、肋骨 024

第二节 女性不同生理时期的乳腺组织学变化及声像图表现 025
一、青春期前 025
二、青春期 025
三、性成熟期 026
四、妊娠期及哺乳期 026
五、绝经期 027

第三节 乳腺引流区域淋巴结 028
一、乳腺淋巴引流途径 028
二、乳腺淋巴结分区 028
三、正常淋巴结解剖及乳腺区域淋巴结转移 029
四、正常淋巴结及转移性淋巴结的超声表现 029

第四章 乳房发育异常 033

第一节 多乳头、多乳房畸形 033

第二节 乳房早发育 035
一、乳房早发育的概述 035
二、乳房早发育的临床表现 035
三、乳房早发育的 Tanner 分期及超声表现 036

第三节 男性乳腺发育 038
一、病因 038
二、临床表现 038
三、病理 039
四、超声表现 039
五、鉴别诊断 040
六、治疗 040

第五章 乳腺增生性病变 043

第一节 乳腺良性增生性病变 043

一、概述 ······ 043
　　二、病理改变 ······ 043
　　三、临床表现 ······ 044
　　四、超声表现及相关的病理学基础 ······ 044
　第二节　乳痛症 ······ 045

第六章　乳腺炎性病变 ······ 051
　　一、哺乳期乳腺炎 ······ 051
　　二、Zuska 病 ······ 052
　　三、结核性乳腺炎 ······ 052
　　四、特发性肉芽肿性乳腺炎 ······ 053
　　五、浆细胞性乳腺炎 ······ 054
　　六、其他少见的非哺乳期感染性乳腺炎 ······ 055

第七章　乳腺良性病变 ······ 062
　第一节　乳腺纤维腺瘤 ······ 062
　第二节　乳腺脂肪瘤 ······ 080
　第三节　乳腺错构瘤 ······ 083
　第四节　乳腺囊肿 ······ 085
　第五节　乳腺脂肪坏死 ······ 089

第八章　乳腺叶状肿瘤 ······ 094

第九章　乳腺乳头状病变 ······ 098
　第一节　导管内乳头状瘤 ······ 098
　第二节　包裹性乳头状癌 ······ 103

第十章　乳腺原位癌 ······ 108
　第一节　乳腺导管原位癌 ······ 108
　第二节　乳腺小叶原位癌 ······ 114

第十一章　乳腺恶性肿瘤 ······ 117
　第一节　乳腺癌 ······ 117
　　一、病理分型与 TNM 分期 ······ 117
　　二、乳腺癌组织学分级 ······ 118
　　三、乳腺癌分子分型 ······ 118
　　四、影像学检查 ······ 119
　　五、乳腺癌共有的超声表现 ······ 120
　　六、治疗 ······ 125
　第二节　浸润性导管癌 ······ 125
　第三节　浸润性小叶癌 ······ 156
　第四节　具有髓样结构或模式的浸润性癌 ······ 160
　第五节　乳腺黏液癌 ······ 162

第六节　乳腺小管癌 ··· 166

　　第七节　乳头佩吉特病 ··· 168

　　第八节　乳腺淋巴瘤 ··· 172

　　第九节　乳腺化生性癌 ··· 175

　　第十节　炎性乳腺癌 ··· 177

　　第十一节　男性乳腺癌 ··· 179

第十二章　乳腺介入超声及新技术 ·· 186

　　第一节　乳腺病变穿刺活检 ··· 186

　　　　一、细针吸取细胞学检查 ··· 186

　　　　二、空芯针穿刺活检 ··· 187

　　　　三、真空辅助活检 ··· 189

　　第二节　乳腺囊肿穿刺抽液及硬化治疗 ·· 190

　　第三节　乳腺脓肿穿刺抽液及置管引流 ·· 190

　　第四节　超声引导下乳腺病灶术前定位 ·· 192

　　第五节　乳腺引流区域淋巴结活检 ·· 192

　　第六节　乳腺超声新技术 ·· 193

　　　　一、超声自动容积扫描系统 ··· 193

　　　　二、超声与磁共振融合虚拟导航技术 ··· 194

　　　　三、人工智能 ·· 194

第十三章　超声检查在乳腺癌新辅助化疗中的应用 ·· 197

第十四章　乳腺超声 BI-RADS 分类 ··· 199

　　　　一、乳腺超声概论 ··· 199

　　　　二、乳腺超声影像词典 ··· 200

　　　　三、评估分类及处理建议 ··· 202

第一章

乳腺超声检查基础

第一节　超声波的基本概念

一、超声波的定义

正常人耳能听到的声波频率范围是 20~20 000 Hz，因此将频率大于人耳听觉上限（20 000 Hz）的声波定义为超声波。

超声诊断通常所用频率范围是 2~12 MHz，乳腺超声检查常用频率范围是 5~12 MHz。

二、超声波的物理学参数

1. 波长（λ）　声波在介质中传播时，介质中质点在一个周期时间内所通过的距离称为波长，单位为毫米（mm）。

2. 频率（f）　单位时间内任一给定点上通过的声波或声源振动的次数称为频率，单位为 Hz。

3. 声速（c）　超声波在介质中的传播速度称为声速，即单位时间内超声波传播的距离，单位为 m/s。声速与介质的弹性系数和密度有关，而不受超声波频率的影响，即不同频率的超声波在同一介质中传播时，声速是相同的。超声波在不同介质中传播时声速是不同的，在固体中最快，在气体中最慢。超声波在人体内不同软组织中传播时速度也不完全相同，但是相差较小，可以忽略不计，所以对于不同的软组织，假定了一个相对的平均传播速度，即 1540 m/s。临床常见超声波诊断相关介质物理学参数各不相同（表 1-1-1）。

波长（λ）、频率（f）和声速（c）之间的关系：

$$c = \lambda f$$

因此，当声速一定时，波长与频率成反比，频率越高，则波长越短，图像分辨力越好，而频率越低，波长越长，图像分辨力越差。所以，在实际超声检查中，应该尽可能使用较高频率的超声探头，以提高图像分辨力。

4. 声压（sound pressure）　任何介质不受外力作用时，介质所具有的压强称为静态压强，声波在传播过程中会引起介质质点压强的变化，介质中有声波传播时的压强与没有声波传播时的静态压强之差称为声压，以 P 表示。

$$P = P_1 - P_0 = \rho c v$$

（注：ρ 为介质密度，c 为声速，v 为质点振动速度）

表 1-1-1　临床常见超声波诊断相关介质物理参数

介质名称	ρ（g/cm³）	c（m/s）	Z［×10⁵ 瑞利（g/cm²·s）］
空气	0.00129	332	0.000428
液状石蜡	0.835	1420	1.186
脂肪	0.955	1476	1.410
羊水	1.013	1474	1.493
人体软组织	1.016	1500	1.524
生理盐水	1.002	1534	1.537
肝脏	1.050	1570	1.648
血液	1.055	1570	1.656
肌肉	1.074	1568	1.684
晶状体	1.136	1650	1.874
颅骨	1.658	3360	5.570

5. 声强（sound intensity）　在声波传播方向上单位时间内垂直通过单位面积的超声能量称为声强，用 I 表示。声强和声压的关系可以由以下公式表示：

$$I = \frac{P^2}{\rho c}$$

声强是表示超声波强弱的客观物理量，声强与频率的平方成正比，频率越高，超声波的强度越大，质点的振幅也越大，声波传播时介质中的声压变化也越大。由于声强过大会损伤正常组织细胞，因此国际上规定诊断超声安全剂量 < 20 mW/cm²。

6. 声阻抗（acoustic impedance）　是声波重要的物理学参数，用 Z 表示，是声场中声压与质点振动速度之比，即：

$$Z = \frac{P}{v}，因 P = \rho c v，故 Z = \rho c$$

由此可见，介质的声阻抗与其密度密切相关，介质密度越大，声阻抗越大，因此固体的声阻抗最大，液体次之，气体最小。两种介质间声阻抗的差异称为声阻抗差，形成声学界面的两种介质的声阻抗差值大于 0.1% 时，即可使入射的超声波发生反射，声阻抗差越大，界面反射的超声波强度越大，超声仪器所接收的回波信号越强。对于给定的声学界面，界面的反射系数 R 可由下列公式计算得出：

$$R = \left(\frac{Z_2 - Z_1}{Z_2 + Z_1}\right)^2$$

气体的声阻抗值为 0.000428，人体软组织的声阻抗值为 1.524，故软组织与气体间的界面反射系数特别大，超声波在空气-皮肤界面几乎发生全反射（图 1-1-1）。因此，在进行超声检查时，探头与体表之间不要留有空隙，以防超声波在体表大量反射而没有足够的声能到达被检查的部位，这是超声检查时必须使用耦合剂的原因。

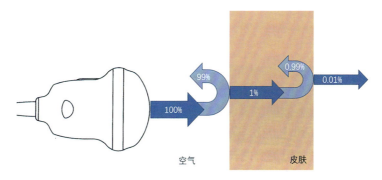

图 1-1-1 空气 - 皮肤界面超声波反射示意图

三、声场

超声波在介质中传播时,声波所及的区域称为声场(sound field),声场可分为近场和远场两部分。接近探头区域,声压与质点振动速度不同相,声强起伏变化大,称为近场;远离探头区域,声压与质点振动速度同相,声强起伏变化小,称为远场。近场声能分布不均匀,严重影响诊断。而远场声束因为扩散角的存在,逐渐向周围空间扩散,但其横切面上的声能分布比较均匀。

近场长度(L)取决于超声频率和声源的半径(r)。公式如下:

$$L = \frac{r^2 f}{c} = \frac{r^2}{\lambda}$$

超声束的传播具有指向性,近场长度和声束的扩散角决定其指向性优劣程度。扩散角是声场主声束与相邻副瓣声束之间切线的夹角,以 θ 表示。超声频率越高,波长越短,则近场越长,扩散角越小,声束的指向性越好。

四、超声波的基本物理特性

1. **反射、透射与折射** 超声波在传播过程中,如遇到两种不同声阻抗介质所构成的声学界面,一部分超声波会返回到前一介质中,称为反射(reflection),反射是超声声像图的主要组成部分,当超声波垂直入射到声学界面时,探头接收到的反射信号最强;另一部分超声波穿过界面进入后一介质中并继续传播,称为透射(transmission)。而当超声波不是垂直入射到声学界面时,透射的声波会偏离入射声波方向而传播,称为折射(refraction);当超声波垂直入射到声学界面时,透射的声波沿入射声波方向传播,不发生折射。超声波折射的程度取决于声波在两种介质传播时声速的差值,声速差值越大,折射角也越大。

2. **散射与绕射** 超声波在传播过程中,经过粗糙界面或远小于波长的小界面(如红细胞、超声造影剂微泡等)时,会产生散射(scattering)。散射波为球面波,朝向各个方向,只有朝向探头的散射信号才能被检测到,称为背向散射。利用超声波的散射能够显示器官、病变内部的细小结构。

超声波传播过程中遇到障碍物边缘时,传播方向发生弯曲,即超声波绕过障碍物继续前进的现象,称为绕射(diffraction),又称为衍射。超声波的波长越长,绕射现象越显著;反之,波长越短,绕射现象越不明显。因绕射不产生反射,在临床检查时,应根据靶目标的大小选择适当频率的探头,以提高图像的分辨力。

3. **吸收与衰减** 声波在传播过程中,由于"内摩擦"或黏滞性,声能转换成热能,使总的超声能量逐渐减弱，称为吸收（absorption）。声波在介质中传播时，声能随传播距离增大而减小的现象，称为衰减（attenuation）。引起声波衰减的原因很多，主要包括超声波的吸收、小界面的散射、大界面的反射及声束的远场扩散等。随声波传播距离增加而产生衰减的比率称为衰减系数。衰减系数取决于组织类型和超声波的频率。组织类型不同，衰减系数不同，人体组织声衰减的规律：骨＞软骨＞肌肉＞肝脏＞脂肪＞血液＞尿液。超声波的频率也是引起衰减的一个重要因素，高频超声衰减系数比低频超声大，这正是高频超声穿透力低的原因，所以超声检查乳腺、甲状腺等浅表组织器官时，通常选用较高频率的探头，以提高图像分辨力，而检查肝脏、胰腺等深部组织脏器时，一般选用较低频率的探头，因为较低频率的超声波有着良好的穿透力，有利于观察深部组织结构。

五、超声波的生物学效应

当一定强度的超声波在生物组织内传播时，通过超声波与生物组织的相互作用，引起生物组织的功能和结构发生变化，称为超声波的生物学效应。超声波在生物组织内传播时主要产生三种生物学效应：机械效应、热效应及空化效应。

1. 机械效应 超声振动使组织质点交替压缩和拉伸，形成压力变化，称为机械效应，机械效应会影响生物组织的结构和功能。

2. 热效应 由于生物组织对超声波具有吸收作用，一部分声能转化为热能，导致生物组织温度升高，该效应可用于理疗和肿瘤的治疗。

3. 空化效应 存在于液体中的微小气泡在超声波的作用下产生周期性震荡，最终高速崩裂的过程称为超声的空化效应。在这个过程中，会产生局部高温高压现象，此外还伴随强大冲击波、高速微射流、自由基的产生，使细胞损伤、破裂、DNA断裂，导致组织损伤。

第二节　乳腺超声检查技术

一、灰阶超声

超声是检查和鉴别各种乳腺疾病方便且高效的方法。随着科学技术的进步，超声设备性能不断提升，乳腺超声检查的优势越发明显，主要表现在以下方面：①高分辨力和高诊断价值；②方便、快捷、价格低廉；③无创、无痛、无电离辐射、安全性高，可应用于孕妇、哺乳期女性或儿童；④患者无须特殊准备、无禁忌证；⑤实时、精确，可多次重复检查；⑥评估区域淋巴结状态、引导穿刺活检等。

乳腺超声检查适用范围广，适应证如下：①出现乳腺相关症状（形状变化、不适或疼痛、乳头内陷、乳头溢液以及乳房内、腋下、锁骨下或胸骨旁可触及肿块）；②其他检查发现乳房病变需进一步检查；③既往乳腺疾病患者定期随访；④乳腺疾病患者术后随访。

在进行乳腺超声检查时，被检查者的乳腺组织构成、生理状态和体质特征，检查设备的选择和调节以及检查者的经验、技术都是影响最终检查结果准确性的重要因素。在实际工作中，除了要根据患者情况选择合适频率的探头和调节仪器参数外，更重要的是应系统、全面地扫查评估患者的乳房情况。

通常，检查应从健侧乳房开始，若无乳房不适主诉，可从任一侧开始。检查乳房时，一般以乳头为中心做放射状或反放射状序贯扫查，还可以由上至下、由外到内做一系列横切和纵切扫查，检查时应注意各扫查切面相互覆盖重叠，以免遗漏病灶。病灶区应多切面扫查，以全面评估病灶，并注意病灶周围组织结构是否存在异常。扫查速度保持匀速、稳定，探头与皮肤表面尽量垂直，不宜过度加压。乳头和乳晕深方的区域易受乳头声影的影响，应大量涂抹耦合剂，探头置于乳头旁适度倾斜进行扫查。最后，扫查乳房引流区域淋巴结，评估淋巴结状态。

乳腺超声检查时应观察以下内容。

1. 乳房　①乳房的外观；②乳房各层次结构是否正常；③乳头、乳晕及其深方是否存在异常；④乳腺导管是否扩张。

2. 病变　①弥漫性或局灶性病变；②病变位置、大小、数量；③病变形态、边缘、回声；④病变与周围组织结构的关系；⑤病变血流情况；⑥病变的活动度、硬度以及受压时是否形变。

3. 区域淋巴结状态

二、彩色多普勒血流成像

乳腺肿块彩色多普勒血流信号的形态和数量，可根据 Adler 提出的半定量法进行分级。

0级：病灶内未见明显血流信号。

Ⅰ级：少量血流，可见 1~2 个点状或短棒状血流。

Ⅱ级：中量血流，可见 3~4 处点状血流，或 1 条状血流，长度达到或超过病灶直径的 1/2。

Ⅲ级：丰富血流，可见 ≥ 5 个点状血流，或 2 条较长的血流穿入病灶内，长度达到或超过病灶直径的 1/2。

由于乳腺恶性肿瘤生长快，代谢旺盛，在血管内皮生长因子的刺激下，肿瘤新生血管增多，走行紊乱，因此，乳腺恶性肿瘤多具有丰富的血流信号，以 Ⅱ~Ⅲ 级血流为主，血管走行不规则。而乳腺良性肿块血流信号多不丰富，以 0~Ⅰ 级血流为主。彩色多普勒成像可发现乳腺良、恶性肿块内部血流信号的差异，但是对于小血管和低速血流信号的显示不够敏感，且易受声束角度影响，而能量多普勒超声可以弥补上述不足。此外在进行彩色多普勒超声检查时，应注意探头轻置，以免病灶血管受压，影响低速血流的显示。同时应注意调整彩色取样框大小及彩阶量程，以便更敏感地显示病变内的血流信号。

乳腺良、恶性肿瘤彩色血流信号特征互有重叠，因此在实际工作中应重视二维超声表现并结合不同的超声成像技术，同时还应注意结合病史、动态追踪复查以减少误诊。根据病灶内部有无血流信号，可确定病灶内部的囊实性成分，尤其可将部分极低回声实性病灶与囊性病灶区分开来。

超微血流成像（superb microvascular imaging，SMI）是一种新型的血流成像技术，相较于传统的彩色多普勒血流成像，具有较高的空间分辨力、较少的运动伪影，可以敏感显示更低流速的微小血管。超微血流成像在描述微血管及其走行分布等细节方面更具优势，为鉴别乳腺良、恶性病灶提供了新思路。

三、弹性成像

乳腺疾病伴随着组织硬度的改变，尤其是乳腺癌，因肿瘤周边的促结缔组织增生反应，其组织硬度高于正常乳腺组织，并且这种变化在疾病早期就已经发生。乳腺良、恶性肿瘤在二维超声表现上可互有重叠，容易造成误诊，超声弹性成像（ultrasound elastography，UE）技术可在二维超声的基础上评估乳腺病变的硬度变化，从而提高乳腺疾病诊断准确率。弹性成像不仅可以评估肿块性病变，还可以评估非肿块性病变。目前，超声弹性成像技术已经成为评估乳腺病变性质的常规检查方法。

目前用于乳腺疾病的弹性成像技术主要有三种：应变式弹性成像（strain elastograpy，SE）、声辐射力脉冲成像（acoustic radiation force image，ARFI）以及剪切波弹性成像（shear wave elastography，SWE）。

（一）应变式弹性成像

SE 的基本原理是在外部对生物组织施加一个压力（如手动探头加压）或生理状态下的内部压力（呼吸运动、肌肉不自主收缩等），使生物组织产生形变，即可得到组织的弹性模量，然后通过数字处理技术将组织硬度转换为彩色编码信号，从而获得组织的弹性成像图。组织越硬，其形变越小，对应的弹性模量值就越大。SE 的评估方法，主要有以下三种。

1）弹性评分法：根据弹性图像上的颜色分布来区分不同组织的硬度，通常红色表示硬度较小，绿色表示硬度中等，蓝色表示硬度较大。国外研究多参照日本筑波（Tsukuba）大学超声弹性成像 5 分法评分标准（图 1-2-1）。

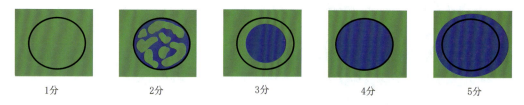

图 1-2-1　日本筑波（Tsukuba）大学超声弹性成像 5 分法评分标准

而我国学者罗葆明教授在实际应用中发现部分乳腺病灶并不能按照该标准进行评分，遂提出了改良弹性成像 5 分法（图 1-2-2）。

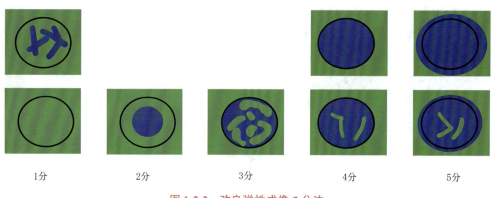

图 1-2-2　改良弹性成像 5 分法

1分：病灶整体或大部分显示为绿色。

2分：病灶显示为中心呈蓝色，周边为绿色。

3分：病灶范围内显示为绿色和蓝色所占比例相近。

4分：病灶整体为蓝色或内部伴有少许绿色。

5分：病灶及周边组织均显示为蓝色，内部伴有或不伴有绿色。

相对于Tsukuba评分法，改良5分法简单易行，减少了操作者对原评分标准归类不典型的困惑，也避免了因此而导致的误诊和漏诊。

2）应变率比值法（strain ratio，SR）：指通过比较病灶与其周围脂肪或腺体组织的形变来反映病灶本身的硬度，与弹性评分法相比，SR更加客观、可靠。但是既往研究表明，其最佳截断值范围较大，这可能与不同研究的样本大小以及使用不同厂家的仪器有关。

3）大小比值法：指弹性图像上病灶最大长径与二维图像上病灶最大长径的比值，因肿瘤周边的促结缔组织增生反应，恶性病灶弹性图像上病灶长径通常比二维图像上大，所以恶性病灶的比值常大于1。既往的研究结果比较相似，恶性病灶的比值临界值范围为1.050~1.100。但该种方法要求病灶边界清晰，对于边界不清晰的病灶容易产生假阴性结果。

（二）声辐射力脉冲成像

声辐射力脉冲成像（acoustic radiation force impulse imaging，ARFI）技术主要是利用声辐射力脉冲来诱发组织内部振动，产生横向的振动及纵向的压缩，并追踪组织运动的轨迹来探测组织形变的细微变化，无须操作者额外施加压力，避免了不同操作者之间的差异。ARFI技术包括声触诊组织成像技术（virtual touch tissue imaging，VTI）、声触诊组织量化技术（virtual touch tissue quantification，VTQ）及两者相融合的声触诊组织成像量化技术（virtual touch tissue imaging quantification，VTIQ）。

1）VTI：VTI是半定量的评估方法，以组织的纵向位移作为观察指标，采用灰阶编码成像，根据图像中黑白灰的比例对组织硬度进行评估。常用5分评分法。

1分：肿块整体呈白色。

2分：肿块为灰白色混色。

3分：肿块整体为灰色。

4分：肿块为灰黑色（以灰色为主）。

5分：肿块整体为黑色，或灰黑色（以黑色为主）。

目前国内常用VTI评分4分作为鉴别乳腺良、恶性病变的截断值，具有良好的诊断性能。VTI在使用过程中仍具有一定主观性，并且对于伴有液化、出血、坏死的肿块或腺病伴纤维腺瘤等情况易评分过低或过高，从而导致误诊。

2）VTQ：VTQ可定量评估组织硬度，当声脉冲辐射力作用于组织时，产生横向传播的剪切波，超声能够检测并计算得出组织的剪切波速度（shear wave velocity，SWV），通过SWV对组织的硬度进行定量评估，SWV值越高，组织越硬。VTQ相较于VTI，进一步量化了组织的硬度，使得主观因素进一步减少。但VTQ受病变本身的运动影响较大，操作时需患者屏气配合。当测量组织硬度过高，超过VTQ所能测量的SWV值上限（9 m/s），或者病变内液性成分占比较大时（剪切波不能在液体和气体中传播），VTQ均无法测得具体数值。并且VTQ的取样框大小固定，取样框大小为5 mm×6 mm，对于较小的乳腺病变，容易造成测量误差。

3）VTIQ：VTIQ是在VTI和VTQ的基础上进行的改革，可同时多点测量，能更好反映病变的整体硬度。并且，VTIQ的取样框较小，为1 mm×1 mm，对于较小的病灶也能精确测量。VTIQ存在诸多影响因素，如乳房的大小、密度、病灶的深度、患者的呼吸、探头的压力等，因此VTIQ也有其局限性。

（三）剪切波弹性成像

类似ARFI，SWE也可以对组织硬度进行定量评估。当将感兴趣区置于乳腺病灶及其周围组织，软件自动计算出组织弹性模量最大值（E_{max}）、平均值（E_{mean}）、最小值（E_{min}）、标准差（SD）及弹性比值（E_{ratio}）等参数。对于以上参数目前并没有得出统一的最佳诊断界值，这可能与不同的研究选择的感兴趣区不同有关。目前，感兴趣区的选择有两种方案：一是选择病灶中硬度最大的区域，二是选择整个病灶所在区域。前者的选择存在一定的主观性，后者能反映病灶的整体硬度，但当病灶形状不规则或边界不清时，后者的选择存在一定困难，从而影响诊断的准确性。

为获取高质量的弹性成像图，在进行弹性成像时可通过使用充足的耦合剂、施加合适的预压力等方法使所得结果更加客观、准确。同时还应注意乳腺病变的软硬度与其良、恶性并不完全相关，髓样癌因含纤维成分少而硬度较小，而硬化性腺病和慢性炎症等良性病变硬度较大，在临床工作中应加以鉴别。无论是哪一种弹性成像技术，都有其优势及局限性，应当在灰阶成像基础上结合多种方法综合评估。有研究显示，超声弹性成像技术与超声造影、人工智能等新技术的结合可提高乳腺病变诊断的准确性。

四、超声自动乳腺全容积扫描

近年来，随着超声技术快速发展，超声自动乳腺全容积扫描（automated breast volume scanner，ABVS）系统的出现，克服了传统二维超声及三维超声的局限，系统可自动调节仪器设置并自动连续扫查，获得全乳腺结构成像（包括横切面、矢状面和冠状面），尤其是冠状面图像信息并进行标准化存储，有利于病灶空间位置信息的观察和定位，提高诊断准确性。ABVS可提高肿块边缘特征和钙化的显示，三维图像冠状面"汇聚征"或"太阳征"是恶性肿瘤较特异的征象。ABVS在获得更全面图像的同时，还可避免操作者依赖性，弥补低年资医师因经验不足、手法生疏而导致的误漏诊。该技术已成为乳腺癌筛查和诊断的重要辅助手段，但其应用目前仍存在一定局限性。

（1）乳头内陷、乳腺皮肤表面溃破者成像效果不理想。

（2）耗时较长，后期处理工作量较大。

（3）在检查活动度较大的肿物时易出现滑移现象，影响冠状面成像。

（4）不能显示病灶血流信号及病灶组织硬度。

因此，在实际工作中，检查者应根据患者实际情况，在进行超声ABVS检查的同时联合常规超声等传统诊断方法，进行综合评估，以提高诊断准确率。ABVS未来发展方向在于与人工智能深度融合，推动阅片的规范化、客观化和智能化，从而提高阅片效率和诊断准确性。

五、超声造影

超声造影（contrast-enhanced ultrasound，CEUS）是通过声学造影剂增强血液循环的背向散射信号进行成像，通过对脏器及肿瘤微循环血流灌注进行实时、动态显示，提高超声诊断敏感性和特异性。乳腺超声造影常用的方式有两种，一种是经肘静脉注射造影剂，观察病灶的增强强度及模式，从而获得对比增强的图像；另一种是经乳晕皮内或皮下注射造影剂对前哨淋巴结进行评估。

目前国内常用的超声造影剂是声诺维（SonoVue），经肘静脉注射时，造影剂微泡可以进入肿瘤的毛细血管内，但不能透过血管内皮进入组织间隙中，为纯血池成像，能够动态、实时观察病灶的增强范围、增强程度及增强模式，也可以通过软件生成时间-强度曲线进行定量评估。

乳腺恶性肿瘤超声造影的典型特征：造影剂快速充盈呈高增强，增强后病灶边界不清晰、形态不规则、有粗大滋养血管，造影后病灶范围大于二维病灶范围，造影剂灌注不均匀、内部可见充盈缺损等。乳腺良性肿瘤超声造影的典型特征：病灶呈均匀性低增强或等增强（少数为高增强），增强后病灶边界清晰、形态规则、无粗大滋养血管，增强后范围无明显扩大等。也可按照5分法对乳腺超声造影结果进行评估，评分越高，恶性可能性越大。

1分：肿块无强化，边缘清晰。

2分：肿块与周围组织同等同步强化，增强图像边缘不清晰。

3分：肿块较周围组织较早强化，均匀或不均匀，边缘清晰，病变范围与二维图像几乎相同，形态规则，呈圆形或椭圆形。

4分：肿块较周围组织更早出现强化，通常为不均匀强化，肿块增强范围较二维图像大，边缘仍清晰，有或无灌注缺损，未见蟹爪样强化，形态不规则。

5分：肿块增强不均匀，增强范围较二维图像大，增强较早，有或无灌注缺损，表现为典型的蟹爪样强化，边缘不清晰，形状不规则。

经肘静脉超声造影不仅可以在术前评估乳腺肿块良恶性，而且在乳腺恶性肿瘤的新辅助化疗及术后评估方面同样有着不可忽视的作用。

经乳晕皮内或皮下超声造影的主要目的为评估前哨淋巴结状态。造影检查前，常规配置超声造影剂，局麻后从乳晕周围皮内或皮下多个方向各注射0.5 ml的SonoVue混悬液，同时轻柔按摩，以加快造影剂在淋巴管中的流动速度。对前哨淋巴区域进行检查时，首个增强的淋巴结为前哨淋巴结，记录其位置、大小、灌注模式等信息。目前，前哨淋巴结的超声造影模式主要分为均匀增强、不均匀增强及无增强三类。

1）均匀增强：前哨淋巴结呈明显均匀高增强。

2）不均匀增强：前哨淋巴结呈不均匀高增强，存在低灌注或无灌注区。

3）无增强：前哨淋巴结呈低增强或无增强。

其中，均匀增强多为正常淋巴结，不均匀增强及无增强多为转移性淋巴结。其机制在于：肿瘤细胞从输入淋巴管进入皮质淋巴窦并不断生长增殖，阻塞或破坏小淋巴管，导致前哨淋巴结呈不均匀增强；主淋巴管完全被阻塞则会妨碍造影剂进入淋巴结，导致淋巴结无增强或低增强。经皮内或皮下超声造影可评估前哨淋巴结的状态，以及引导前哨淋巴结穿刺活检，提高了诊断的准确性，可为临床治疗方案的制订提供参考。

第三节　乳腺超声成像质量

获取高质量的乳腺超声图像是超声诊断的重要基础，合适的探头频率、焦点设置、增益大小及空间复合成像、谐波成像等技术的应用都将影响超声成像质量。

一、超声探头频率的选择

合适频率的探头是获取高质量超声图像的基础。由于乳腺位置浅表，常选用高频线阵探头。但是声波频率越高穿透力就越差，因此在实际使用过程中，应权衡高分辨力和低穿透力的关系，根据不同情况选择不同的探头。乳腺超声检查常使用频率为 5～12 MHz 的高频线阵探头，乳头和乳晕区可使用 10 MHz 或更高频率的探头检查。深部乳腺组织或较厚的乳腺可使用稍低频率的探头。

选择不同频率超声探头的目的是获得更好的分辨力，从而使病变与其周围组织明确区分开来。图像分辨力分为对比分辨力和空间分辨力，最佳的对比分辨力可区分病变与其周围乳腺组织间的细微灰阶差别，高频探头可提高对比分辨力。

空间分辨力又分为轴向分辨力、侧向分辨力和横向分辨力（图1-3-1）。

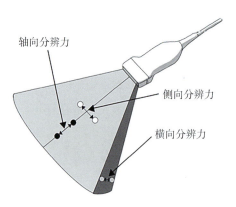

图1-3-1　空间分辨力示意图

1. **轴向分辨力（axial resolution）**　也称为纵向分辨力，指分辨声束传播方向上两点的最小距离，它等于空间脉冲长度的1/2，空间脉冲长度是超声波脉冲周期数和波长的乘积，即：

$$轴向分辨力 = \frac{空间脉冲长度}{2} = \frac{脉冲周期 \times 波长}{2}$$

因此频率越高，波长越短，脉冲周期越小，轴向分辨力越好，轴向最小分辨力是1/2波长。

2. **侧向分辨力（lateral resolution）**　指在与声束轴线垂直的平面上，可分辨探头长轴方向上两点的最小距离，对应显示器屏幕水平方向上的图像分辨力。侧向分辨力与脉冲宽度相关，脉冲宽度越窄，侧向分辨力越高。脉冲宽度取决于发射孔径和聚焦深度，在焦点区，脉冲宽度最窄，侧向分辨力最好，故超声检查时应将焦点设置在感兴趣区。

3. **横向分辨力（elevational resolution）**　指在与声束垂直的平面上，分辨探头短轴方向上两点的最小距离，也即探头厚度方向上的分辨力。横向分辨力取决于各个压电换能器元件的厚度，对于给定的换能器，该厚度是固定的。换能器元件厚度越小，其横向分辨力越好。

二、焦点设置

超声波声束可分为近场、聚焦区和远场三个区域。近场声束收敛，远场声束发散，因此聚焦区的侧向分辨力最高，远场的侧向分辨力下降。当评估病变时，焦点放置不当可产生伪像，导致图像模糊。通常将焦点置于病变的中部或中后部水平，以获得良好的成像效果；或适当增加焦点数目，以便同时提高图像不同深度水平的分辨力，从而获得良好的图像质量。

三、增益大小

合适的增益可清晰分辨乳腺解剖层次及内部结构（如皮肤、脂肪、腺体和导管）。若增益过高，会使囊性病灶显示为实性；若增益过低，会使极低回声的实性病灶显示为囊性。增益的调节分为总增益调节及时间增益补偿（time gain compensation，TGC）调节。

总增益调节的是整体回声信号的强弱，而时间增益补偿可选择性调节某一深度区域内回声信号的强弱。乳腺超声检查时，应先调整总增益，使皮下脂肪组织显示为中等回声，然后调节时间增益补偿，使图像远场和近场具有相似的强度。

四、空间复合成像

空间复合成像（spatial compound imaging）通过使用电子声束偏转技术进行多角度偏转扫描检查目标，然后将不同声束反射回来的回声整合成一幅图像，且这些图像可实时更新。由于减少了杂波、斑点、散射等伪像，空间复合成像可提高图像质量，提高对比分辨力，使病变的包膜、边缘及内部结构显示更为清晰。需要注意的是，空间复合成像也可使侧边声影或后方回声改变等具有诊断意义的征象减弱甚至消失。因此，在临床使用过程中，应在常规超声和空间复合成像技术间反复切换，以便获得真实、可靠的高质量图像。

五、组织谐波成像

谐波（harmonic）是相对于基波而言的。在超声设备中，超声探头发射出来的初始声波是基波，基波在组织中传播时频率发生变化形成不同频率的谐波。谐波是超声波非线性传播特性产生的声波，谐波频率高于基波频率，通常是基波频率的数倍，谐波频率是基波频率2倍时为二次谐波（second harmonic）。二次谐波成像是目前超声仪器通常使用的成像技术。

组织谐波成像（tissue harmonic imaging，THI）是指通过宽频探头，采用滤波技术或特定频率技术，选择性获取并放大组织回波中谐波（主要为二次谐波）的一种成像方法。在组织谐波成像中，声束以某一特定频率发射，而接收频率则为发射频率的倍数，从而抑制了来自低频声波的噪声，提高信噪比，减少伪像干扰，提高图像分辨力。与基波成像相比，谐波成像使病灶的边缘、内部结构和后方声影的显示都得到一定程度的提高，有助于细微结构的辨别，获得更多诊断信息，因而提高了诊断准确率。

当然，组织谐波成像也有限制因素：由于谐波比基波频宽小（谐波仅为畸变基波一部分），以致其纵向分辨力下降。谐波能量的高低与基波能量有关，弱的基波频率几乎不产生谐波，而强的基波产生较大的谐波能量，但是探头发射的基波能量受国际声能安全标准的约束，不能一味地提高能量，以致组织谐波成像的广泛应用受到一定限制。

近些年，随着仪器设备和技术水平的提升，越来越多的超声仪器生产厂家将组织谐波成像作为二维声像图显示时默认开启的功能，图像质量显著改善。

参考文献

［1］姜玉新, 张运. 超声医学[M]. 北京：人民卫生出版社, 2015.

［2］罗葆明, 欧冰, 智慧, 等. 改良超声弹性成像评分标准在乳腺肿块鉴别诊断中的价值[J]. 现代临床医学生物工程学杂志, 2006, 12(5): 396-398.

［3］FENG J, LU J, JIN C, et al. Diagnostic Value of Superb Microvascular Imaging in Differentiating Benign and Malignant Breast Tumors: A Systematic Review and Meta-Analysis[J]. Diagnostics (Basel), 2022, 12(11): 2648.

［4］JAN C M, ZELST V, RITSE M, et al. Automated Three-dimensional Breast US for Screening: Technique, Artifacts, and Lesion Characterization[J]. Radiographics, 2018, 38(3): 663-683.

［5］LEE S H, CHUNG J, CHOI H Y, et al. Evaluation of Screening US-detected Breast Masses by Combined Use of Elastography and Color Doppler US with B-Mode US in Women with Dense Breasts: A Multicenter Prospective Study[J]. Radiology, 2017, 285: 660-669.

［6］MAGALHÃES M, BELO-OLIVEIRA P, CASALTA-LOPES J, et al. Diagnostic Value of ARFI (Acoustic Radiation Force Impulse) in Differentiating Benign From Malignant Breast Lesions[J]. Acad Radiol, 2017, 24: 45-52.

［7］MANN R M, HOOLEY R, BARR R G, et al. Novel Approaches to Screening for Breast Cancer[J]. Radiology, 2020, 297: 266-285.

［8］NIELSEN M A, COX K, HAIGH I, et al. Does Contrast Enhanced Ultrasound (CEUS) of Normal/Benign Axillary Lymph Nodes in Patients with Breast Cancer Identify Significant Axillary Nodal Burden?[J]. Eur J Radiol, 2020, 132: 109311.

［9］PARK A Y, KWON M, WOO O H, et al. A Prospective Study on the Value of Ultrasound Microflow Assessment to Distinguish Malignant from Benign Solid Breast Masses: Association between Ultrasound Parameters and Histologic Microvessel Densities[J]. Korean J Radiol, 2019, 20: 759-772.

［10］RIX A, PIEPENBROCK M, FLEGE B, et al. Effects of contrast-enhanced ultrasound treatment on neoadjuvant chemotherapy in breast cancer[J]. Theranostics, 2021, 11: 9557-9570.

［11］SENCHA A N, EVSEEVA E V, MOGUTOV M S, et al. Breast Ultrasound[M]. Berlin Heidelberg: Springer, 2013.

［12］SIGRIST R M S, LIAU J Y, KAFFAS A E, et al. Ultrasound Elastography: Review of Techniques and Clinical Applications[J]. Theranostics, 2017, 7: 1303-1329.

［13］SVENSSON W E, PANDIAN A J, HASHIMOTO H, et al. The Use of Breast Ultrasound Color Doppler Vascular Pattern Morphology Improves Diagnostic Sensitivity with Minimal Change in Specificity[J]. Ultraschall Med, 2010, 31(5): 466-474.

第二章

乳腺胚胎发生与解剖

第一节 乳腺胚胎发育

胚胎发育至 6 周时，无论男女，均在胚胎腹侧面中线两侧出现左、右两条"乳线"或称之为乳腺嵴，外观为一对皮肤增厚区域。乳腺嵴上至腋窝，下至腹股沟，其中包含多处对称的外胚层细胞局部增厚区，形成 4～5 层移行上皮细胞的乳腺始基（图 2-1-1A）。

胚胎发育至 9 周时，"乳线"只保留胸段（第 4 肋间隙水平）的一对乳腺始基，其外胚叶基底细胞继续增殖成团，形成乳头芽，并继续增殖发育。其余乳腺始基逐渐消退（图 2-1-1B）。如未完全退化则形成副乳腺。

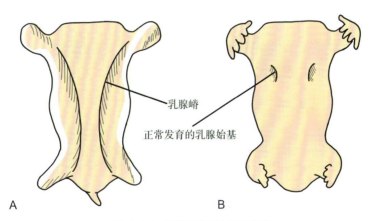

图 2-1-1 乳腺胚胎发育示意图
A.乳腺嵴位置示意图；B.正常发育的乳腺始基

胚胎发育至 3 个月时，乳头芽基部的基底细胞向下生长，形成初级乳腺芽。发育至 4 个月时，初级乳腺芽细胞向真皮下方增生并形成许多凸起为次级乳腺芽。发育至第 5 个月时，可见 15～25 条次级乳腺芽，进一步延伸形成索状输乳管始基，日后演变成永久性乳腺导管。每条次级乳腺芽末端的细胞继续增生形成分支小导管。发育至第 7～8 个月时，乳腺芽不再是实心的细胞条索，而是逐渐分化成管腔结构。发育至第 8 个月时，乳腺表面上皮下陷，开始形成乳凹，此为乳腺导管开口（图 2-1-2）。胎儿出生前后，乳凹深层间充质局部增生，致使乳凹逐渐消失并突出于体表，形成乳头。乳头周围环形色素沉着形成乳晕。

013

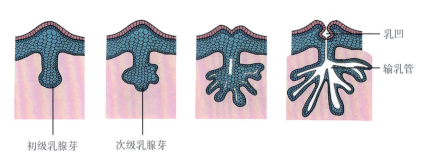

| 初级乳腺芽 | 次级乳腺芽 | | |

图 2-1-2　胚胎不同时期乳腺发育示意图

第二节　乳腺组织学基础

一、乳腺

正常成年女性乳腺形如一棵倒置的枝繁叶茂的大树，各枝干及细小分枝为输乳管及各级导管。大多数乳腺由 15～20 个乳腺腺叶组成，每个乳腺腺叶（图 2-2-1）由输乳管、输乳管窦、各级导管、小叶外终末导管及乳腺小叶组成。从腺泡到小叶内终末导管、小叶外终末导管，逐级汇合形成小导管、中导管、大导管，最终开口于乳头乳晕区域皮肤。

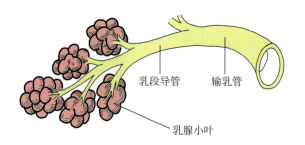

图 2-2-1　乳腺腺叶解剖结构示意图

二、终末导管小叶单元

终末导管小叶单元（terminal ductal lobular unit，TDLU）是乳腺的基本结构和功能单位，包括小叶外终末导管、小叶内终末导管、腺泡（每个小叶有 10～100 个腺泡，是基本的分泌单位）及小叶内的特化性间质（图 2-2-2）。TDLU 有泌乳功能并将乳汁输送到小叶外导管。

TDLU 与各级导管均被覆双层上皮细胞，包括腺腔面的腺上皮细胞和基底面的肌上皮细胞。其中腺上皮细胞在雌、孕激素的作用下发生周期性变化，于哺乳期出现分泌行为，是乳腺内激素调节最敏感的靶点；肌上皮细胞位于腺上皮细胞外，于哺乳期收缩，有助于乳汁从小叶排入导管；肌上皮细胞之外则为基底膜，是乳腺腺叶与间质的分界。乳腺癌起源于腺上皮细胞，根据肿瘤细胞是否突破基底膜将其分为浸润性癌与原位癌。肿瘤细胞未突破基底膜为原位癌，当肿瘤细胞突破基底膜进入乳腺间质则为浸润性癌。随着月经周期中激素的规律性变化，TDLU 也随之发生增生、复旧、分化、凋亡等一系列变化。在这个周而复始的过程中，易发生各种乳腺疾病。绝大多数乳腺疾病起源于 TDLU，并随着疾病的进展累及各级导管。

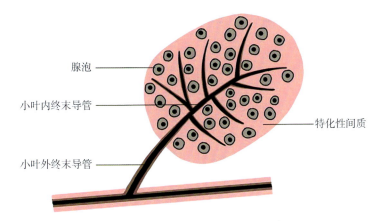

图 2-2-2　终末导管小叶单元结构示意图

青春期，在雌激素的作用下，乳腺导管及间质增生，导管扩张、分支增加，最后形成乳腺小叶（乳腺小叶由小叶内终末导管、腺泡及小叶内的特化性间质组成）。妊娠期，因体内雌激素和孕激素水平显著增加，乳腺导管进一步增长，腺泡开始发育。妊娠后期，腺泡细胞开始有分泌活动，管腔内出现分泌物。哺乳期，乳腺受催乳激素的刺激，开始分泌乳汁。绝经后雌激素水平降低，腺体随之退化，最终乳腺组织基本上恢复到青春期前的状态。

三、导管系统

乳腺的导管系统是构成乳腺腺叶的重要结构，其命名尚不统一，以合理方式命名即可。乳腺的导管系统自腺泡起分别为小叶内终末导管、小叶外终末导管、各级导管及输乳管，其主要作用为储存和运输乳汁。每个乳腺有 15～20 个输乳管，以乳头为中心呈放射状排列，每根输乳管不断分支，最终与 TDLU 相通。输乳管出口端被覆角化的复层扁平上皮，与皮肤相延续，而输乳管下端则移行为腺上皮和肌上皮，其中内层为连续性泌乳的立方上皮细胞，外层为围绕在上皮细胞周围不连续的肌上皮细胞。输乳管窦是输乳管最膨大的部位，其内有许多皱襞，哺乳时皱襞扩张，管腔增大，可以储存更多的乳汁。

四、间质

乳腺间质包括小叶外致密的基质纤维组织及脂肪组织、小叶内及导管周围疏松的基质纤维组织。疏松的基质纤维组织（图 2-2-3 中紫色部分）在妊娠期、哺乳期可以轻易压缩，为腺体及导管扩张提供空间，并且间质中的血管壁菲薄，通透性很高，有利于性激素进入腺泡并发挥作用。乳腺小叶内疏松的基质纤维组织与乳腺腺叶一样随月经周期变化而增生、复原，因此可将其视为小叶实质的一部分。小叶内间质内含有各种淋巴细胞、浆细胞、肥大细胞和巨噬细胞等炎性细胞。小叶外间质则富含致密的胶原纤维和脂肪组织，呈轮状包绕小叶（图 2-2-3 粉色部分），于静止期占据乳腺的大部分体积，填充于乳腺腺叶的周围。这些组织不随月经周期的变化而变化。通常情况下，小叶内与小叶外结缔组织界限清楚。当患乳腺增生症时，小叶内间质硬化，与小叶外间质连成一片。在大导管周围还存在一些平滑肌组织，哺乳时有助于乳汁排空。

综上，TDLU 内的腺泡、导管由小叶内间质包绕固定形成立体结构，而小叶外间质包绕在小叶、腺叶周围，固定维系着小叶与腺叶之间的排列。

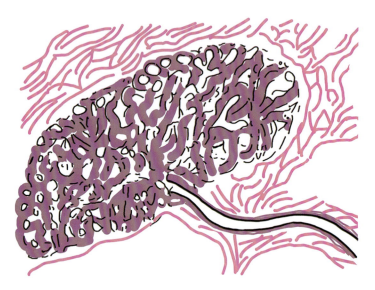

图 2-2-3　乳腺间质组织病理示意图

小叶内间质及导管周围间质为疏松的基质纤维组织（图中紫色部分），
小叶外间质为富含致密胶原纤维和脂肪组织（图中粉色部分）

五、乳头乳晕复合体

乳头乳晕区皮肤色素沉着，颜色较周围深，妊娠期及哺乳期此区域颜色进一步加深。此区域缺乏毛囊和小汗腺，但拥有丰富的平滑肌、感觉神经末梢和发达的皮脂腺。受到冷刺激时，平滑肌收缩，乳头皱褶加深，可影响乳头乳晕区的超声成像。皮脂腺导管与输乳管汇合，共同开口于乳晕区皮肤，形成许多小圆形隆起，称为蒙格马利（Montgomery）结节，妊娠期结节更明显，可分泌油脂样物质保护乳头、乳晕。

大多数乳头突出皮肤表面，但有部分乳头由于发育不良而内陷。乳头表面有 15～20 个导管开口，但与乳腺内腺叶并非一一对应，有些是皮脂腺开口，有些是盲端，有些则是同一输乳管进入乳头时形成的分支。

乳头、乳晕及输乳管末端的一小部分均被覆角化的复层扁平上皮，偶尔可见正常的导管腺上皮细胞（Toker 细胞）。

第三节 乳房解剖

一、乳房的解剖结构

正常女性双侧乳房基本对称，呈半球形，位于胸大肌和胸肌筋膜浅方，由皮肤、皮下脂肪组织和腺体组织组成（图2-3-1）。乳房内侧缘达同侧胸骨旁，外侧缘可达腋中线，上缘平第2～3肋间，下缘平第6～7肋间。乳腺腺体埋藏于皮肤与胸肌筋膜之间的脂肪组织中，脂肪组织包绕除乳头外的整个乳腺腺体，有很好的保护作用。薄层乳腺组织可上达锁骨，下至肋缘，内至胸骨中线，外至背阔肌前缘，有时乳腺组织可向外上方延伸至腋窝，形成乳腺尾部，称为斯宾塞（Spence）腋尾或腋突，应与腋窝的副乳腺相鉴别，当其内有小叶增生或纤维腺瘤时，应与肿大的腋窝淋巴结相鉴别。整个乳腺腺体组织的后面为浅筋膜的深层，与胸大肌前面的深筋膜（胸肌筋膜）之间的间隙称为乳房后间隙或乳房后滑囊，内含疏松结缔组织，故乳房可轻微活动。在腺体与脂肪组织间可见包绕并嵌入腺体内的纵向条索状纤维组织，并发出许多小纤维束伸向浅表连于浅筋膜浅层，向深面连于浅筋膜深层，相互连接成网状，称为乳房悬韧带，又称库珀（Cooper）韧带，有固定乳房的作用。患乳腺癌时，如病灶侵犯Cooper韧带，使之挛缩变短，可牵拉表面皮肤下凹形成"酒窝征"；如癌组织阻塞皮下淋巴管，淋巴回流障碍导致皮肤水肿，而毛囊处皮肤与皮下组织紧密相连，不出现水肿，与水肿区域相比表现为点状凹陷，称为"橘皮样"外观。

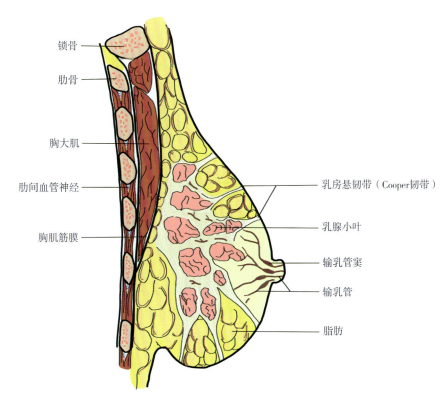

图 2-3-1　乳房大体解剖图及周边毗邻关系

乳腺腺体的实质部分包括乳腺导管、乳腺小叶及腺泡。乳腺腺体包括 15～20 个独立的乳腺导管小叶系统，每个乳腺导管小叶系统视为一个乳腺腺叶，呈放射状排列，乳腺腺叶之间无交通的导管，因此在手术时常采取放射状切口以尽量减少对其他乳腺腺叶的影响。每个乳腺腺叶由众多乳腺小叶构成，乳腺小叶由小叶内终末导管、腺泡及小叶内基质构成。每个乳腺腺叶由一套导管系统引流，腺泡与腺泡管相通，经小叶内终末导管、小叶外终末导管、分支小导管、大导管，最终汇入输乳管，输乳管在近乳头开口约 5 mm 处呈梭形膨大，称为输乳管壶腹部，又称输乳管窦，此处为乳腺导管内乳头状瘤好发部位。输乳管窦向外管径出现狭窄后开口于乳头。

二、动脉血液供应

乳房的血液供应包括皮肤真皮下血管网、腺体前面血管网和腺体后面血管网三部分（图 2-3-2）。腺体前血管网由乳房外侧动脉和乳房内侧动脉组成，乳房内侧动脉又称胸廓内动脉（主要供应乳房中部中央部分，约占乳房血供的 60%），乳房外侧动脉又称胸外侧动脉（主要供应乳房上部和外侧，约占乳房血供的 30%），另外 2～7 肋间动脉穿支、胸肩峰动脉和肩胛下动脉也参与乳房的小部分血液供应。

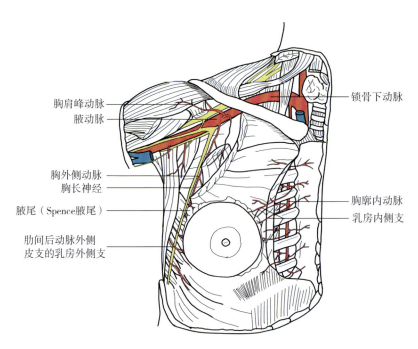

图 2-3-2　乳房的动脉供应

三、静脉回流

乳房皮下浅筋膜层存在丰富的浅静脉网（图 2-3-3），其中横向走行的浅静脉与同名动脉伴行，回流至胸廓内静脉，纵向走行的浅静脉向上与颈根部浅静脉相交通，注入颈前静脉。乳房深静脉回流主要通过胸廓内静脉、腋静脉及肋间静脉的分支和穿支引流，是乳腺癌血行转移的重要途径。

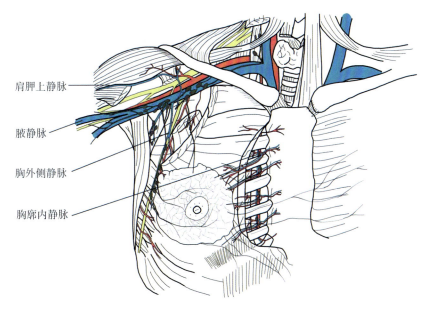

图 2-3-3　乳房的静脉回流

参考文献

［1］Aristida Colan-Georges. 乳腺多模超声诊断学 [M]. 李俊来, 译. 北京：科学技术文献出版社, 2020.
［2］陈志奎, 薛恩生, 林礼务. 乳腺疾病超声诊断学 [M]. 北京：科学出版社, 2022.
［3］董守义, 耿翠芝. 乳腺疾病诊治 [M]. 北京：人民卫生出版社, 2017.
［4］张建兴. 乳腺超声诊断学 [M]. 北京：人民卫生出版社, 2012.

第三章

正常乳房超声及引流区域淋巴结

第一节 正常乳房超声解剖

正常乳房结构由浅至深分为皮肤层、皮下脂肪层、乳腺组织层以及腺体后区域。不同生理状态下声像图表现有所不同，主要表现为皮下脂肪层及腺体层的差异。

一、皮肤层

皮肤层呈平直、光滑、弧形的高回声带，厚度1～3mm，其深方为真皮层，呈中等回声（图3-1-1），其下浅筋膜常因较薄而不易显示。乳头大小及回声与年龄、发育及经产情况有关。年轻、乳房发育良好及未生育者乳头较小，呈圆形均匀低回声结节。经产妇女乳头增大、回声增高，边界清晰，形态规则。乳头后方常伴有声影（图3-1-2），影响图像质量，主要由乳头内的导管及周围纤维结缔组织等引起，可通过一定的扫查技巧避免，如将探头置于乳头旁，涂抹大量耦合剂并倾斜一定角度进行扫查。

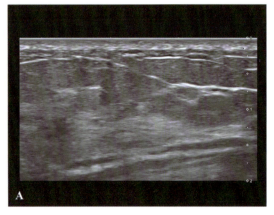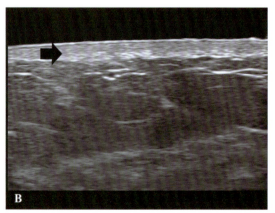

图3-1-1 皮肤层超声图像
A.皮肤呈高回声带，走行平直而光滑；B.皮肤层局部放大图像，箭头所示为中等回声真皮层

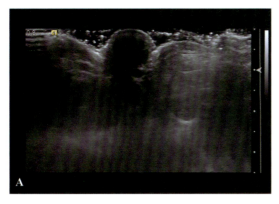
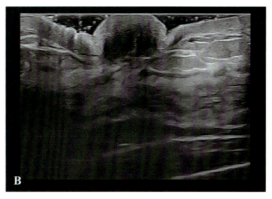

图 3-1-2 乳头超声图像

A. 年轻女性乳头，呈类圆形均匀低回声；B. 经产妇女乳头增大、回声增高

二、浅筋膜层

浅筋膜分为浅层、深层，由于较薄，超声通常无法显示，浅筋膜浅层位于真皮层深面，浅筋膜深层位于腺体层深面，浅筋膜浅层和深层之间有贯穿脂肪层及腺体层并相互连接成网状的Cooper韧带，Cooper韧带在脂肪层内显示为条索状高回声，在腺体层显示欠佳。

三、皮下脂肪层

脂肪组织覆盖除乳头外的全部腺体层，位于皮肤层与腺体层之间，呈中等回声，内有细线状强回声纤维分隔（图3-1-3）。脂肪层厚度随年龄和肥胖程度不同而表现出较大的个体差异。二维声像图可见弧形条索状高回声的Cooper韧带穿行于等回声脂肪层内，并向浅方连于乳房皮肤和浅筋膜浅层，向深方连于浅筋膜深层（图3-1-4中箭头所示）。由于其牵拉乳腺小叶，使腺体在韧带附着处略不平整甚至呈波浪状。Cooper韧带通常在老年女性和皮下脂肪较多时容易显示。有时Cooper韧带可伴有声影，将皮下脂肪分隔成类似结节样等回声，或由于脂肪伸入腺体内形成局限的脂肪团时，均需注意观察，勿将其误诊为乳腺肿瘤，此时可通过改变超声波入射角度来区分韧带与病理声影，同时因其本质是脂肪组织，其回声及结构仍与其他脂肪相似，通过多切面扫查可发现其与脂肪层相延续。正常情况下，超声不能显示皮下脂肪层内的淋巴管。

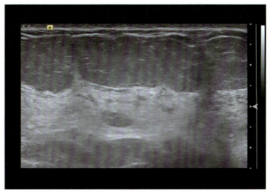

图 3-1-3 皮下脂肪层声像图

皮下脂肪层位于皮肤与乳腺腺体层之间，脂肪小叶呈中等回声，内有细线状强回声分隔

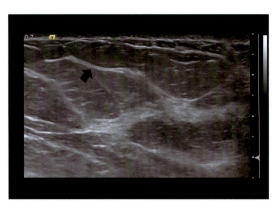

图 3-1-4　Cooper 韧带超声图像

Cooper 韧带在皮下脂肪层中显示最清晰，呈高回声条索状结构，一端与皮肤相连，另一端与腺体相连

四、腺体层

腺体层位于皮下脂肪层深面，并与其有明确界限。正常乳腺由乳腺腺叶及其周围的纤维组织、脂肪组织构成，其整体回声高于脂肪层，内部由相对低回声的终末导管小叶单元及乳腺导管组成，不同生理时期有不同的声像图特点。

青春期女性乳腺腺体层中央区回声低于外周带，这与中央区乳腺导管相对集中有关（图 3-1-5A）。随着年龄的增加，成熟女性乳腺中央区低回声范围逐渐减小并消失，腺体层回声强弱相间，分布均匀（图 3-1-5B）。老年女性腺体萎缩，逐渐被脂肪组织及纤维组织替代，腺体层变薄、回声增高（图 3-1-5C）。而妊娠期及哺乳期乳腺因腺泡及导管显著增生，表现为腺体层明显增厚（图 3-1-5D）。

乳腺导管在乳头周围呈放射状排列，正常乳腺导管在非哺乳期处于闭合状态，内径约为 1mm。绝大多数女性乳腺不显示导管的管壁和管腔暗区，部分女性乳腺导管表现为细线状高回声，这是由于导管壁与周围组织形成的反射界面，而导管周围的疏松的基质纤维组织表现为低回声。妊娠晚期和哺乳期可见扩张的乳腺导管呈管状暗区，管壁呈细的双线状高回声（图 3-1-6 中箭头所示）。目前尚无公认的乳腺导管内径标准，普遍认为乳腺导管内径＞2mm 考虑为乳腺导管扩张。

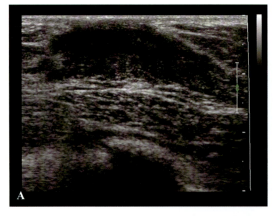
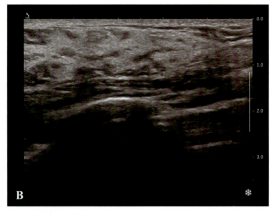

图 3-1-5　不同生理时期乳腺声像图

A. 青春期女性乳腺：乳头及乳晕深方可见不规则低回声区，主要为乳腺导管结构；周围可见不均匀高回声区，大部分为纤维组织，少部分为正在发育的导管及小叶结构；B. 成熟女性乳腺：腺体层回声强弱相间，分布均匀；C. 老年乳腺：腺体变薄，回声增高；脂肪层增厚；D. 哺乳期乳腺：腺体层明显增厚，导管扩张

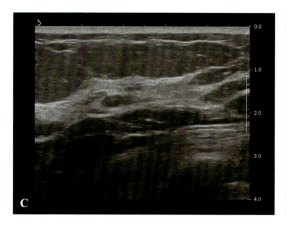
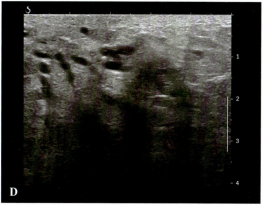

图 3-1-5（续）

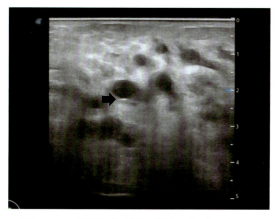

图 3-1-6 哺乳期乳腺导管扩张，管壁呈高回声

五、乳腺后间隙

乳腺后间隙位于浅筋膜深层与胸肌筋膜之间，呈线状或带状中等回声，多数年轻女性或体形较瘦者因脂肪层较薄乳腺后间隙难以分辨，老年或肥胖女性因乳腺后间隙内含较多脂肪可清晰显示，呈中等回声（图 3-1-7 中箭头所示）。

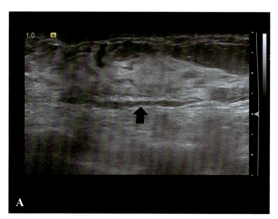
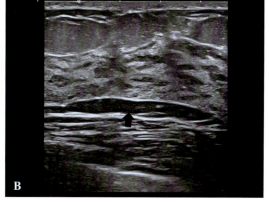

图 3-1-7 乳腺后间隙超声图像
A.乳腺后间隙；B.含脂肪较多的乳腺后间隙

六、胸壁肌层

胸大、小肌和下层的前锯肌主要位于肋骨和肋间肌的浅方，通常呈中-低回声，并显示与解剖结构相对应的排列整齐的横纹肌纹理，其筋膜为光滑连续的线状高回声（图3-1-8）。由于乳腺肿瘤可能浸润胸壁，或胸壁肿瘤可能误诊为乳腺肿瘤，因此，应注意观察胸壁结构以区分两者。

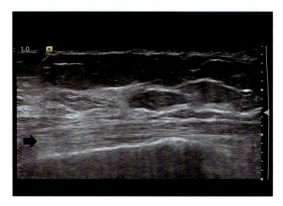

图3-1-8　胸壁肌层声像图

七、肋骨

肋骨显示为胸壁肌层后方的强回声，后方回声明显衰减（图3-1-9A、B）。肋软骨则呈低回声，呈椭圆形或圆形，形态规则，边缘光整（图3-1-9C、D）。有时易误认为乳腺良性肿瘤，注意观察解剖层次及改变扫查方向即可区分。

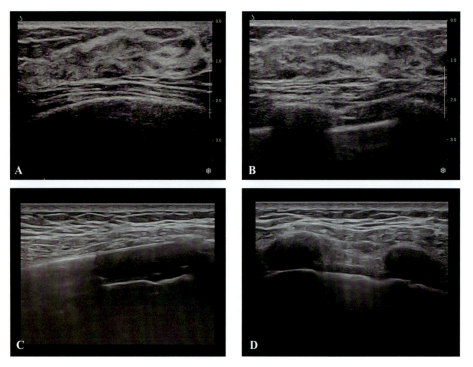

图3-1-9　肋骨超声图像

A.肋骨长轴切面；B.肋骨短轴切面；C.肋软骨长轴切面；D.肋软骨短轴切面

第二节　女性不同生理时期的乳腺组织学变化及声像图表现

乳房是女性维持形态和分泌乳汁的重要器官，乳腺发育是女性的第二性征，其生长发育受多种内分泌激素的调控，如雌激素促进导管的生长分支，孕激素促进小叶腺泡分化，另外还有一些其他激素如睾酮、催乳素等也有重要的调节作用。不同生理时期，在激素的作用下，乳腺呈现出不同的状态。

一、青春期前

在体内残留的母体激素的刺激下，新生儿可触及增厚的乳腺，甚至挤压乳头可见少量乳汁样分泌物，称为"婴乳"。在出生后1~3周内，随着体内来自母体雌激素的消退，腺体开始萎缩，3~6个月完全消失，直至青春期前乳腺均呈幼儿期静止状态，由简单分支的导管构成，少数可保留一些原始的小叶结构，但未见腺泡分化。

二维声像图可见正常新生儿乳房皮肤及皮下脂肪层菲薄，乳头后方可见盘状低回声，边界不清晰，边缘模糊，有时可见扩张导管回声。幼儿静止期乳腺声像图可见小乳头回声，未见明显腺体回声（图3-2-1）。

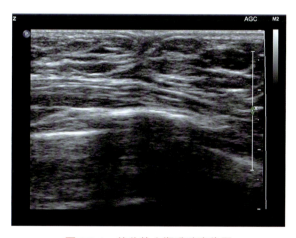

图3-2-1　幼儿静止期乳腺声像图
3岁女童，乳头后方未见明显腺体回声

二、青春期

青春期指性发育开始到性成熟之间这一阶段，是女性乳腺发育最重要的阶段，历时3~5年。进入青春期后，随着月经来潮，女性乳房随年龄增长不断发育，在雌激素和孕激素长期周期性刺激下，乳腺导管开始伸长、分支，逐渐形成导管树，乳腺腺叶辐射半径拉长、导管组合范围扩大，最后分化出TDLU结构（小叶外终末导管、小叶内终末导管及腺泡）。此时，乳腺小叶迅速增长，数量众多，导管周围的间质增生，脂肪组织和纤维结缔组织大量增加，乳腺体积增大。

二维声像图可见乳腺组织结构层次逐渐增多，乳头后方可见片状及不规则形低回声区，其内可辨识出导管系统呈微细管状，其周围的间质增生呈高回声（图3-2-2）。随着年龄的增长，低回声区范围逐渐减小并消失，周边区域以高回声为主，高低回声相间，范围逐渐增大。双侧乳腺大小可以相同，也可以不同，甚至仅单侧乳头下方见腺体样回声。

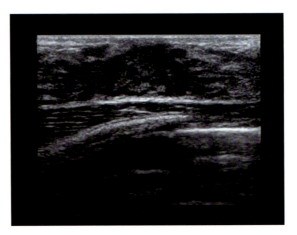

图3-2-2　青春期女性乳腺声像图

三、性成熟期

性成熟期女性的乳腺在脑垂体、肾上腺和卵巢的生理性活动产生的雌、孕激素的作用下，其形态及组织学结构随之发生周期性变化。月经来潮前，腺泡与导管增生，有分泌现象，小叶内间质疏松、水肿，可有淋巴细胞浸润，乳腺可稍增大，月经停止后这一现象消失，小叶及末梢导管复旧，间质致密。

二维声像图可见皮下脂肪组织较少，腺体层增厚，强弱相间，分布均匀（图3-2-3）。多数乳腺导管处于闭合状态，声像图上常不能显示，少数可见两条平行排列的细线状高回声管壁和其间无回声管腔，内径＜2mm，彩色多普勒显像可见少量星点状血流信号。

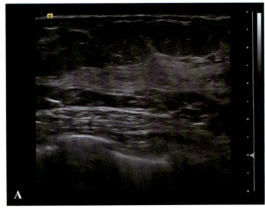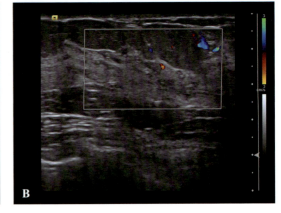

图3-2-3　性成熟期女性乳腺声像图
A.二维声像图；B.彩色多普勒血流成像

四、妊娠期及哺乳期

妊娠期在大量雌、孕激素刺激下，TDLU明显增多，腺泡数量增多、体积增大，乳腺间质成分比例相对减少。妊娠晚期在催乳素的影响下，乳腺腺泡明显增多、扩张，上皮细胞空泡化，扩张的腺腔内出现分泌物，间质几近消失。产后胎盘排出，雌、孕激素骤然减少，催乳素大量增加，腺泡分泌亢进，腺腔内充满大量的分泌物，输乳管窦皱襞扩张，周围平滑肌收缩，协助乳汁排空。

二维声像图显示妊娠期乳腺腺体层明显增厚，回声减低，分布均匀，脂肪层明显变薄。哺乳期乳腺由于腺泡与导管的增生，声像图上表现为腺体层明显增厚，导管呈轮辐状扩张，向乳头方向逐渐增粗，并汇合成更粗的输乳管，形成以乳头为中心的树枝状分布（图3-2-4A）。乳汁积存时腺体回声增高，导管呈圆形、椭圆形或细管状无回声区。正常情况下乳腺腺体内的血流信号不明显，呈稀疏的红蓝色星点状，而哺乳期乳腺血管增多、增粗，流速也相对变快（图3-2-4B）。

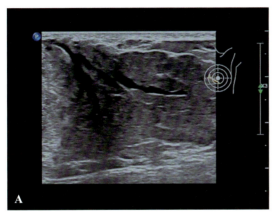
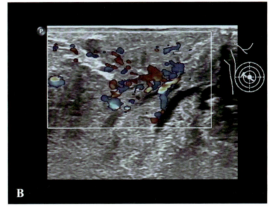

图 3-2-4　哺乳期女性乳腺声像图
A.乳腺导管扩张；B.彩色血流信号明显增多

五、绝经期

绝经期前后，女性体内的雌激素和孕激素水平降低，乳腺腺体萎缩退变并脂肪化，腺体组织明显减少，以脂肪及纤维结缔组织成分为主。TDLU退化萎缩，腺泡数量减少、体积变小，仅残存一些萎缩的导管，管腔闭合，偶有一些导管不同程度扩张。

二维声像图显示乳房腺体层变薄，回声增高，皮下脂肪层增厚（图3-2-5）。

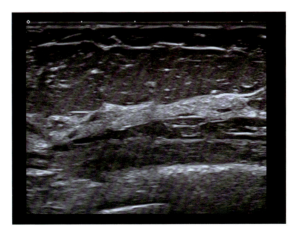

图 3-2-5　绝经期女性乳腺声像图

第三节　乳腺引流区域淋巴结

一、乳腺淋巴引流途径

女性乳腺淋巴管丰富，分为深、浅两组，浅组位于皮下及皮内，深组位于乳腺小叶周围和输乳管壁内，两组间广泛吻合。乳腺淋巴液的输出途径如下：①乳腺大部分淋巴液流至腋窝淋巴结，部分乳腺上部淋巴液可直接流向锁骨下淋巴结；②部分乳腺内侧的淋巴液通过肋间淋巴管流向胸骨旁淋巴结（即内乳淋巴结）；③两侧乳腺间皮下有交通淋巴管；④乳腺深部淋巴网可沿腹直肌鞘和肝镰状韧带通向肝脏（图3-3-1）。

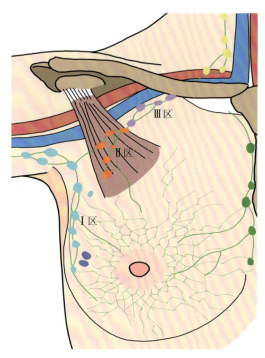

图 3-3-1　乳腺淋巴结引流区域

二、乳腺淋巴结分区

1.**腋窝淋巴结**　通常以胸小肌为标志，将腋窝淋巴结分为三区(也可用1、2、3级表示)。Ⅰ区（腋窝下淋巴结，低位）：位于胸小肌外侧缘外侧的淋巴结；Ⅱ区（腋窝中部淋巴结，中位）：位于胸小肌后方的腋窝淋巴结和胸肌间淋巴结。胸肌间淋巴结即 Rotter 淋巴结，分布于胸大肌与胸小肌之间；Ⅲ区（腋上淋巴结或腋尖淋巴结，即锁骨下淋巴结，高位）：位于胸小肌内侧缘内侧或锁骨下方。腋窝淋巴结是乳腺恶性肿瘤的主要转移部位。

乳腺内淋巴结少见，其发生率约为28%，可见于乳腺任何部位，最常见于外上象限或 Spence 腋尾区。乳腺内淋巴结也可发生炎症或肿瘤转移。

2.**内乳淋巴结**　位于胸骨外侧缘 1～2 cm 处、肋间隙胸内筋膜的淋巴结，主要位于 1～3 肋间隙水平，沿内乳动静脉分布。双侧内乳淋巴结可通过胸骨后淋巴管相交通，为乳腺癌向对侧淋巴结转移的解剖基础之一。正常的内乳淋巴结小于相应的腋窝淋巴结，一般直径 4～6 mm。

3. 锁骨上淋巴结　由肩胛舌骨肌、颈内静脉、锁骨和锁骨下静脉组成的三角形区域，淋巴结转移时先通过Ⅲ区腋窝淋巴结或内乳淋巴结再扩散至锁骨上淋巴结。

三、正常淋巴结解剖及乳腺区域淋巴结转移

正常淋巴结呈长椭圆形，形似肾脏，表面有薄层致密结缔组织被膜，实质分皮质和髓质两部分：被膜下周边环形部分为皮质，中央部分为髓质，结缔组织由被膜进入淋巴结实质内形成小梁。淋巴结髓质中央区为淋巴结门部，略凹陷，有出入的动静脉和淋巴输出管。淋巴结内的淋巴液流动是从外周到中心的，来自输入淋巴管的淋巴液穿过淋巴结被膜进入淋巴窦后，淋巴液通过淋巴门的输出淋巴管流出，一个淋巴结的输出淋巴管可成为另一个淋巴结的输入淋巴管。

乳腺恶性肿瘤的淋巴引流主要分为腋窝引流和内乳引流两条途径，大部分淋巴引流首先流向腋窝淋巴结（约 75%），肿瘤细胞通过输入淋巴管进入淋巴结被膜下，首先侵犯皮质，随后融合并取代正常的淋巴结结构甚至结外浸润。因此对于乳腺恶性肿瘤患者，除评估肿瘤外，还需评估腋窝淋巴结状态，特别是前哨淋巴结。肿瘤细胞经淋巴管扩散到的第一个淋巴结即为前哨淋巴结，常为腋窝Ⅰ区淋巴结，部分见于乳腺内淋巴结或腋窝Ⅱ区淋巴结，偶见于内乳淋巴结。前哨淋巴结常单发，也可成群分布，如果前哨淋巴结未见肿瘤转移，则其远端的淋巴结多不会受累（约 95%），因此对前哨淋巴结的评估可用于确定临床分期。

乳腺恶性肿瘤淋巴结转移基本呈阶梯性进展，肿瘤细胞一般是从腋窝Ⅰ区淋巴结开始，逐渐向腋窝Ⅱ区、Ⅲ区及锁骨上淋巴结转移。偶尔肿瘤细胞会通过胸肌间淋巴结（Rotter 淋巴结）直接转移到锁骨下淋巴结。当出现广泛的腋窝淋巴结转移或正常淋巴引流路径受阻时，内乳淋巴结可出现转移，常累及第二肋间隙水平淋巴结（约 60%），肿瘤细胞也可经淋巴管交通支扩散到对侧乳腺。锁骨上淋巴结为乳腺恶性肿瘤淋巴转移的第二站（腋窝及内乳淋巴结为淋巴转移的第一站），属于远处转移的类型，通常是锁骨下淋巴结受累后发生。淋巴结内转移灶进一步发展可破坏被膜浸润结旁软组织，内乳淋巴结或 Rotter 淋巴结转移灶的结外浸润可导致胸壁和心包转移。

淋巴结转移灶多具备和原发肿瘤一样的细胞形态和免疫表型特征，但少数可能比原发灶分化好。乳腺癌患者的预后与淋巴结转移的数量和水平呈正相关，在浸润性乳腺癌中，肿瘤最大直径越大，组织学分级越高，发生淋巴结转移的风险越高。

四、正常淋巴结及转移性淋巴结的超声表现

（一）正常淋巴结超声表现

正常淋巴结呈长椭圆形"靶环样"结构，长径 5～20 mm，厚径 3～8 mm，纵横比 >2。被膜光整，呈线状高回声，被膜下环形均匀的低回声为皮质部分，相对较薄；中央较厚的高回声为淋巴门结构，向内凹陷，主要由脂肪、结缔组织、出入淋巴结的动静脉及输出淋巴管等组成，占淋巴结面积的 50%～80%。淋巴门结构也可呈中等回声或稍高回声，与淋巴门组成成分占比相关。彩色多普勒超声血流成像于淋巴门处可见树枝状分布的血流信号，为门型血流（图 3-3-2）。随年龄

增长，淋巴结皮质萎缩和瘢痕形成增多，淋巴门脂肪含量增多，淋巴结形态和回声会有所改变。

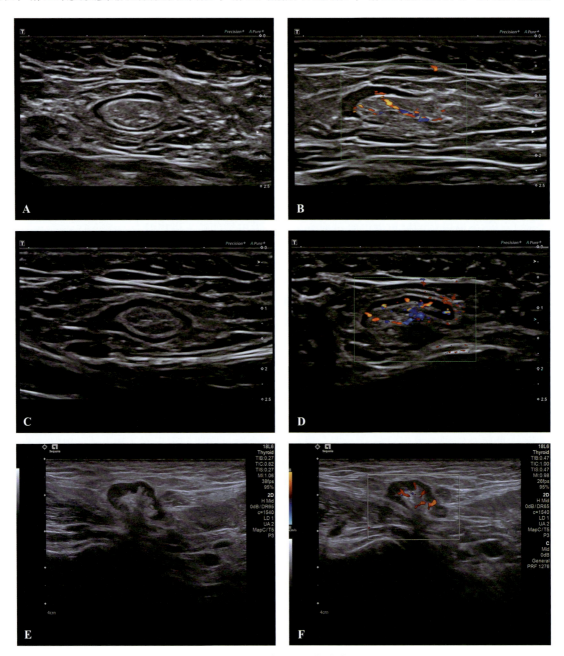

图 3-3-2　正常淋巴结超声表现

A、C、E.二维声像图显示：正常淋巴结皮质呈菲薄的低回声，淋巴门呈中等回声或稍高回声；B、D、F.CDFI显示：正常淋巴结血流信号分布较少，呈树枝状分布，为门型血流信号

（二）转移性淋巴结超声表现

超声检查是评估乳腺癌转移性淋巴结的首选方法，转移性淋巴结超声表现如下。

1）形态：淋巴结呈类圆形或椭圆形，部分形态不规则，出现局灶性外凸或分叶，在转移性淋巴结评估中，短径比长径更有意义。

2）皮质改变：肿瘤细胞首先浸润被膜和皮质，导致皮质弥漫性或偏心性增厚，皮质增厚指皮质横径大于淋巴门横径的 1/2，转移性淋巴结皮质厚度 > 3 mm，回声减低，如明显减低可呈假性囊肿表现，为转移性淋巴结富细胞性和均匀性所致（图 3-3-3A）。

3）边缘：由于细胞成分增多，转移性淋巴结边缘多光整、边界清晰锐利，如边缘不光整或边界不清晰，提示可能存在结外浸润，此时，淋巴结被膜回声缺失，边缘成角，部分淋巴结纵横比 > 1。

4）淋巴门受压或移位：淋巴结转移首先发生于皮质，逐渐向髓质浸润，低回声增厚皮质推挤高回声淋巴门，淋巴门结构可受压、变形，移至边缘或消失（图 3-3-3B）。

5）彩色多普勒成像：被膜下转移灶刺激新生血管生成，常为多条滋养血管并可穿过被膜生长，故 CDFI 显示其血流呈边缘型或混合型，而不是门型血流信号（图 3-3-3C、D）。

6）频谱多普勒成像：转移性淋巴结频谱为高阻力指数模式，同原发肿瘤相似。

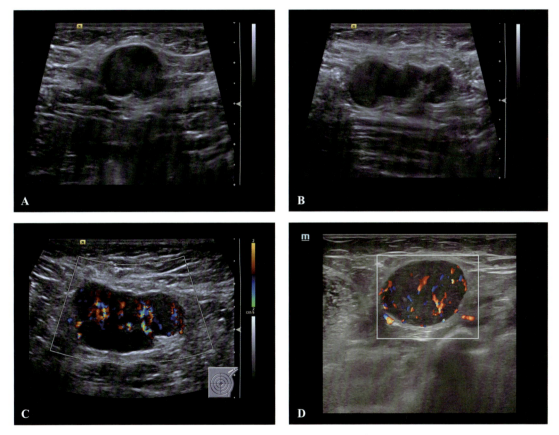

图 3-3-3 乳腺癌转移性淋巴结超声表现

A. 二维声像图显示：淋巴结呈类圆形，边界清晰锐利，皮质增厚，回声减低，淋巴门结构消失；B. 二维声像图显示：淋巴结呈椭圆形，长径/短径 < 2，边界清晰锐利，皮质增厚，淋巴门偏心；C、D. CDFI 显示：淋巴结血流信号丰富，走行不规则，以周围型血流信号为主

乳腺引流区域淋巴结状态是乳腺癌肿瘤分期的重要组成部分，对制定乳腺癌治疗决策及评估患者预后具有重要意义。

参考文献

[1] Aristida Colan-Georges. 乳腺多模超声诊断学 [M]. 李俊来, 译. 北京：科学技术文献出版社, 2020.

［2］陈孝平, 汪建平, 赵继宗, 等. 外科学[M]. 9版. 北京: 人民卫生出版社, 2018.

［3］陈志奎, 薛恩生, 林礼务. 乳腺疾病超声诊断学[M]. 北京: 科学出版社, 2022.

［4］斯塔夫罗斯AT. 乳腺超声经典诊断学[M]. 王知力, 译. 北京: 科学出版社, 2017.

［5］张建兴. 乳腺超声诊断学[M]. 北京: 人民卫生出版社, 2012.

［6］赵一平, 袁欣. 乳腺疾病影像诊断与分析[M]. 北京: 科学出版社, 2020.

［7］中华医学会超声医学分会介入诊疗学组, 中国超声医学工程学会浅表器官及外周血管专业委员会, 海峡两岸医药卫生交流协会超声专业委员会介入超声委员会. 乳腺及引流区域淋巴结介入超声若干临床常见问题中国专家共识（2021版）[J]. 中华超声影像学杂志, 2021, 30(9): 737-745.

［8］CHANG J M, LEUNG J W T, MOY L, et al. Axillary Nodal Evaluation in Breast Cancer: State of the Art[J]. Radiology, 2020, 295(3): 500-515.

［9］ECANOW J S, ABE H, NEWSTEAD G M, et al. Axillary staging of breast cancer: what the radiologist should know[J]. Radiographics, 2013, 33(6): 1589-1612.

第四章

乳房发育异常

乳房是皮肤的特化器官，其形态发育受内分泌激素影响，具有明显的性别特征。乳房发育始于胚胎期第5周，起源于外胚层和间质。在胚胎第6周于胚胎腹侧面中线两侧出现左右两条皮肤增厚区域，称为乳线（Milk streak/line）或乳腺嵴。乳线上至腋窝，下至腹股沟，其中包含多处对称的外胚层细胞局部增厚区，形成4~5层移行上皮细胞的乳腺始基。在胚胎第10周，乳线两端出现萎缩退化，胸前一对乳腺始基逐渐发育形成正常位置的乳房。在乳房发育过程中，受激素、遗传等因素影响导致某个阶段发育停止或过度，均可引起乳房发育异常。乳房常见的发育异常主要包括多乳头、多乳房畸形，乳房早发育以及男性乳腺发育。

第一节 多乳头、多乳房畸形

多乳头、多乳房畸形（polymastia/supernumerary breasts），也称异位乳腺，是一种相对常见的先天性疾病，其发生率占总人口的1%~5%。胚胎期自腋窝至腹股沟连线（即乳线）上，由外胚层的上皮组织发生6~8对乳头状局部增厚，即乳腺始基，出生时除胸前一对外，其余乳腺始基均退化。若其余乳腺始基未退化或退化不全则形成多乳头和（或）多乳房畸形，临床上也称为副乳腺（accessory breast tissue）。副乳腺女性多见，可以是单侧，也可以是双侧，以双侧多见；多为单独发生，也可以与其他疾病伴发，常伴发的疾病包括泌尿生殖系统缺陷、脊椎异常、肥厚性幽门狭窄、睾丸癌、心室传导异常等。

副乳腺可以发生在胚胎期乳线走行区域的任何位置，以腋窝多见（占60%~70%），其次是乳下区胸壁、腹壁、外阴等；同时副乳腺偶尔也可发生在乳线走行区域以外的位置，如锁骨下、肩胛下、臀部、大腿外侧及颜面部等。

副乳腺根据乳头、乳晕和腺体组织存在与否，可分为完全发育型及不完全发育型。完全发育型含有乳头、乳晕及腺体组织三种形态结构；不完全发育型则由上述三种形态结构中的任意两种组合或单一形态结构组成。1915年卡亚瓦（Kajava）将多乳头、多乳房畸形分为8种类型：Ⅰ类为发育完全的乳房，包括腺体组织、乳头和乳晕；Ⅱ类由腺体组织和乳头组成，无乳晕；Ⅲ类由腺体组织和乳晕组成，无乳头；Ⅳ类仅由腺体组织组成；Ⅴ类由乳头和乳晕组成，无腺体组织；Ⅵ类仅由乳头组成；Ⅶ类仅由乳晕组成；Ⅷ类仅由毛发组成。该分类系统在临床中较为实用，一直沿用至今。

副乳腺中包含腺体组织者与正常乳腺组织一样，受垂体前叶、卵巢及肾上腺皮质等分泌的激素影响，随月经周期、妊娠期、哺乳期及绝经期而发生变化，无腺体组织而仅有乳头和（或）乳晕者则无此表现。

临床上大多数副乳腺患者没有任何症状，常在检查中偶然发现，或者直到青春期乳腺发育时才发觉异常。少数患者出现患处不适、疼痛、乳汁分泌、腋窝增厚（图4-1-1A）、上肢活动受限、局部皮肤刺激以及美观等问题。此外，副乳腺与正常部位乳腺一样，可发生各种类型的良恶性肿瘤，以及乳腺炎、纤维囊性变等病变。副乳腺组织中的恶性肿瘤占所有乳腺癌病例的0.2%～0.6%，其中浸润性导管癌是最常见的病理类型，占副乳腺恶性肿瘤的75%～79%。其他少见癌如浸润性小叶癌、黏液癌、具有髓样结构或模式的浸润性癌及小管癌等也可发生。

根据患者的年龄和临床表现，副乳腺的影像学评估主要包括乳腺X线、超声及MRI检查。

腋窝处副乳腺X线表现：腋窝脂肪组织内有少量或大量纤维腺组织密度影，但与正常乳腺实质分离。腋窝副乳腺需与腋突（即Spence腋尾区）鉴别。腋突指乳腺外上部突出并伸入腋窝的部分，该部分与正常乳腺组织相延续，而腋窝内的副乳腺组织与正常乳腺组织不连续。需要特别指出的是，常规检查中腋窝局灶性增厚或不对称不应主观认为是副乳腺组织，应行影像学检查以明确诊断并排除其他病因。

超声通常是评估浅表软组织肿块的首选影像学检查方法。超声不仅可以明确诊断副乳腺，还可与腋窝淋巴结病变、腋窝脂肪瘤等占位性病变相鉴别。含有腺体组织的副乳腺超声表现：在正常乳腺以外的位置（通常为腋窝区域），于皮下脂肪层内可见长椭圆形或不规则形乳腺腺体组织回声，无包膜回声，边缘不光整。腺体回声多以高回声间质为主，间以少量导管及小叶低回声，高低回声

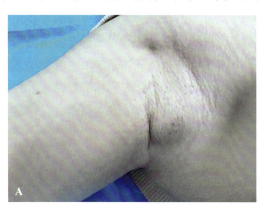
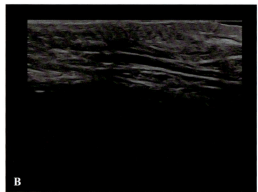
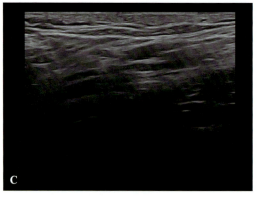

图4-1-1 腋窝副乳腺及其声像图

A.外观显示：右侧腋窝软组织局限性隆起，无乳头、乳晕；B.二维声像图显示：右侧腋窝皮下脂肪层内可见长椭圆形乳腺腺体组织回声，以高回声为主、高低回声相间，无包膜回声；C.二维声像图显示：健侧正常腋窝软组织声像图，仅见皮下脂肪组织回声

分布尚均匀（图 4-1-1B、C）。副乳腺回声强度、高低回声分布状态及厚度随月经期、妊娠期、哺乳期及绝经期发生生理性变化。此外腋窝处副乳腺与正常乳腺腺体回声不相连，有别于 Spence 腋尾区。不含腺体组织的副乳腺，如仅有乳头和（或）乳晕者，外观即可识别，无须超声等影像学检查，超声检查的目的在于明确可疑副乳腺位置是否存在腺体组织，并判断腺体组织是否存在异常。

在 MRI 上，副乳腺组织可表现为皮下模糊的肿块或非肿块样区域，其信号强度及强化程度与正常乳腺实质相似，但与正常乳腺组织不相连。

副乳腺的治疗主要是手术治疗，但体积较小且无症状的副乳腺可采取保守治疗。为了美观以及避免乳腺癌、炎症等继发疾病的发生，建议体积较大的副乳腺行手术切除。

第二节 乳房早发育

乳房发育代表女性青春期的开始。青春期乳房发育开始时间受遗传、种族、环境（如化学污染物）、饮食（如高脂饮食）、体质（如肥胖）等多方面因素影响，个体差异较大，通常在 8 ~ 13 岁之间乳房开始发育，历经 2 ~ 4 年完成发育。一般情况下乳房发育 2 年后出现月经初潮。如果在 8 岁之前乳房发育则为乳房早发育（premature thelarche，PT）。

一、乳房早发育的概述

乳房早发育根据是否伴有第二性征出现，分为单纯性乳房早发育和性早熟所致乳房早发育。

1. 单纯性乳房早发育（isolated premature thelarche，IPT） IPT 指除乳房发育外，不伴有其他性征发育。单纯性乳房早发育是不完全性性早熟的常见类型，中国女孩患病率约为 4.8%。单纯性乳房早发育常见于 2 岁以下婴幼儿，其发生率为 2.2% ~ 4.7%，并常于 6 ~ 18 个月完全消退。由于单纯性乳房早发育具有自然消退的良性经过，通常不需要治疗，但是需要进一步评估及动态追踪观察，以排除其他原因所致的乳房早发育，如中枢性性早熟、性腺或肾上腺肿瘤以及甲状腺功能异常等。

2. 性早熟（sexual precocity/ precocious puberty） 性早熟指女孩 8 岁、男孩 9 岁以前呈现第二性征，是儿科常见的内分泌疾病，发病率为 1/10 000 ~ 1/5000，女孩为男孩的 5 ~ 10 倍，具有种族及性别差异，当前全球儿童性早熟的发病率呈现逐年上升趋势。中华医学会儿科学分会内分泌遗传代谢学组发表的《中枢性性早熟诊断与治疗共识》（2022 版）将女孩性早熟的年龄进行了重新界定：即女孩 7.5 岁前出现乳房发育或 10.0 岁前出现月经初潮。

性早熟根据下丘脑 – 垂体 – 性腺轴（hypothalamic-pituitary-gonadal axis，HPGA）功能是否提前启动分为两类：中枢性（促性腺激素释放激素依赖性、真性、完全性）性早熟和外周性（非促性腺激素释放激素依赖性、假性）性早熟。不完全性（或部分性）性早熟为性早熟的变异，包括单纯乳房早发育、单纯阴毛早现和单纯早初潮等。性早熟主要表现为内外生殖器官发育和第二性征呈现，常常导致患儿生长潜能及心理健康遭受损害和创伤，因此性早熟需要针对病因进行相应干预和治疗。

二、乳房早发育的临床表现

单纯性乳房早发育患儿除了乳房发育外，无其他第二性征出现。乳房早发育表现为单侧或双侧乳房增大，伴有乳头、乳晕增大；可伴有乳房疼痛或触痛；乳晕下可触及圆盘状质硬结节，易误诊为肿块。性早熟所致乳房早发育除了上述乳房表现外，还伴有子宫、卵巢发育致月经初潮年龄提前，阴毛、腋毛早现，生长加速，骨龄提前致骨骺提前愈合从而影响患儿的最终身高等。由于第二性征过早发育及性成熟，而心理和社会适应能力与之发展不同步，可能为患儿带来相应的心理问题或社会行为异常。

三、乳房早发育的 Tanner 分期及超声表现

英国儿科医生詹姆斯·坦纳（James Tanner）根据青春期性发育的特征将性发育过程分为五期，用于临床评估青春期性发育至性成熟的发展进程，即为"坦纳分期"（Tanner scale/stages），亦称为性成熟分级（sexual maturity rating，SMR）（图4-2-1）。目前儿科医生仍然延用 Tanner 分期来判断儿童是否存在性早熟等性发育异常，其中评估乳房发育情况的 Tanner 分期如下：Ⅰ期（青春期前）：未发育，无乳腺组织，仅有乳头凸起，乳晕位于胸部皮肤轮廓范围内，一般为10岁及以下；Ⅱ期（乳房萌芽）：乳房和乳头轻微隆起呈小丘状，伴乳晕扩大，一般为10～11.5岁；Ⅲ期（青春前期）：乳房更加隆起，边界不断扩大超出乳晕范围；乳晕进一步增大，与乳房轮廓没有分界，一般为11.5～13岁；Ⅳ期（青春期）：乳房大小和高度进一步增加，乳晕和乳头突出形成丘状隆起，突出于乳房周围轮廓，一般为13～15岁；Ⅴ期（性成熟期）：乳房发育成熟达到成人大小，乳晕回退至乳房水平，乳头突出于乳房和乳晕，一般为15岁以上。

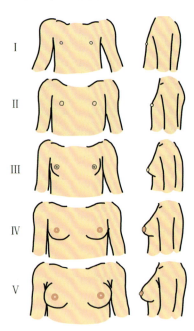

图4-2-1　乳房发育 Tanner 分期

Tanner 分期一般是临床医生依据腺体组织和脂肪组织的总和通过视诊及触诊进行评估，这种方法存在主观性，尤其是肥胖患儿，易将脂肪组织误认为腺体组织。而超声能够清晰、准确显示乳房各部位解剖层次结构，显示腺体组织内部结构并测量其大小，从而能够客观评估乳房发育状况。因此，结合乳房不同发育时期的病理组织学特征及临床表现，综合文献及临床实践总结出与乳腺发育 Tanner 分期相对应的超声层面的"Tanner 分期"：US-Ⅰ期（青春期前）：乳房未发育，乳房区皮肤及皮下

脂肪菲薄，无乳腺组织（图4-2-2A）；US-Ⅱ期（乳房萌芽）：乳房区皮肤及皮下脂肪菲薄，乳头及乳晕后方可探及结节状低回声区（导管回声），形态不规则，周围未探及明显腺体回声（高回声间质）（图4-2-2B）；US-Ⅲ期（青春前期）：乳房区皮肤及皮下脂肪层稍增厚，乳头及乳晕后方可探及盘状或不规则形低回声区，中心厚、周边薄，呈"树枝状"或"伪足状"向周边延伸，低回声区周边可见少量腺体组织回声，以高回声为主（图4-2-2C）；US-Ⅳ期（青春期）：乳房区皮肤及皮下脂肪层增厚，乳晕后方低回声区范围减小，低回声区内部及周边可见腺体组织回声，范围较Ⅲ期大，以高回声为主，间以少量中等回声的导管及小叶（图4-2-2D）；US-Ⅴ期（性成熟期）：乳晕后方低回声结节消失，皮下脂肪层及腺体层厚度增加，腺体层回声高低相间，分布均匀（图4-2-2E）。

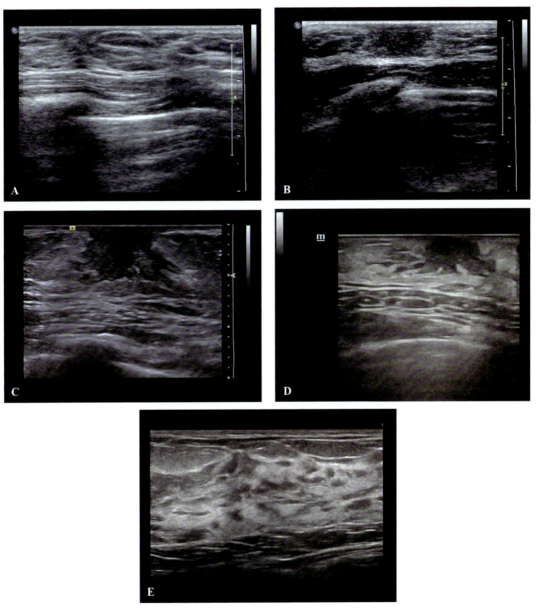

图4-2-2 乳房发育超声表现Tanner分期

综合相关文献并结合实际工作经验，单纯性乳房早发育患儿，乳房的改变为Tanner Ⅱ～Ⅲ期；性早熟患儿乳房的改变为Tanner Ⅲ～Ⅳ期，同时伴有子宫及卵巢发育等。此外两者的鉴别除了临床及超声表现以外，还需结合相关激素水平检测、骨龄测定、CT或MRI检查等明确乳房早发育的病因，并及时干预和治疗。

第三节　男性乳腺发育

一、病因

由于体内缺乏雌激素作用，男性乳腺一般不发育。男性乳腺发育（gynecomastia，GYN）是由于生理性或病理性因素引起雌激素与雄激素比例失调而导致的男性乳腺组织异常发育，从而引起男性单侧或双侧乳房异常增大。GYN是最常见的男性乳腺疾病，占男性乳腺疾病的80%～90%，约50%的GYN为生理性的。生理性男性乳腺发育可发生在新生儿期、青春期以及老年期，以新生儿期和青春期最为多见。60%～90%的男性和女性新生儿在出生时或出生后的最初几周可能出现乳腺发育，表现为新生儿乳房结节，这是受到母亲雌激素的影响所致，通常在1～3周内消退。男性青春期阶段可出现一过性乳房增大，发生率为30%～60%，多数能够在1年内自行消退，少数（＜5%）表现为持续性乳房增大，可能是青春期雌、雄激素水平失衡所致。老年期GYN以50～69岁最为常见，发生率为24%～65%，主要是因为老年睾酮水平下降及性腺功能减退致雄激素水平降低，同时老年男性皮下脂肪组织增加导致雄激素（如睾酮）转化为雌激素水平增加，引起雌激素与雄激素比例升高，从而导致男性乳腺发育。

GYN病理性原因常见有晚期肝硬化、肾衰竭、肿瘤（如睾丸肿瘤、肾上腺肿瘤、肝癌、肺癌等）、甲状腺功能异常（如甲亢、甲减）、药物（如某些抗高血压药、抗抑郁药、激素等）以及长期酗酒者等，上述病因导致雌、雄激素水平失衡，进而引起男性乳腺发育。此外有50%左右的男性乳腺发育病因不明，可能与饮食、环境污染等有关。

二、临床表现

GYN主要表现为以乳头为中心的丘状隆起；多为单侧，也可以是双侧不对称增大（图4-3-1）；局部隐痛不适或触痛。乳房触诊可扪及盘状结节，质地较韧，有活动性。

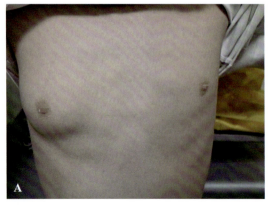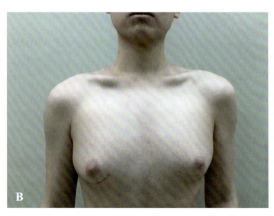

图 4-3-1　男性乳腺发育外观表现
A.外观显示：右侧乳房发育，呈丘状隆起；左侧乳房外观正常；B.外观显示：双侧乳房发育，呈丘状隆起

三、病理

GYN的组织病理学与女性乳腺不同，多缺乏乳腺小叶及腺泡，仅有导管增生和（或）囊状扩张，同时伴有纤维脂肪组织增生。

四、超声表现

超声是GYN首选的检查方法，其声像图表现：①结节型：乳晕后方可见低回声区，呈三角形、扇形或盘状，边界清晰（图4-3-2A、B）；②树突型：乳晕后方可见腺体组织增厚，以低回声为主、高低回声相间，低回声呈树枝状或条索状分布，周围可见少量高回声纤维结缔组织包绕，有时可见扩张的导管回声（图4-3-2C、D）；③弥漫型：类似女性乳腺增生症患者，腺体组织增厚，高低回声相间，有时可见囊状无回声区（图4-3-2E、F）。

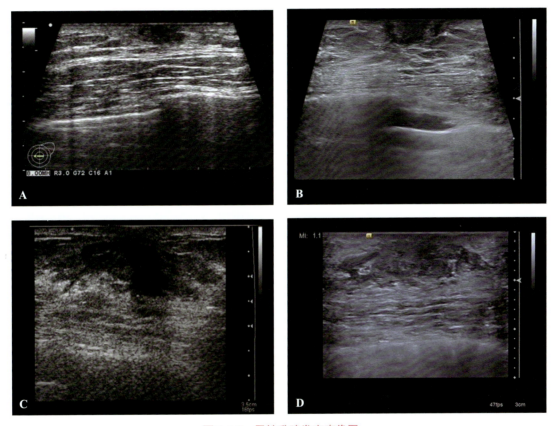

图4-3-2 男性乳腺发育声像图

A、B.结节型：乳晕后方可见低回声区，呈不规则形，边界清晰（A图为12岁男性患儿，右侧乳房呈小丘样隆起；B图为56岁男性，高血压病史30年）；C、D.树突型：乳晕后方可见腺体组织增厚，以低回声为主、高低回声相间，低回声呈树枝状或条索状分布，周围可见少量高回声纤维结缔组织包绕，有时可见扩张的导管回声（C图为59岁男性、胃癌病史6年；D图为78岁男性，慢性肾脏病5期）；E、F.弥漫型：类似女性乳腺，腺体组织增厚，腺体回声以高回声为主、高低回声相间（E图为38岁男性，肝硬化失代偿期；F图为69岁男性，肺癌病史4年）

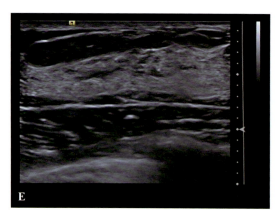
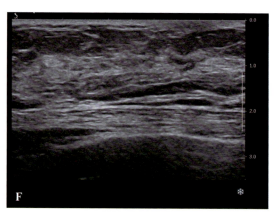

图 4-3-2（续）

五、鉴别诊断

1. 与男性乳房皮下脂肪增厚鉴别　后者为肥胖所致乳房皮下脂肪增多引起的假性男性乳腺发育，乳房呈双侧对称性增大、隆起，质地柔软，声像图表现为乳房皮下脂肪组织增厚，回声与周围皮下脂肪一致，呈中等回声，无腺体样低回声或高低相间样腺体回声。

2. 与男性乳腺癌鉴别　男性乳腺癌罕见，多见于老年人，预后较差。临床表现为单侧乳房肿块，质地较硬，形态不规则、边界不清，肿块固定，少数伴有乳头血性溢液及乳房局部皮肤增厚。声像图表现为乳腺内低回声实性肿块，形态不规则，边缘不光整，可见小分叶及毛刺样改变（图 4-3-3A）。常伴有腋窝淋巴结转移。CDFI：肿块内可见丰富血流信号，血管走行不规则、可见粗大穿支血管（图 4-3-3B），而男性乳腺发育患者低回声区内血流信号不丰富（图 4-3-4）。

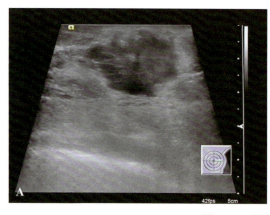
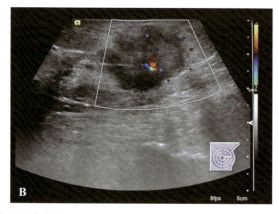

图 4-3-3　男性乳腺癌声像图

A. 二维声像图显示：乳头内侧、乳晕区深方可见低回声实性占位，形态不规则，边缘不光整，可见小分叶样改变，周边可见高回声晕；B. CDFI 显示：病灶内血流信号较丰富，血管走行不规则，可见粗大穿支血管，血流信号Ⅱ级

六、治疗

由于青春期男性乳腺发育通常是一种良性、自限性经过，心理疏导和观察通常是适当的初始治疗方法。75%～95% 的生理性 GYN 可自行缓解，药物治疗可能用于心理障碍或症状严重的病例。治疗 GYN 的药物包括抗芳香化酶药物和抗雌激素药物。药物治疗对性腺功能减退患者尤为重要。

在纠正激素失衡后，如果症状持续，患者可能需要手术切除。

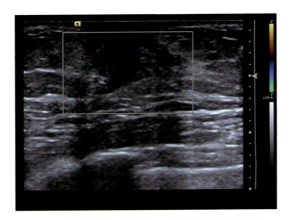

图 4-3-4　男性乳腺发育彩色多普勒血流成像
CDFI 显示：乳晕后方低回声区内未见明显血流信号（12 岁男性）

参考文献

[1] 梁雁. 单纯乳腺早发育[J]. 中华实用儿科临床杂志, 2013, 28(8): 568-570.

[2] 王卫平. 儿科学[M]. 9版. 北京：人民卫生出版社, 2018.

[3] 夏焙. 小儿超声诊断学[M]. 2版. 北京：人民卫生出版社, 2013.

[4] 中华医学会儿科学分会内分泌遗传代谢学组, 中华儿科杂志编辑委员会. 中枢性性早熟诊断与治疗共识(2022)[J]. 中华儿科杂志, 2023, 61(1): 16-22.

[5] BILLA E, KANAKIS G A, GOULIS D G. Imaging in gynecomastia[J]. Andrology, 2021, 9(5): 1444-1456.

[6] BING Z, BAI S.Gynecomastia: An Uncommon but Important Clinical Manifestation for Testicular Tumors[J]. Open Journal of Pathology, 2012, (2)1: 6-13.

[7] BRUSERUD I S, ROELANTS M, OEHME N H B, et al. References for Ultrasound Staging of Breast Maturation, Tanner Breast Staging, Pubic Hair, and Menarche in Norwegian Girls[J]. J Clin Endocrinol Metab, 2020, 105(5): 1599-1607.

[8] CARDEÑOSA G. Clinical breast imaging, a patient focused teaching file[M]. Lippincott Williams & Wilkins, 2006.

[9] CHANTRA P K, SO G J, WOLLMAN J S, et al. Mammography of the male breast[J]. AJR Am J Roentgenol, 1995, 164(4): 853-858.

[10] CONANT E F, BRENNECKE C M. Breast imaging, case review[M]. United States: Mosby Inc., 2006.

[11] COOPER R A, GUNTER B A, RAMAMURTHY L. Mammography in men[J]. Radiology, 1994, 191(3): 651-656.

[12] COWIN P, WYSOLMERSKI J. Molecular mechanisms guiding embryonic mammary gland development[J]. Cold Spring Harb Perspect Biol, 2010, 2(6): a003251.

[13] DE SILVA N K. Breast development and disorders in the adolescent female[J]. Best Pract Res Clin Obstet Gynaecol, 2018, 48: 40-50.

[14] DEFILIPPIS E M, ARLEO E K. The ABCs of accessory breast tissue: basic information every radiologist should know[J]. AJR Am J Roentgenol, 2014, 202(5): 1157-1162.

[15] DIALANI V, BAUM J, MEHTA T S. Sonographic features of gynecomastia[J]. J Ultrasound Med, 2010, 29(4): 539-547.

[16] DOWN S, BARR L, BAILDAM A D, et al. Management of accessory breast tissue in the axilla[J]. BJ Surg, 2003, 90(10): 1213-1214.

［17］DRAGHI F, TARANTINO C C, MADONIA L, et al. Ultrasonography of the male breast[J]. J Ultrasound, 2011, 14(3): 122-129.

［18］GOLDMAN R D. Drug-induced gynecomastia in children and adolescents[J]. Can Fam Physician, 2010, 56(4): 344-345.

［19］HUSAIN M, KHAN S, BHAT A, et al. Accessory breast tissue mimicking pedunculated lipoma[J]. BMJ Case Rep, 2014: bcr2014204990.

［20］JOHNSON R E, MURAD M H. Gynecomastia: pathophysiology, evaluation, and management[J]. Mayo Clin Proc, 2009, 84(11): 1010-1015.

［21］LIM H S, KIM S J, BAEK J M, et al. Sonographic Findings of Accessory Breast Tissue in Axilla and Related Diseases[J]. J Ultrasound Med, 2017, 36(7): 1469-1478.

［22］MACIAS H, HINCK L. Mammary gland development[J]. Wiley Interdiscip Rev Dev Biol, 2012, 1(4): 533-557.

［23］MARETI E, VATOPOULOU A, SPYROPOULOU G A, et al. Breast Disorders in Adolescence: A Review of the Literature[J]. Breast Care (Basel), 2021, 16(2): 149-155.

［24］NIEWOEHNER C B, SCHORER A E. Gynaecomastia and breast cancer in men[J]. BMJ, 2008, 336(7646): 709-713.

［25］PAN D, FU S, LI X, et al. The concordance between ultrasonographic stage of breast and Tanner stage of breast for overweight and obese girls: a school population-based study[J]. J Pediatr Endocrinol Metab, 2021, 34(12): 1549-1558.

［26］PAREDES E S. Atlas of mammography[M]. Philade Lphia: Lippincott Williams & Wilkins, 2007.

［27］PATEL P, IBRAHIM A, ZHANG J, et al. Accessory Breast Tissue[J]. Eplasty, 2012, 12: ic5.

［28］REISENBICHLER E, HANLEY K Z. Developmental disorders and malformations of the breast[J]. Semin Diagn Pathol, 2019, 36(1): 11-15.

［29］STANHOPE R. Premature thelarche: clinical follow-up and indication for treatment[J]. J Pediatr Endocrinol Metab, 2000, 13(1): 827-830.

［30］WIGLEY K D, THOMAS J L, BERNARDINO M E, et al. Sonography of gynecomastia[J]. AJR Am J Roentgenol, 1981, 136(5): 927-930.

第五章

乳腺增生性病变

第一节 乳腺良性增生性病变

一、概述

乳腺良性增生性病变是临床比较常见的乳腺良性疾病，因其组织病理学形态复杂多样，所以包含一大组异质性病变。乳腺良性增生性病变自发现以来，历经一百多年，对其认识仍然未达成统一，因而有着众多不同的命名，如乳腺增生症、乳腺结构不良、乳腺囊性增生病、乳腺纤维囊性变/病、乳腺腺病、乳腺小叶增生症等。全国高等学校教材《外科学》（第9版）将其命名为"乳腺囊性增生病（breast cystic hyperplasia）"，亦称"乳腺病（mastopathy）"；2016年中华预防医学会妇女保健分会乳腺保健与乳腺疾病防治学组编写的《乳腺增生症诊疗共识》将其命名为"乳腺增生症（hyperplasia of mammary glands，HMG）"；欧美学者将其命名为"乳腺纤维囊性病（fibrocystic breast disease，FBD）"或"乳腺纤维囊性变（fibrocystic breast change，FBC）"；也有西方学者将其命名为"乳痛症（mastalgia）"等。第五版WHO《乳腺肿瘤组织学分类》取消了"纤维性囊性乳腺病""乳腺结构不良症""乳腺增生症"等病名。

综合国内外大量文献，多数学者认为乳腺良性增生性病变是由内分泌功能失调所致的乳腺组织异常增生而又复旧不全的一组非炎症性、非肿瘤性良性乳腺疾病。多发生于30~50岁女性，主要表现为乳房胀痛和肿块，症状严重者影响患者的生活和工作。近年来乳腺良性增生性病变发病呈年轻化增长趋势，并与年龄、职业类型、生活方式、月经史、孕育史、哺乳史等密切相关。

乳腺良性增生性病变的发病机制目前尚未完全阐明，可能与内分泌功能紊乱有关。当雌、孕激素比例失调，或者乳腺性激素受体的质和量异常等均可导致乳腺组织增生过度和复旧不全。表现为乳腺结构和功能紊乱，甚至出现结节样改变。

二、病理改变

乳腺良性增生性病变的病理改变以乳腺小叶、乳腺导管和纤维组织增生为特征。由于乳腺良性增生性病变的组织病理学形态复杂，命名及分类尚未统一，而且同一病变部位可能同时存在多种增生类型。结合《乳腺增生症诊治专家共识》及临床与影像学表现，将乳腺良性增生性病变分为乳腺囊性增生病和乳腺腺病。乳腺囊性增生病以乳腺导管扩张和导管上皮增生为主要特征；乳腺腺病以腺泡改变和间质纤维化为主要特征。

三、临床表现

乳腺良性增生性病变的主要临床表现为乳房疼痛、乳腺结节或肿块，有时出现乳头溢液。乳房疼痛多为胀痛、刺痛或压痛，多与月经周期有关，呈周期性疼痛，月经中后期即黄体期疼痛明显，月经后缓解。乳腺结节或肿块表现为条索状、结节状、片状或局部腺体增厚，质地较韧，伴有触痛，乳腺结节可随月经周期变化，月经后结节变小、变软。乳腺良性增生性病变导致的乳头溢液少见，多为淡黄色或棕黄色液体，血性溢液少见。乳头溢液多发生于伴有导管扩张的增生性病变。

因乳腺良性增生性病变临床常表现为乳房疼痛及乳腺肿块，此为乳腺疾病患者最常见的门诊就诊原因。因担心上述症状与乳腺癌相关，患者感到非常恐慌与焦虑，这也成为乳腺过度诊疗的"重灾区"。实际上，只有0~3%的乳腺良性增生性病变会进展为乳腺癌；当病灶存在非典型增生时，进展为乳腺癌的风险才会明显上升，约为10%。因此，如何客观、准确诊断乳腺良性增生性病变，并与乳腺癌及癌前病变进行鉴别，具有重要的临床意义。

乳腺良性增生性病变的诊断需要结合临床表现、影像学检查（如X线、超声及MRI检查），并除外其他乳腺病变后才能做出诊断，必要时行超声引导下穿刺活检以便明确病理诊断，重点是排除恶性病变。

四、超声表现及相关的病理学基础

超声检查在识别乳腺良性增生性病变、排除乳腺癌风险中具有重要作用。在2013版ACR BI-RADS指南基础上，中国超声医学工程学会浅表器官及外周血管专业委员会编写的《乳腺超声若干临床常见问题专家共识》（2018版）提出超声诊断不建议提示乳腺增生症。目前超声等影像学手段对于乳腺良性增生性病变的特征性表现尚未达成共识，结合乳腺增生的病理组织学特征，并参阅相关文献，总结以下两种常见的乳腺良性增生性病变的超声表现。

1.乳腺囊性增生病　乳腺囊性增生病（breast cystic hyperplasia），亦称乳腺病，以乳腺小导管及末端导管高度扩张形成囊肿为主要特征，同时可伴有导管增粗、上皮细胞层次增多，管腔变小。目前多认为本病系雌、雄激素比例失调所致，过量的雌激素使乳腺上皮细胞过度增生，同时上皮细胞大量脱落阻塞管腔，导致导管内分泌物排出障碍，管腔内压力增高，最终乳腺小导管与末端导管扩张形成囊肿。其超声表现为乳腺腺体增厚，腺体结构紊乱，回声分布不均匀，乳腺导管呈节段性或区域性增粗，呈条索状低回声；腺体内散在多发大小不等的囊性无回声区，可呈椭圆形或簇状，也可呈内有多发分隔的多房性囊肿，一般囊内透声良好，后方回声增强，当发生囊内感染或出血时可见囊内透声不好或有沉积物回声。

2.乳腺腺病　乳腺腺病（adenosis of breast）发生于终末导管小叶单元，指乳腺小叶内终末导管或腺泡增生、后期渐有间质纤维组织明显增生而形成的一组良性增生性病变。根据病变的进展可分为三型：小叶增生型、纤维腺病型和硬化性腺病型，其中小叶增生型为乳腺腺病的早期改变，而硬化性腺病型则为晚期改变，多见于围绝经期妇女。小叶增生型表现为小叶内终末导管及腺泡均增生，纤维组织轻度增生，小叶境界清楚；纤维腺病型表现为小叶内终末导管与腺泡及纤维组织进一步增生，小叶结构紊乱；硬化性腺病型表现为小叶内纤维组织过度增生，致使小叶内终末导管和腺泡萎缩乃至消失，从而导致腺体不同程度的扭曲和挤压。腺体挤压和扭曲在病变中央区域最明显，管腔可以完全闭塞，导致腺体在纤维间质中呈实性条索样、漩涡状排列。尽管乳腺腺病的病理改变分为上述三种类型，但是这三种类型往往在同一患者中或者同一病变部位并存，而且随着病程的进展，病变的病理类型处在动态变化中。

乳腺腺病超声表现与病变的发展阶段密切相关。在病变早期即小叶增生型表现为腺体增厚，以小片状或大片状低回声区（增生的小叶）为主，边缘欠清，无占位效应。随着病变进展，腺体结构更加紊乱，分布不均匀，增生的低回声小叶间高回声纤维结缔组织增多。病变进展至硬化性腺病型则表现为低回声结节，无明显包膜回声，可呈椭圆形或不规则分叶状，内部回声不均匀，后方回声无变化，易误诊为浸润性乳腺癌。腺病因伴有纤维结缔组织增生常导致血流信号减少，一般为低速血流，血流信号不丰富。临床随访研究表明，硬化性腺病患者以后发生乳腺癌风险可增加 1.5～2 倍。

第二节　乳痛症

乳痛症（Mastodynia）是指乳房肿胀和疼痛这一临床现象，是乳腺疾病最常见的门诊就诊原因。可见于 30～50 岁女性，尤其多见于 30～40 岁女性，其中 10%～20% 的患者遭受严重的乳房疼痛。根据与月经周期是否相关，分为周期性乳痛症和非周期性乳痛症。周期性乳痛症多见，表现为月经周期前 1 周左右双侧乳房弥漫性胀痛，以外上象限为著，严重者可伴有腋窝和上肢的疼痛，可能原因为月经前后性腺激素分泌旺盛及变化波动较大，导致乳腺腺体出现生理性增生及复旧改变。非周期性乳痛症少见，与月经周期无关，表现为单侧或双侧、局限性或弥漫性乳房胀痛、刺痛或烧灼样疼痛。病因较多，可以是激素水平失调所致乳腺良性增生性病变，如乳腺囊性增生病、乳腺腺病等；也可以是来自乳腺外的原因，如肋软骨炎，单纯性疱疹病毒感染，心、肺、食管疾病，胆囊炎等。

乳痛症发病率较高，约 70% 的育龄期妇女会经历乳房疼痛，正如前文所述，乳痛症的病因很多，可以是生理性，也可以是病理性；可以是乳腺自身原因，也可以是乳腺外原因。一般认为乳痛症与激素水平变化（如雌激素水平增高、雌孕激素水平失调等）、生活习惯（如吸烟、饮酒、咖啡因摄入过多等）、精神压力（如焦虑、抑郁等）以及其他相关因素（如口服避孕药、激素替代治疗等）有关。查阅相关文献，有些学者认为乳痛症与乳腺增生相关，也有些学者认为与乳腺增生并无相关性。由于乳腺良性增生性病变病理组织学的复杂性，以及对其认识各学科尚未达成统一，而且乳腺良性增生性病变患者又多表现为乳房疼痛，因此长期以来乳腺良性增生性病变这一病理学改变与乳房疼痛这一临床症状往往混淆不清，给广大医生和患者造成了很大困扰，尤其是患者，往往将乳痛症与乳腺癌联系在一起。因此诊断乳痛症的目的是排除乳腺恶性疾病，为此美国家庭医师协会推荐乳腺疼痛诊治流程供临床医师参考（图 5-2-1）。

鉴于此，乳痛症超声检查的目的是排除其他乳腺病变，尤其是排除乳腺癌。乳痛症的治疗依据疼痛的轻重及病因采取相应的治疗方法。

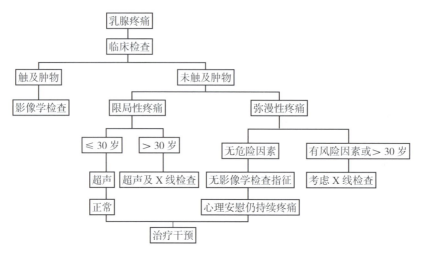

图 5-2-1 乳腺疼痛诊治流程图

病例1（图5-2-2）

病史：女，49岁，左乳肿块。

查体：双乳对称，皮肤无发红，无酒窝征及橘皮样改变，乳头无明显分泌物。左乳外象限可触及大小3 cm×2 cm肿块，无压痛，质硬，边界欠清，形状不规则，活动差，与周围组织界限不清。

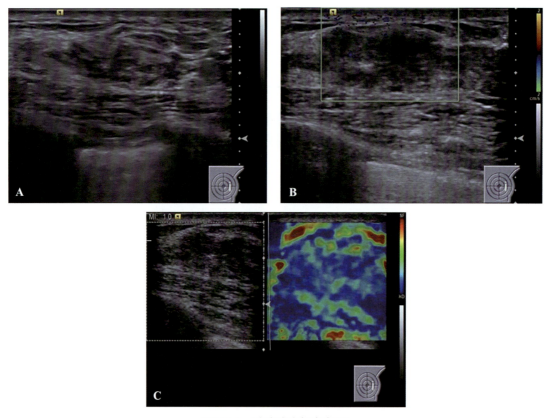

图 5-2-2 乳腺腺病超声表现

A. 二维声像图显示：乳腺腺体局限性增厚，回声减低，结构紊乱，分布不均匀，无明显占位效应；B. CDFI显示：病灶周边可见少量血流信号，血流信号Ⅰ级；C. 弹性成像显示：病灶呈蓝绿色渲染相间，以绿色为主，弹性评分2分

超声检查：左乳外象限相当于3点钟位置腺体局限性增厚，回声减低，结构紊乱，分布不均匀，无明显占位效应。CDFI：血流信号Ⅰ级。

超声诊断：左乳腺体局限性回声减低、结构紊乱（BI-RADS分类：4A类，弹性评分：3分）

术后病理：左乳腺病，柱状细胞变，腺腔内见微钙化，局部伴炎性改变。

病例2（图5-2-3）

病史：女，37岁，右乳肿块。

查体：双乳对称，皮肤无发红，无酒窝征及橘皮样改变，乳头无明显分泌物。右乳可触及一肿块，大小约2 cm×2 cm，无压痛，质硬，边界欠清，形状不规则，活动差，与周围组织界限不清。

超声检查：右乳上象限相当于12点钟位置腺体层内低回声实性占位，大小约22 mm×19 mm，形态规则，边缘光整，占位内部近边缘处可见多发小无回声区，实性部分可见粗大环形强回声光斑及光团，侧方回声衰减。CDFI：血流信号0级。

超声诊断：右乳实性占位（BI-RADS分类：3类，弹性评分：3分）

术后病理：右乳腺病。

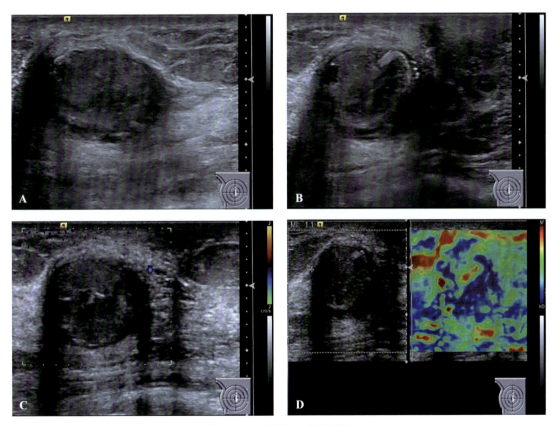

图5-2-3　乳腺腺病超声表现

A. 二维声像图显示：乳腺腺体层内低回声实性占位，形态规则，边缘光整，内部回声不均匀；B. 二维声像图显示：肿块内部近边缘处多发小无回声区；C. CDFI显示：病灶内未见明显血流信号，血流信号0级；D. 弹性成像显示：蓝绿色渲染相间，绿色为主，弹性评分2分

病例 3（图 5-2-4）

病史：女，48 岁，左乳肿块。

查体：双乳对称，皮肤无发红，无酒窝征及橘皮样改变，乳头无明显分泌物。左乳可触及一肿块，大小约 4 cm×3 cm，有压痛，质韧，边界清，形状规则，活动良好，与周围组织界限清楚。

超声检查：左乳外上象限相当于 1 点钟位置腺体层低回声实性占位，大小约 41 mm×26 mm，形态规则，边缘光整，内部回声欠均匀，可见多发高回声区。CDFI：血流信号Ⅰ级。

超声诊断：左乳实性占位（BI-RADS 分类：3 类，弹性评分：2 分）

术后病理：左乳腺病，大汗腺化生，柱状细胞变。

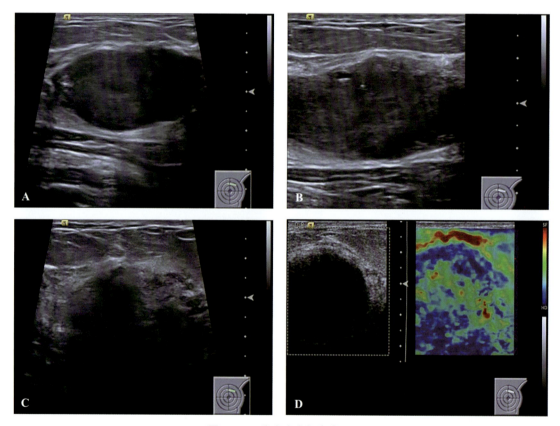

图 5-2-4 乳腺腺病超声表现

A. 二维声像图显示：乳腺腺体层内低回声实性占位，形态尚规则，边缘光整；B. 二维声像图显示：肿块内部回声不均匀，近边缘处可见多发小无回声区；C. 二维声像图显示：左侧乳腺背景为腺体层结构紊乱，分布不均匀；D. EI 显示：蓝绿色渲染相间，弹性评分 2 分

病例 4（图 5-2-5）

病史：女，58 岁，1 年前发现右乳肿块。

查体：双乳对称，皮肤无发红，无酒窝征及橘皮样改变，乳头无明显分泌物，无周期性疼痛，未触及明显肿块。

超声检查：右乳外上象限相当于 11 点钟位置腺体层内低回声实性占位，大小约 7 mm×5 mm，形态不规则，边缘不光整，部分切面纵横比＞1。CDFI：未见明显血流信号。

超声诊断：右乳实性占位（BI-RADS 分类：4A 类，弹性评分：2 分）

术后病理：右乳硬化性腺病，导管上皮增生，大汗腺化生。

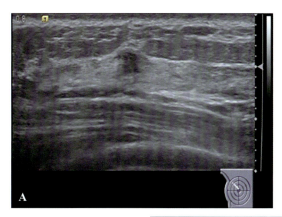
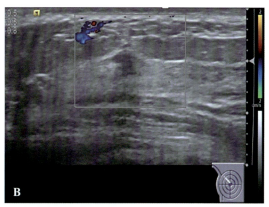
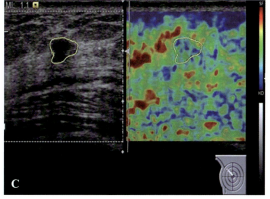

图 5-2-5　乳腺硬化性腺病超声表现

A. 二维声像图显示：右乳腺体层内低回声实性占位，形态不规则，边缘不光整，部分切面纵横比＞1；
B. CDFI 显示：内未见明显血流信号，血流信号 0 级；C. EI 显示：蓝绿色渲染相间，以绿色为主，弹性评分 2 分

参考文献

［1］边学海，赵吉生，张德恒，等．乳腺良性增生性病变诊疗进展 [J]．中国实用外科杂志，2009, 29(3): 280-284.

［2］陈孝平，汪建平，赵继宗．外科学 [M]．9 版．北京：人民卫生出版社，2018.

［3］段沁江，钱虹．乳腺增生症 ICD-10 编码案例分析 [J]．中国医案，2021, 22(7): 38-40.

［4］段学宁．乳腺良性疾病诊治共识与争议 [J]．中国实用外科杂志，2016, 1005-2208.

［5］李雄雄，任予，徐婷．乳痛症的临床诊疗概述 [J]．中华普通外科学文献（电子版），2020, 2: 60-63.

［6］王颀，韩晓蓉．正确认识乳腺良性增生性病变 [J]．中华乳腺病杂志 (电子版)，2014, 8(2): 86-87.

［7］杨炜，冉立峰，朱辉．乳腺良性增生性病变的研究进展 [J]．现代医药卫生，2016, 32(16): 2508-2510.

［8］张鹏飞，岳金龙，张允定．彩色多普勒超声在乳腺增生性疾病诊断中的应用效果 [J]．河南外科学杂志，2015，21(4)：137.

［9］中国超声医学工程学会浅表器官及外周血管专业委员会．乳腺超声若干临床常见问题专家共识（2018 版）[J]．中国超声医学杂志，2018, 10(34): 865-870.

［10］中华预防医学会妇女保健分会乳腺保健与乳腺疾病防治学组．乳腺增生症诊治专家共识 [J]．中国实用外科杂志，2016, 36(7): 1005-2208.

［11］EL-WAKEEL H, UMPLEBY H C. Systematic review of fibroadenoma as a risk factor for breast cancer[J]. Breast, 2003, 12(5): 302-307.

［12］TAVASSOLI F A, DEVILEE P. World Health Organization classification of tumours Pathology and genetics of tumours of the breast and female genital organs[M]. Lyon: ARC Press, 2003: 63-75.

［13］TICE J A, O'MEARA E S, WEAVER D L, et al. Benign breast disease, mammographic breast density, and the risk of breast cancer[J]. J Natl Cancer Inst, 2013, 105(14): 1043-1049.

第六章

乳腺炎性病变

乳腺炎性病变指乳腺实质发生的炎性改变，临床上多表现为红、肿、热、痛，偶有其他非特异性症状。根据病因、病程以及发病时期等不同而有不同的分类方法，如根据是否存在细菌感染分为感染性乳腺炎和非感染性乳腺炎；根据起病急缓分为急性乳腺炎和慢性乳腺炎；根据发病时女性所处生理状态分为哺乳期乳腺炎和非哺乳期乳腺炎等。本章仅介绍临床常见的乳腺炎以及临床容易误诊的乳腺炎。

一、哺乳期乳腺炎

哺乳期乳腺炎（lactation mastitis）是乳腺的急性化脓性感染，以初产妇多见，往往发生在产后3~4周。致病菌多为金黄色葡萄球菌，少数为链球菌。细菌可由乳头破损或皲裂处沿淋巴管入侵，也可直接侵入输乳管，上行至乳腺导管及小叶引发感染。哺乳期间急性发作的乳腺炎为急性哺乳期乳腺炎。当停止母乳喂养时，乳汁滞留致使乳管扩张并发感染时可形成沿导管分布的积乳囊肿感染。

2020年由中国妇幼保健协会乳腺保健专业委员会乳腺炎防治与促进母乳喂养学组编写的《中国哺乳期乳腺炎诊治指南》中总结了可引起哺乳期乳腺炎的高危因素，包括乳头皲裂、乳头外伤、因过度排空造成乳汁分泌过多、哺乳间隔时间过长、乳母过度疲劳或严重负向情绪影响、婴儿原因导致乳头含接困难及既往乳腺炎病史。

哺乳期乳腺炎可发生在乳腺的任何部位，多见于外下象限及乳晕区域，早期表现为患侧乳房胀痛，哺乳时更甚，乳汁分泌不畅，局部出现红、肿、热、痛，或伴有痛性乳房肿块，可伴有发热、寒战、全身无力等症状。感染严重者，炎性肿块继续增大，可有波动感，并可出现腋下淋巴结肿大，伴疼痛和压痛。

哺乳期乳腺炎的病理特点为软组织急性化脓性炎症。病变早期乳腺正常小叶结构存在，导管及乳腺小叶内有乳汁淤积，同时伴有大量炎症细胞浸润。早期病变范围较局限，及时治疗后炎症消退，一般不留痕迹。早期乳腺炎的超声表现为病变区域皮肤水肿增厚，皮下脂肪层及腺体层回声增高，或形成腺体层内低回声病灶，边缘模糊不清，CDFI显示病灶区域血流信号增多。随着病变进展，乳腺小叶结构破坏，局部组织坏死、液化，形成大小不一的脓腔。若病变继续进展，小脓腔互相融合形成较大的乳腺脓肿。此时超声表现为病变区域皮肤层水肿增厚，皮下脂肪层增厚、回声增高，可出现低回声水肿带，腺体回声不均匀，其内可见形态不规则的混合性回声区：中心部为透声不好的液性暗区，内可见高回声坏死组织碎屑，也可见粗糙光带分隔；周边部为不规则实性低回声区，CDFI显示：中心液性部分未见明显血流信号，周边实性部分可探及丰富血流信号，厚分隔内或可探及血流信号。随着脓液的引流和吸收，炎症好转，成纤维细胞增生，最后形成纤维瘢痕。

多数哺乳期乳腺炎患者对抗生素治疗有效，部分发展成脓肿者须进行手术治疗。随着微创技术的发展，目前乳腺脓肿的治疗多采用超声引导下穿刺抽液或置管引流。如治疗不当或反复感染，可形成慢性乳腺炎。

二、Zuska 病

Zuska 病（Zuska disease，Zuska-Atkins disease，Subareolar abscess）是一种罕见的乳腺疼痛和非哺乳期炎症性疾病，其特征是乳腺导管瘘和乳晕下复发性脓肿形成。该病由 Zuska 于 1951 年首先报道，并以其名字命名，在随后几年中，不同作者提出了不同命名，如输乳管瘘、乳腺导管扩张、导管周围乳腺炎或乳晕下脓肿等。本病与吸烟史高度相关，与怀孕及哺乳无关。可发生于任何年龄，常发生于女性，女性发生率 1%～10%，偶可发生于男性。多伴有乳头内陷、内翻等乳头发育不良畸形，也偶见于乳头正常者。

Zuska 病病理特征为输乳管导管上皮鳞状化生，导管腔内可见角蛋白。正常情况下，皮肤的角化鳞状上皮陷入输乳管开口内，陷入长度为 1～2 mm。如果鳞状上皮向输乳管内延伸过深，可能导致角蛋白堆积、填充并阻塞导管。导管一旦破裂，角蛋白碎屑挤进间质内，引起异物巨细胞炎性反应，继发细菌繁殖和感染，从而导致输乳管急慢性炎症，炎症可蔓延至输乳管周围软组织，形成以输乳管为中心的乳晕下脓肿。

临床主要表现为乳头附近出现红肿、疼痛性肿块，可伴有乳头溢液、乳头敏感、刺痛或局部皮肤增厚。若病程迁延、反复，病灶可形成脓肿；若脓肿未及时治疗，脓腔内压力过高时可破溃形成延伸至乳晕周围区域皮肤的瘘管。该病反复发作，时好时坏，病史可长达数年，甚至数十年。Zuska 病临床表现无明显特异性，且发病率低，极易与乳腺其他炎症性疾病相混淆，最终确诊需要结合临床表现、超声等影像学检查以及肿块穿刺组织病理学检查。

超声表现多为乳头乳晕深方的不规则低回声病灶，内部回声杂乱；当脓肿形成时，内部可见透声不好的液性暗区，有时可见延伸至皮下的窦道回声；CDFI：脓肿周边炎症组织内可见丰富血流信号。

Zuska 病急性炎症期应给予抗生素治疗，脓肿形成时可在超声引导下穿刺抽液或置管引流，也可在乳腺外科行脓肿切开引流。虽然上述治疗通常可以减轻症状，但是容易复发，不能治愈。因此需要完整切除受累的导管、慢性脓肿区及瘘管，甚至需要楔形切除乳头方能治愈。如果未能彻底切除，常会导致炎症反复发作或瘘管形成。

三、结核性乳腺炎

除金黄色葡萄球菌和链球菌外，结核分枝杆菌、沙门菌和真菌也可感染乳腺，形成乳腺炎症，但发病较罕见。结核性乳腺炎（tuberculous mastitis）是由结核分枝杆菌感染所致的一种肉芽肿性乳腺炎，多见于 20～40 岁妇女，病程较缓慢。乳腺结核包括原发性和继发性。前者主要由乳房皮肤破损引起，后者则是继发于胸部结核或其他部位结核的血行播散，或是由邻近结核病灶的淋巴管播散或蔓延。乳腺结核临床表现及超声图像多种多样，缺乏特异性，极易造成误诊。结核性乳腺炎早期表现为乳房内一个或数个无痛性结节，与周围组织分界不清，常有皮肤粘连，同侧腋窝淋巴结可肿大。肿块软化后可形成冷脓肿，并可向皮肤渗透形成瘘管或窦道，排出干酪样脓液。早期可行超声引导下细胞学检查及抗酸染色检查发现结核杆菌；晚期窦道口或溃疡面呈红色或暗红色，镜检脓液可见坏死组织碎屑而无脓细胞，脓液染色后有时可找到结核杆菌。临床上治疗乳腺结核需进行系统的抗结核治疗及抗炎治疗。

四、特发性肉芽肿性乳腺炎

特发性肉芽肿性乳腺炎（idiopathic granulomatous mastitis），亦称肉芽肿性小叶性乳腺炎（granulomatous lobular mastitis，GLM），是以乳腺小叶为中心、病因不明、非特异性的慢性炎症性疾病。多见于非哺乳期育龄期女性，平均发病年龄为33岁，发病时间距离末次分娩1个月至8年。GLM约占乳腺良性疾病的1.8%，近年来发病率呈明显上升趋势。

GLM的病因及发病机制尚不明确。目前的观点认为，本病是由于各种原因引起乳腺导管上皮损伤，致导管内分泌物如陈旧性乳汁等外渗进入乳腺小叶间质，从而诱导乳腺间质结缔组织发生炎症反应，最终形成局部肉芽肿。国内外研究发现自身免疫因素、感染因素（由非典型致病菌感染所致，如Kroppenstedtii棒状杆菌及分支杆菌等罕见致病菌感染）与GLM发病相关，此外相关病因还包括长期吸烟、哺乳障碍或乳汁淤积、乳房钝性外伤、口服避孕药或精神类药物、高泌乳素血症等。

GLM的主要病理学特征为以乳腺小叶为中心的非干酪样肉芽肿，肉芽肿周围以中性粒细胞浸润为主。GLM的炎症通常局限于乳腺小叶或以乳腺小叶为中心，较少累及主导管。病变呈多灶性分布，大小不等，伴或不伴微脓肿。随病程进展，小叶结构破坏、消失，形成大片化脓性肉芽肿性病灶，可见淋巴细胞、浆细胞、少量嗜酸性粒细胞聚集及不同程度的鳞状上皮化生。

GLM常单侧乳腺受累，也可双侧乳腺同时或先后发生。多为乳腺外周象限起病，沿象限向中心发展，甚至蔓延至乳晕区及整个乳腺。GLM在不同阶段临床表现不一，呈多样化表现。GLM以乳腺肿块为主，多数伴有疼痛，肿块多为单发，质地较硬，界限不清，短期内可迅速增大。急性发作期可有红、肿、热、痛。部分患者可见乳头溢液、乳头变形、乳头内陷等。若炎症进展可形成脓肿，脓肿破溃后可形成窦道，且经久不愈。同时可伴发肢体结节性红斑、皮疹、关节肿痛、发热等全身症状。

GLM超声表现无典型特征，主要分为以下三种类型：

1. **局部腺体结构紊乱型** 局部腺体增厚、结构紊乱，回声减低不均匀，无明显占位效应；或腺体内散在多个小低回声区，呈灶状分布，位于乳腺周边部，血流信号多较丰富。

2. **低回声肿块型** 病灶呈低回声实性肿块，形态不规则，多为纵横比<1，边缘模糊，可见边缘成角或呈微小分叶，肿块后方回声可增强，病灶周围腺体回声增高，病灶内部及周围血流信号丰富。该类型易误诊为浸润性乳腺癌，但是浸润性乳腺癌的典型特征为低回声肿块边缘多呈毛刺样改变，伴有微钙化，纵横比>1，可见穿支血流信号。而肉芽肿性小叶性乳腺炎由于炎性改变，乳腺组织充血水肿，致肿块周围及后方回声增强，同时由于炎症反应肿块内部及周边会出现较丰富的血流信号，但是血管粗细均匀，走行规则；另外肿块内部常不伴有微钙化。除此之外，GLM腋窝肿大淋巴结呈炎症反应性改变，而非转移性淋巴结改变。

3. **混合回声型** 即脓肿形成型，病灶形态不规则，边缘不光整，呈囊实混合性回声，中心液性部分透声不好，周边实性部分呈不规则低回声，血流信号丰富。若脓肿不及时治疗可破溃，形成窦道。

GLM临床及影像学表现均缺乏特异性，有时与乳腺癌难以鉴别，易误诊误治，因此必要时应行超声引导下粗针活检以明确诊断。活检组织条除进行常规病理检查外，应同时进行细菌染色（革兰氏染色，抗酸染色）和真菌染色。目前GLM确切病因尚不清楚，因此治疗方法仍存在争议，目前以类固醇激素治疗或联用免疫抑制剂治疗为主，疗程需要长达数月之久。合并脓肿者，必要时可行超声引导下穿刺抽液或置管引流。药物治疗无效者可考虑手术切除病灶。

五、浆细胞性乳腺炎

浆细胞性乳腺炎（plasma cell mastitis，PCM）又称为乳腺导管扩张症（mammary duct ectasia），是一种以乳腺导管扩张和浆细胞浸润为特征的乳腺慢性炎症性疾病。主要发生在非妊娠和非哺乳女性，也有文献报道主要发生在45～55岁的围绝经期和绝经后女性。男性少见。近年来PCM发病率逐年上升。

PCM的病因目前尚不明确，可能与自身免疫因素、慢性高泌乳素血症及吸烟等有关。也可能与乳腺因年龄增长发生退化有关，因随年龄增长，乳腺组织构成从大部分腺组织转变为大部分脂肪组织，乳腺发生退化，导管上皮细胞脱落，导管分泌物堆积导致导管阻塞与扩张而引发相关炎症。这也是PCM主要发生在围绝经期和绝经后女性的一个原因。此外，乳头内翻、乳头凹陷的女性也易发生PCM，因乳头内翻和凹陷可能阻塞乳管，引起炎症和感染。

PCM基本病理组织学特征为乳腺导管扩张，导管周围不同程度炎症细胞浸润，炎细胞以浆细胞为主，以及导管周围纤维化。病变早期乳腺导管扩张局限于乳晕下大导管，但在后期可累及整个乳腺区段。大体切面上导管扩张、壁厚，腔内含有糊状黄褐色或灰绿色富含脂质的分泌物，导管内的脂质物因外漏或导管破裂而引起导管周围发生化学性炎症，可继发细菌感染，致病菌主要为厌氧菌。少数导管周围炎症可形成肉芽肿。

PCM主要临床表现：①乳头改变：乳头收缩、内陷以及间歇性乳头溢液，溢出的液体可为黄褐色、绿色、白色、灰色及血性等多种颜色。②疼痛：乳头、乳晕区或乳腺局部区域性疼痛，为非周期性疼痛，可反复发作。疼痛主要由于乳腺导管扩张，尤其是导管破裂引起导管周围化学性炎症所致，也可由于继发细菌感染而引发的感染性炎症所致。急性炎症期乳腺局部表现为红肿、发热、皮肤水肿增厚。③肿块、脓肿及瘘管形成：乳晕下可触及质硬肿块，边界模糊不清。病变进展可形成脓肿，脓肿破溃可形成瘘管。多数患者病程迁延不愈，转为慢性炎症。结合文献，根据PCM的自然病程，分为导管扩张、炎症、脓肿、瘘四个阶段，但是这四个阶段的病变并不是截然分开的，可能几种病变并存。

浆细胞性乳腺炎的超声表现因病程所处的阶段不同而有所不同。病变的初始阶段仅表现为乳晕下单纯导管扩张，导管内径＞3 mm，管壁薄而光滑，导管内透声良好。随着导管内分泌物的淤积以及导管破裂引起导管周围炎性改变，导管内透声不好，呈实性低回声；导管壁增厚，回声减低；导管周围组织回声减低。急性炎症期导管壁及导管周围组织血流信号增多。当导管周围炎症累及范围较大时可形成乳晕下方或紧邻乳晕区的低回声肿块，形态不规则，边缘不光整，易误诊为乳腺癌，需要结合临床病史及其他影像学检查综合评估，必要时行超声引导下穿刺活检。若炎症进一步发展，尤其是合并细菌感染时，可形成脓肿。主要表现为乳晕深方混合性回声肿块，与导管长轴平行，形态不规则，脓肿壁较厚，边缘可成角，脓肿腔内透声不好，可见弱回声光点浮动，探头加压可见流动感。若脓肿未能及时治疗则可破溃形成窦道。

PCM是一种复杂的疾病，目前病因及发病机制尚不明确，因此对其治疗也在不断探索和尝试中。当合并脓肿时，常采用超声引导下穿刺抽液或置管引流。若脓肿反复发作或窦道形成且迁延不愈时，则可考虑手术切除。

六、其他少见的非哺乳期感染性乳腺炎

多发生于有糖尿病、类风湿关节炎及既往存在乳腺囊肿等疾病史的老年妇女。超声表现为乳腺内的低回声炎性病灶或脓肿，囊肿感染引起的乳腺周围脓肿则表现为囊壁增厚，内透声不佳，可见密集弱回声光点，囊壁及囊肿周围血流信号丰富。该类乳腺炎需在控制基础疾病基础上，针对致病菌进行联合抗生素治疗，继发脓肿者须穿刺抽液或引流治疗，上述治疗无效时可行超声引导下活检以排除乳腺恶性肿瘤。

病例1（图6-0-1）

病史：女，29岁，产后6个月。

查体：双乳呈哺乳期乳腺外观，右乳红肿、皮温升高，右乳外侧可触及一肿块，压痛，活动差，与周围组织界限不清。

超声检查：右乳混合性占位，形态不规则，边缘尚清，液性部分透声差。CDFI：周边血流信号Ⅱ级。

超声诊断：右乳混合性占位（BI-RADS分类：3类，弹性评分：2分，考虑炎症所致）

细菌培养：金黄色葡萄球菌阳性。

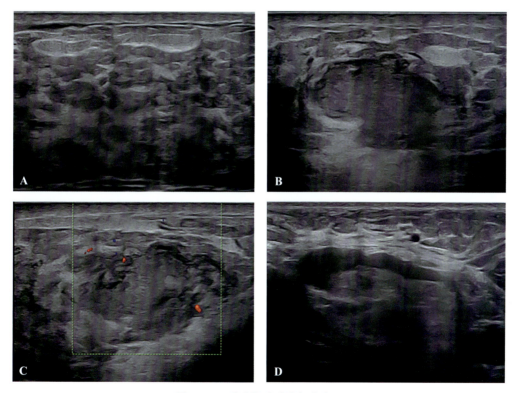

图6-0-1 哺乳期乳腺炎超声表现

A. 二维声像图显示：双侧乳腺呈哺乳期乳腺声像图；B. 二维声像图显示：右侧乳腺混合性占位，形态不规则，边缘尚清，液性部分透声差；C. CDFI显示：占位周边见中等量血流信号，血流信号Ⅱ级，内部未见明显血流信号；D. 二维声像图显示：同侧腋下可见低回声增大淋巴结，皮质增厚，淋巴门结构存在，考虑炎性反应所致

病例2（图6-0-2）

病史：女，26岁，产后3周，左乳肿块1周，伴红肿、疼痛。

查体：双乳对称，左乳皮肤发红，左乳可触及一肿块，大小约4 cm×3 cm，压痛，质韧，形状规则，可触及波动感。

超声检查：左乳上象限可见37 mm×28 mm以囊性为主的囊实混合性占位，形态不规则，液性部分透声不好，可见密集弱回声光点浮动，并可见少量絮状物回声，后方回声增强。

超声诊断：左乳混合性占位（BI-RADS分类：3类，弹性评分：2分，考虑乳腺脓肿形成）

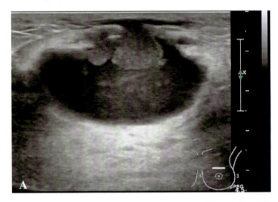
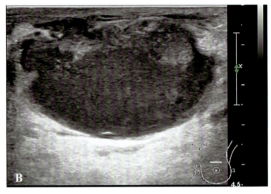

图6-0-2 乳腺脓肿超声表现

A.二维声像图显示：左侧乳腺以囊性为主的囊实混合性占位，形态不规则，后方回声增强，皮下可见低回声炎性水肿带；B.二维声像图显示：液性部分透声不好，可见密集弱回声光点，探头加压可见光点浮动

病例3（图6-0-3）

病史：女，29岁，左侧乳房发现一肿块，逐渐增大，疼痛、肿胀持续1周。半年前停止母乳喂养。

查体：左乳头上方局部区域红、肿、热、痛表现。左乳头深方可触及肿块，压痛，质硬，活动差，与周围组织界限不清。

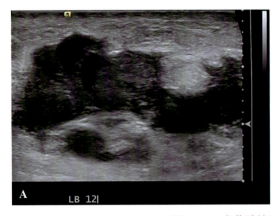
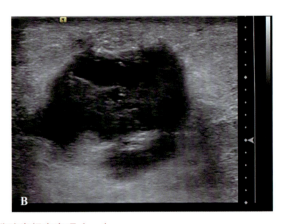

图6-0-3 肉芽肿性乳腺炎超声表现（一）

A.二维声像图显示：左侧乳腺实性为主混合性占位，形态不规则，边缘不光整，部分边缘可见成角；B.二维声像图显示：肿块内可见不规则液性回声区，内透声欠佳或不好；C.CDFI显示：肿块实性部分血流信号丰富，血流信号Ⅲ级，血管走行欠规则；D.弹性成像显示：实性部分蓝绿色渲染相间，以蓝色为主，弹性评分3分；E.二维声像图显示：同侧腋下可见长椭圆形低回声增大淋巴结，皮质稍增厚，淋巴门结构存在，考虑为炎性反应所致

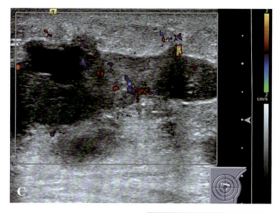
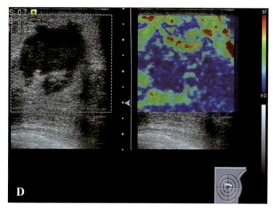
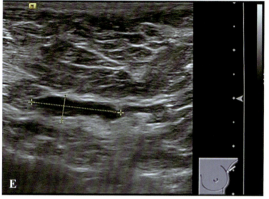

图 6-0-3 （续）

超声检查：左乳乳头深方实性为主混合性占位，形态不规则，边缘不光整，内可见散在液性回声区，内透声欠佳或不好。CDFI：实性部分血流信号Ⅲ级，同侧腋下可见低回声增大淋巴结，淋巴门结构存在。

超声诊断：左乳混合性占位（BI-RADS 分类：4A 类，弹性评分：3 分）

术后病理：左乳慢性化脓性肉芽肿性炎，脓肿形成，局灶纤维腺瘤形成，导管上皮增生。

病例 4（图 6-0-4）

病史：女，32 岁，左乳受撞击后红肿、疼痛 1 天，体温升高，最高 37.5℃，口服消炎药后症状未见好转。

查体：左乳外上象限红肿、皮温升高。左乳外上象限可肿块，压痛，质硬，活动差，与周围组织界限不清。

超声检查：左乳外上象限混合性占位，形态不规则，向前累及脂肪层，乳房后间隙清晰，液性部分透声不好。CDFI：实性部分血流信号Ⅲ级，同侧腋下可见低回声增大淋巴结，淋巴门结构存在。

超声诊断：左乳混合性占位（BI-RADS 分类：4A 类，弹性评分：2 分，左侧腋下淋巴结显示考虑炎性反应所致）

术后病理：左乳慢性化脓性炎，局部伴肉芽肿性炎，脓肿形成，考虑小叶肉芽肿性乳腺炎。

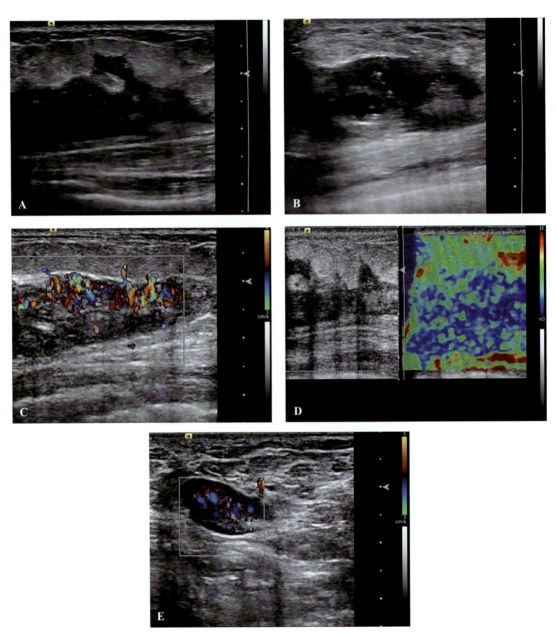

图 6-0-4　肉芽肿性乳腺炎超声表现（二）

A. 二维声像图显示：左侧乳腺实性为主混合性占位，形态不规则，边缘不光整，部分边缘成角；B. 二维声像图显示：肿块内可见散在液性无回声区，内透声不好；C. CDFI 显示：肿块内实性部分血流信号丰富，血流信号Ⅲ级；D. 弹性成像显示：蓝绿色渲染相间，以绿色渲染为主，弹性评分 2 分；E. 二维声像图显示：同侧腋下可见低回声增大淋巴结，皮质增厚，淋巴门结构存在，可见门型血流信号，考虑炎性反应所致

病例 5（图 6-0-5）

病史：女，33 岁，2 个月前无意间发现右乳肿块，不伴乳头溢液，无周期性疼痛，未予重视，肿块增长缓慢。

查体：右乳肿块，紧邻皮肤，压痛，质硬，活动差，与周围组织界限不清。

超声检查：右乳乳头外侧相当于 9 点钟位置混合性占位，最浅处紧邻皮肤，形态不规则，部分边缘光整,部分边缘模糊,液性部分透声不好,探头加压可见流动感。CDFI:实性部分血流信号Ⅲ级,走行欠规则。

超声诊断:右乳混合性占位(BI-RADS 分类:4A 类,弹性评分:3 分,考虑炎性可能)

术后病理:右乳慢性化脓性肉芽肿性炎,考虑特发性小叶性肉芽肿性炎。

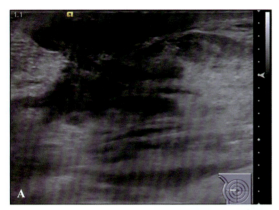
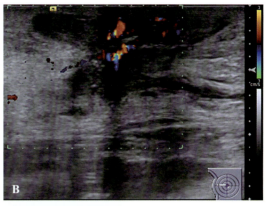
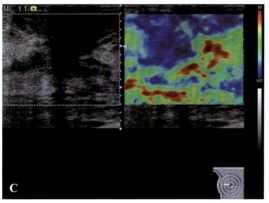

图 6-0-5　肉芽肿性乳腺炎超声表现(三)

A. 二维声像图显示:乳腺实性为主混合性占位,最浅处紧邻皮肤,形态不规则;B. CDFI 显示:实性部分血流信号丰富,走行欠规则;C. 弹性成像显示:蓝绿色渲染相间,以蓝色为主,弹性评分 3 分

病例 6(图 6-0-6)

病史:女,46 岁,右乳肿块 10 天余。

查体:双乳对称,皮肤无发红,无酒窝征及橘皮样改变,乳头无明显分泌物。右乳内象限可触及一肿块,大小约 3 cm×3 cm,无压痛,质硬,形状不规则,活动度差,与周围组织界限不清。

超声检查:右乳内象限相当于 9 点钟位置腺体层内可见大小 31 mm×25 mm 低回声实性占位,形态不规则,边缘毛刺,内可见多发管状无回声,另可见数枚点状强回声光斑。CDFI:实性部分血流信号Ⅲ级,走行不规则。

超声诊断:右乳实性占位(BI-RADS 分类:4B 类,弹性评分:3 分)

术后病理:右乳乳腺组织内见大量淋巴细胞、浆细胞浸润,形态符合 IgG 相关硬化性乳腺炎。

免疫组化:CD3、CD43、CD20 示 T、B 淋巴细胞,CD21 生发中心(＋)。Kappa 及 Lambda 呈多克隆表型,CK(－)、CD38(＋),IgG4/IgG＞40%,Ki-67 生发中心外约 10%。

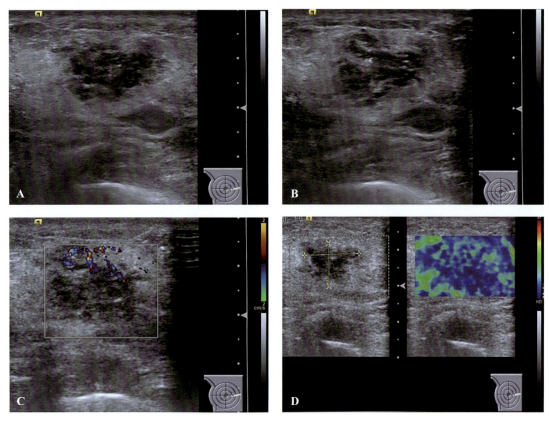

图 6-0-6　IgG 相关硬化性乳腺炎超声表现

A. 二维声像图显示：乳腺低回声实性占位，形态不规则，边缘不光整；B. 二维声像图显示：内可见多发管状无回声；C. CDFI 显示：血流信号丰富，血流信号Ⅲ级，走行不规则；D. 弹性成像显示：蓝绿色渲染相间，以蓝色为主，弹性评分 3 分

注释：IgG4 相关硬化性乳腺炎可表现为乳腺内单一或多灶无痛性病变，伴或不伴系统性 IgG4 相关硬化性病变的证据。形态学上，多表现为致密淋巴细胞浸润、伴淋巴滤泡形成，斑片状纤维化，乳腺小叶萎缩。部分淋巴滤泡表现为退缩性改变，形成类似血管玻璃样变性中的滤泡，可伴有静脉炎。由于其致密的淋巴-浆细胞浸润，易被误诊为淋巴瘤。其诊断应以病理组织和免疫组化作为诊断基础，密切结合临床表现、影像学、实验室检查等进行综合分析。其他 IgG4 相关性疾病可累及胰腺、甲状腺、肾脏及尿道、中枢神经系统等。

参考文献

［1］陈香梅，钟洁愉，孙德胜，等.超声对肉芽肿性小叶性乳腺炎与乳腺导管原位癌的鉴别诊断 [J]. 中国医学影像学杂志，2018, 26(9): 650-653.

［2］湖南省健康管理学会乳腺甲状腺健康管理专业委员会，等.肉芽肿性小叶性乳腺炎诊治湖南专家共识（2021 版）[J]. 中国普通外科杂志，2021, 30(11): 1257-1273.

［3］栾玉爽，李媛媛，朱爱艳，等. 不同类型非哺乳期乳腺炎的超声特征与鉴别诊断 [J]. 中国超声医学杂志，2021, 37(1): 25-27.

［4］吕锋，李建军. 特发性肉芽肿性乳腺炎的诊断及治疗现状 [J]. 济宁医学院学报，2020, 43(2): 132-136.

［5］SCHNITT S J, COLLINS L C. 乳腺病理活检解读 [M]. 3 版. 李国霞，译. 北京：北京科学技术出版社，2019.

［6］王颀, 宁平, 马祥君. 中国哺乳期乳腺炎诊治指南 [J]. 中华乳腺病杂志 (电子版), 2020, 14(1): 10-14.

［7］于天琢, 杨高怡, 张莹, 等. 乳腺结核超声造影表现的初步研究 [J]. 中国超声医学杂志, 2015, 31(12): 1134-1136.

［8］袁冰, 黄小平, 李开林, 等. 实时超声弹性成像对乳腺结核的诊断价值 [J]. 当代医学, 2012, 18(33): 19.

［9］BASSLER R. Mastitis. Classification, histopathology and clinical aspects[J]. Pathologe, 1997, 18(1): 27-36.

［10］CHEN R, HU B, ZHANG Y, et al. Differential diagnosis of plasma cell mastitis and invasive ductal carcinoma using multiparametric MRI[J]. Gland Surg, 2020, 9(2): 278-290.

［11］ENOMOTO S, MATSUZAKI K. Treatment of inverted nipple with subareolar abscess: usefulness of high-resolution MRI for preoperative evaluation[J]. Plast Surg Int. 2012: 573079.

［12］GURLEYIK G, AKTEKIN A, AKER F, et al. Medical and surgical treatment of idiopathic granulomatous lobular mastitis: a benign inflammatory disease mimicking invasive carcinoma[J]. J Breast Cancer, 2012, 15(1): 119-123.

［13］LI D, LI J, YUAN Y, et al. Risk factors and prognosis of acute lactation mastitis developing into a breast abscess: A retrospective longitudinal study in China[J]. PLoS One, 2022, 17(9): e0273967.

［14］LIU L, ZHOU F, WANG P, et al. Periductal Mastitis: An Inflammatory Disease Related to Bacterial Infection and Consequent Immune Responses?[J]. Mediators Inflamm, 2017: 5309081.

［15］PETERS F. Non-puerperal mastitis[J]. Gynakologe, 2001, 34(10): 930-939.

［16］ROBERTSON F, BONDY M, YANG W, et al. Inflammatory breast cancer: the disease the biology the treatment[J]. CA Cancer J Clin, 2010, 60(6): 351-375.

［17］SERRANO L F, ROJAS-ROJAS M M, MACHADO F A. Zuska's breast disease: Breast imaging findings and histopathologic overview[J]. Indian J Radiol Imaging, 2020, 30(3): 327-333.

［18］STRICKER T, NAVRATIL F, FORSTER I, et al. Nonpuerperal mastitis in adolescents[J]. J Pediatr, 2006, 148(2): 278-281.

［19］VINAYAGAM R, COX J, WEBB L. Granulomatous mastitis: a spectrum of disease[J]. Breast Care (Basel), 2009, 4(4): 251-254.

［20］WANG Z, WANG N, LIU X, et al. Broadleaf mahonia attenuates granulomatous lobular mastitisassociated inflammation by inhibiting CCL5 expression in macrophages[J]. Int J Mol Med, 2018, 41(1): 340-352.

［21］XING M, ZHANG S, ZHA X, et al. Current Uderstanding and Management of Plasma Cell Mastitis: Can We Benefit from What We Know?[J]. Breast Care (Basel). 2022, 17(3): 321-329.

第七章

乳腺良性病变

第一节 乳腺纤维腺瘤

乳腺纤维腺瘤（breast fibroadenoma）起源于终末导管小叶单元（TDLU），是由上皮和间质增生形成的良性纤维上皮性肿瘤。常见于30岁以下的育龄期女性，纤维腺瘤有两个发病高峰，第一个高峰在20～30岁，第二个高峰在40～50岁。本病发病机制尚不清楚，一般认为雌激素刺激与纤维腺瘤的发生有关。

乳腺纤维腺瘤临床多表现为偶然发现的无痛性肿块、表面光滑、质韧偏硬、活动度好。肿块多为单发，也可多发，可同时或异时发生，也可双侧乳腺发生。

乳腺纤维腺瘤大体病理学特征为灰白色，质韧肿块，呈圆形、椭圆形及分叶状，与周围组织界限清楚。

乳腺纤维腺瘤组织学特征为肿瘤由增生的间质和上皮成分组成。镜下分为管内型、管周型及混合型，各型的自然病程和预后是相同的，所以对其进行鉴别无临床意义。纤维腺瘤的上皮成分可发生增生、鳞状细胞化生等改变，但恶变非常少见。

复杂型纤维腺瘤和幼年性纤维腺瘤为乳腺纤维腺瘤的亚型。包含直径＞3 mm的囊肿、硬化性腺病、上皮钙化或乳头状大汗腺化生的纤维腺瘤称为复杂型纤维腺瘤，研究显示复杂型纤维腺瘤发展为乳腺癌的相对危险度稍有增加，是普通人群的3.1倍。幼年性纤维腺瘤常见于青春期女性，表现为快速生长的肿块，最大径可达20 cm，其组织学特征与纤维腺瘤基本相似，但间质细胞密度和上皮增生程度更高。

典型的乳腺纤维腺瘤超声表现为具有良性特征的实性肿块，边界清晰，呈椭圆形或大分叶状，偶尔呈圆形，纵横比＜1，这可能是由于肿瘤总是循着组织内阻力最小的路径呈膨胀性生长，也就是与组织平面呈平行生长；肿块有完整薄的高回声包膜，是肿瘤膨胀性生长向外挤压周围正常乳腺组织形成的假包膜；肿块内部呈等回声、稍低回声或低回声，这取决于间质与上皮成分的比例、分布及间质的组成成分。肿块内部回声均匀，反映了肿块内部的组织学成分单一，并且间质与上皮成分排列规则。另外，内部纤细的纤维分隔是纤维腺瘤重要的内部回声特征；肿块后方回声多正常或增强。纤维腺瘤肿块内通常无血流信号，或仅显示走行规则、纤细的少量血流信号。肿块内部的血流信号主要来源于纤维分隔，而周围呈极性的血流信号主要来源于Cooper韧带和周围受挤压的正常乳腺组织。

然而，并不是所有的乳腺纤维腺瘤声像图均表现为典型的良性特征，如较大的纤维腺瘤可表现为多个分叶状；发生梗死的纤维腺瘤可表现为边缘不光整、成角；复杂型纤维腺瘤可有多个超声可疑恶性征象，超声表现为低回声实性肿块，边缘不光整、成角，内部回声不均匀，内散在无回声区、高回声区、微钙化等。这些超声表现相应的病理基础：肿瘤内上皮成分发生大汗腺化生导致肿瘤内部回声不均匀、散在囊状无回声区；硬化性腺病导致高回声区的出现。纤维腺瘤内的钙化多为粗大散在的钙化，是基于纤维间质成分的退行性改变。当复杂型纤维腺瘤发生小的上皮钙化，表现为点状高回声，常无声影，与乳腺癌微小簇状钙化相似；纤维腺瘤边缘合并硬化性腺病时肿块边缘不光整、边缘成角。复杂型纤维腺瘤的血流信号较丰富，血管走行规则。

幼年性纤维腺瘤典型的超声表现为边界清晰的巨大低回声肿块，内部可见无回声区，这是由于肿块生长速度过快而导致的内部出血、坏死。肿块后方回声有不同程度的增强，与肿块内部间质细胞密度较高及出血、坏死有关。该型纤维腺瘤血流信号较丰富，文献报道肿块内血管的数量与间质细胞的密度有不可或缺的关系。

值得注意的是，幼年性纤维腺瘤和叶状肿瘤在超声图像上有部分重叠，均可表现为边界清晰的巨大低回声实性肿块，内可见无回声液性暗区，且边缘均可呈分叶状，所以鉴别十分困难。首先患者年龄为鉴别的重要提示，幼年性纤维腺瘤患者年龄较小，多见于青少年，而叶状肿瘤好发于40～50岁的中年女性；在组织学上，长的、分支状、裂隙状腔隙伴丰富间质细胞围绕，囊腔内叶状突起和间质细胞出现核分裂为叶状肿瘤的特征性表现，可以鉴别两者。

大多数乳腺纤维腺瘤不需要手术治疗，只有当肿块生长迅速或出现症状时才需要手术切除。手术切除是纤维腺瘤的最终治疗方法。

病例1（图7-1-1）

病史：女，46岁，发现右乳肿块1周。

查体：双乳对称，皮肤无发红，无酒窝征及橘皮样改变，乳头无明显分泌物。右乳内侧可触及一肿块，大小约2.0 cm×1.5 cm，无压痛，质韧，边界清楚，形态规则，活动度良好，与周围组织界限清楚，双侧腋窝、锁骨上窝、胸骨旁未触及肿大淋巴结。

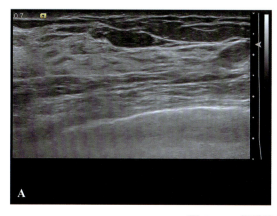 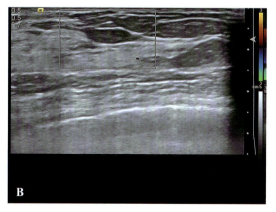

图7-1-1 纤维腺瘤超声表现（一）

A.二维声像图显示：腺体层内稍低回声实性占位，形态规则，A/T＜1，边缘光整，周边可见薄的高回声包膜，内部回声均匀（间质与上皮成分排列规则）；B.CDFI显示：病灶内未见明显血流信号，血流信号0级；C.弹性成像显示：呈蓝绿色渲染，以绿色为主，弹性评分2分

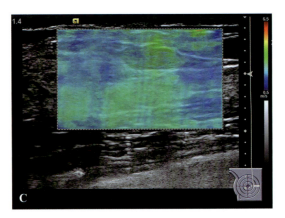

图 7-1-1 （续）

超声检查：右乳内下象限相当于 4 点钟位置腺体层内可见大小 15.1 mm × 4.2 mm × 9.5 mm 稍低回声实性占位，形态规则，呈椭圆形，边缘光整。CDFI：血流信号 0 级。

超声诊断：右乳实性占位（BI-RADS 分类：3 类，弹性评分：2 分）

病理诊断：（右）乳腺纤维腺瘤。

病例 2（图 7-1-2）

病史：女，32 岁，发现左乳肿块 1 年余。

查体：双乳对称，皮肤无发红，无酒窝征及橘皮样改变，乳头无明显分泌物。左乳外上象限可触及一肿块，大小约 2.0 cm × 1.0 cm，无压痛，质韧，边界清楚，形状规则，活动度良好，与周围组织界限清楚，双侧腋窝、锁骨上窝、胸骨旁未触及肿大淋巴结。

超声检查：左乳外上象限相当于 2 点钟位置腺体层内可见大小 19.1 mm × 7.5 mm × 12.7 mm 稍低回声实性占位，形态规则，呈椭圆形，边缘光整。CDFI：血流信号 0 级。

超声诊断：左乳实性占位（BI-RADS 分类：3 类，弹性评分：2 分）

病理诊断：（左）乳腺纤维腺瘤。

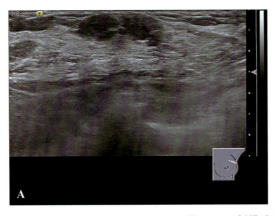
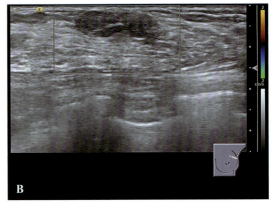

图 7-1-2 纤维腺瘤超声表现（二）

A. 二维声像图显示：腺体层内稍低回声实性占位，形态规则，A/T < 1，边缘光整，周边可见薄的高回声包膜，内部见纤细的纤维分隔（此为纤维腺瘤重要的内部回声特征）；B.CDFI 显示：病灶内未见明显血流信号，血流信号 0 级；C. 弹性成像显示：呈蓝绿色渲染，以绿色为主，弹性评分 2 分

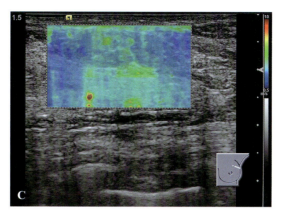

图 7-1-2 （续）

病例 3（图 7-1-3）

病史：女，22 岁，发现右乳肿块 1 年。

查体：双乳对称，皮肤无发红，无酒窝征及橘皮样改变，乳头无明显分泌物。右乳外上象限可触及一肿块，大小约 2.0 cm × 1.5 cm，无压痛，质韧，边界清楚，形状规则，活动度良好，与周围组织界限清楚，双侧腋窝、锁骨上窝、胸骨旁未触及肿大淋巴结。

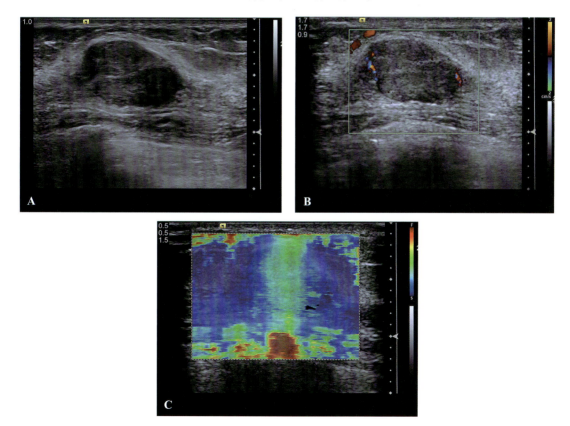

图 7-1-3 纤维腺瘤超声表现（三）

A. 二维声像图显示：腺体层内低回声实性占位，形态规则，A/T＜1，边缘光整，周边可见薄的高回声包膜，内部见纤细的纤维分隔；B.CDFI 显示：病灶内部可见中等量血流信号，血管走行规则，血流信号Ⅱ级；C. 弹性成像显示：呈蓝绿色渲染，以绿色为主，弹性评分 2 分

超声检查：右乳外上象限相当于10点钟位置腺体层内可见大小17.9 mm×12.1 mm×11.2 mm 低回声实性占位，形态规则，边缘光整。CDFI：血流信号Ⅱ级。

超声诊断：右乳实性占位（BI-RADS 分类：3 类，弹性评分：2 分）

病理诊断：（右）乳腺纤维腺瘤。

病例 4（图 7-1-4）

病史：女，42 岁，发现右乳肿块半年。

查体：双乳对称，皮肤无发红，无酒窝征及橘皮样改变，乳头无明显分泌物。右乳外上象限可触及一肿块，大小约 3.0 cm×2.0 cm，无压痛，质韧，边界清楚，形状规则，活动度良好，与周围组织界限清楚，双侧腋窝、锁骨上窝、胸骨旁未触及肿大淋巴结。

超声检查：右乳外上象限相当于10点钟位置腺体层内可见大小 22.8 mm×11.8 mm 等回声实性占位，形态规则，边缘光整。CDFI：血流信号Ⅰ级。

超声诊断：右乳实性占位（BI-RADS 分类：3 类，弹性评分：2 分）

病理诊断：（右）乳腺纤维腺瘤。

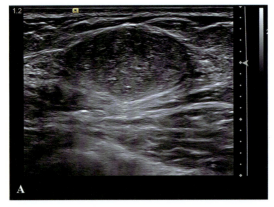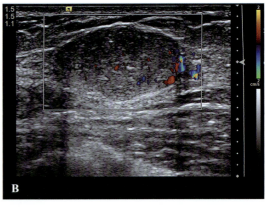

图 7-1-4　纤维腺瘤超声表现（四）

A、B.二维声像图显示：腺体层内等回声实性占位，形态规则，A/T＜1，边缘光整，周边可见薄的高回声包膜（肿瘤膨胀性生长压迫周围正常乳腺组织形成假包膜），后方回声增强，侧方回声失落（侧方回声失落为包膜的间接征象）；B.CDFI 显示：病灶周边少量血流信号，血管走行规则，血流信号Ⅰ级

病例 5（图 7-1-5）

病史：女，23 岁，发现左乳肿块半年。

查体：双乳对称，皮肤无发红，无酒窝征及橘皮样改变，乳头无明显分泌物。左乳上象限可触及一肿块，大小约 1.0 cm×1.0 cm，无压痛，质韧，边界清楚，形状规则，活动度尚可，双侧腋窝、锁骨上窝、胸骨旁未触及肿大淋巴结。

超声检查：左乳上象限相当于12点钟位置乳头旁乳晕深方腺体层内可见大小 10.7 mm×9.7 mm×13.1 mm 稍低回声实性占位，形态规则，边缘光整。CDFI：血流信号Ⅰ级。

超声诊断：左乳实性占位（BI-RADS 分类：3 类，弹性评分：2 分）

病理诊断：（左）乳腺纤维腺瘤。

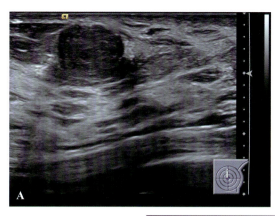
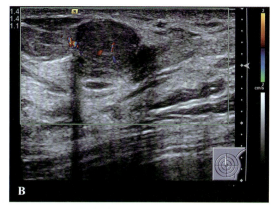
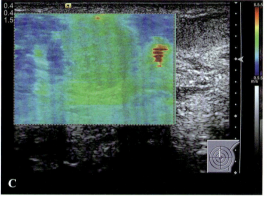

图 7-1-5 纤维腺瘤超声表现（五）

A.二维声像图显示：腺体层内稍低回声实性占位，形态规则，A/T＜1，边缘光整，周边可见薄的高回声包膜；B.CDFI 显示：病灶内部可见少量血流信号，血管走行规则，血流信号Ⅰ级；C.弹性成像显示：呈蓝绿色渲染，以绿色为主，弹性评分 2 分

病例 6（图 7-1-6）

病史：女，36 岁，发现左乳肿块 3 年。

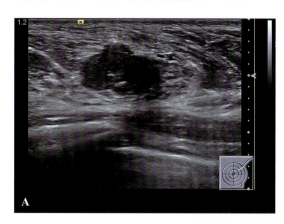
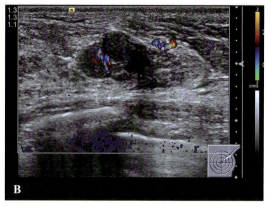

图 7-1-6 纤维腺瘤超声表现（六）

A.二维声像图显示：腺体层内低回声实性占位，边缘光整，表面呈大分叶状，A/T＜1，周边可见薄的高回声包膜（≤3 个大分叶为良性特征）；B.CDFI 显示：病灶内部可见中等量的血流信号，血管走行规则，血流信号Ⅱ级；C.弹性成像显示：呈蓝绿色渲染，以绿色为主，弹性评分 2 分

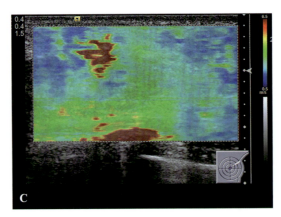

图 7-1-6 （续）

查体：双乳对称，皮肤无发红，无酒窝征及橘皮样改变，乳头无明显分泌物。左乳外上象限可触及一肿块，大小约 2.0 cm×1.0 cm，无压痛，质韧，边界清楚，形状规则，活动度尚可，双侧腋窝、锁骨上窝、胸骨旁未触及肿大淋巴结。

超声检查：左乳外上象限相当于 2 点钟位置腺体层内可见大小 15.0 mm×8.7 mm×12.6 mm 低回声实性占位，边缘光整，呈大分叶状。CDFI：血流信号Ⅱ级。

超声诊断：左乳实性占位（BI-RADS 分类：3 类，弹性评分：2 分）

病理诊断：（左）乳腺纤维腺瘤。

病例 7（图 7-1-7）

病史：女，31 岁，发现右乳肿块 3 天。

查体：双乳对称，皮肤无发红，无酒窝征及橘皮样改变，乳头无明显分泌物。右乳内下象限可触及一肿块，大小约 4.0 cm×1.5 cm，无压痛，质韧，边界清楚，形状规则，活动度良好，与周围组织界限清楚，双侧腋窝、锁骨上窝、胸骨旁未触及肿大淋巴结。

超声检查：右乳内下象限相当于 4 点钟位置腺体层内可见大小 39.0 mm×10.5 mm 低回声实性占位，形态规则，边缘光整。CDFI：血流信号Ⅱ级。

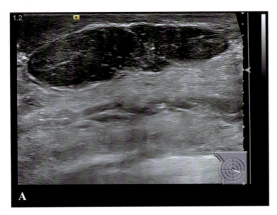
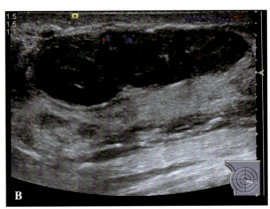

图 7-1-7　纤维腺瘤超声表现（七）

A. 二维声像图显示：腺体层内低回声实性占位，形态规则，A/T＜1，边缘光整，周边可见完整的高回声包膜，内见纤细光带分隔（此为纤维腺瘤重要的内部回声特征）；B. CDFI 显示：病灶内部可见中等量血流信号，血管走行规则，血流信号Ⅱ级；C. 弹性成像显示：呈蓝绿色渲染，以蓝色为主，弹性评分 3 分

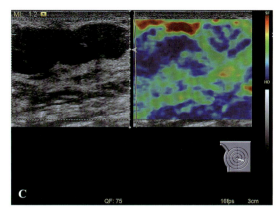

图 7-1-7 （续）

超声诊断：右乳实性占位（BI-RADS 分类：3 类，弹性评分：3 分）

病理诊断：（右）乳腺纤维腺瘤。

病例 8（图 7-1-8）

病史：女，45 岁，发现左乳肿块 4 个月。

查体：双乳对称，皮肤无发红，无酒窝征及橘皮样改变，乳头无明显分泌物。左乳下象限可触及一肿块，大小约 3.0 cm×2.5 cm，无压痛，质韧，边界清楚，形状规则，活动度良好，与周围组织界限清楚，双侧腋窝、锁骨上窝、胸骨旁未触及肿大淋巴结。

超声检查：左乳下象限相当于 6 点钟位置腺体层内可见大小 26.7 mm×7.8 mm×25.1 mm 低回声实性占位，形态规则，边缘光整。CDFI：血流信号Ⅲ级。

超声诊断：左乳实性占位（BI-RADS 分类：3 类，弹性评分：2 分）

病理诊断：（左）乳腺纤维腺瘤。

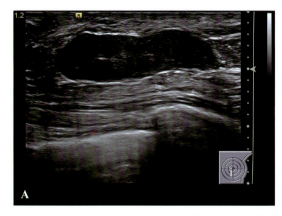
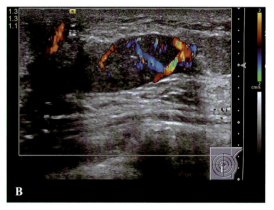

图 7-1-8 纤维腺瘤超声表现（八）

A.二维声像图显示：腺体层内低回声实性占位，形态规则，A/T＜1，边缘光整，周边可见完整的高回声包膜，后方回声增强；B.CDFI 显示：病灶内可见丰富的血流信号，血管走行规则，血流信号Ⅲ级；C.弹性成像显示：呈蓝绿色渲染，以绿色为主，弹性评分 2 分

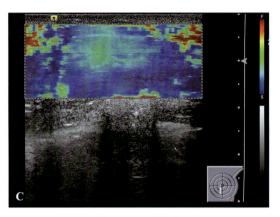

图 7-1-8 （续）

病例 9（图 7-1-9）

病史：女，18 岁，发现右乳肿块 20 天。

查体：双乳对称，皮肤无发红，无酒窝征及橘皮样改变，乳头无明显分泌物。右乳外上象限可触及一肿块，大小约 4.0 cm×3.0 cm，无压痛，质韧，边界清楚，形状规则，活动度良好，与周围组织界限清楚，双侧腋窝、锁骨上窝、胸骨旁未触及肿大淋巴结。

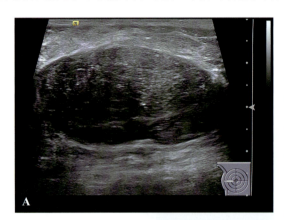
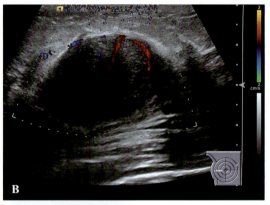
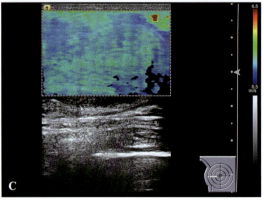

图 7-1-9 纤维腺瘤超声表现（九）

A.二维声像图显示：腺体层内低回声实性占位，形态规则，A/T＜1，边缘光整，周边可见完整的高回声包膜，内见纤细光带分隔（此为纤维腺瘤重要的内部回声特征），后方回声增强；B.CDFI 显示：病灶内可见中等量的血流信号，血管走行规则，血流信号Ⅱ级；C.弹性成像显示：呈蓝绿色渲染，以绿色为主，弹性评分 2 分

超声检查：右乳外上象限相当于 9～11 点钟位置腺体层内可见大小 46 mm×22 mm×45 mm 低回声实性占位，形态规则，边缘光整。CDFI：血流信号Ⅱ级。

超声诊断：右乳实性占位（BI-RADS 分类：3 类，弹性评分：2 分）

病理诊断：（右）乳腺纤维腺瘤。

病例 10（图 7-1-10）

病史：女，28 岁，发现左乳肿块 1 个月。

查体：双乳对称，皮肤无发红，无酒窝征及橘皮样改变，乳头无明显分泌物。左乳外下象限可触及一肿块，大小约 2.5 cm×2.0 cm，无压痛，质韧，边界清楚，形状规则，活动度良好，与周围组织界限清楚，双侧腋窝、锁骨上窝、胸骨旁未触及肿大淋巴结。

超声检查：左乳外下象限相当于 5 点钟位置腺体层内可见大小 21.3 mm×17.7 mm×21.3 mm 低回声实性占位，形态规则，边缘光整。CDFI：血流信号Ⅲ级。

超声诊断：左乳实性占位（BI-RADS 分类：3 类，弹性评分：2 分）

病理诊断：（左）乳腺纤维腺瘤。

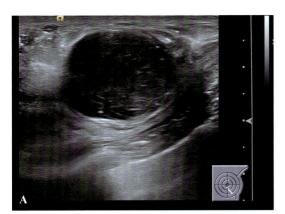
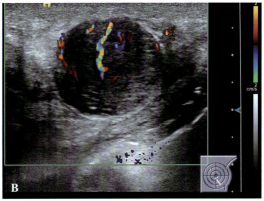
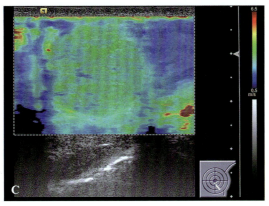

图 7-1-10　纤维腺瘤超声表现（十）

A. 二维声像图显示：腺体层内低回声实性占位，形态规则，边缘光整，周边可见完整的高回声包膜，后方回声增强；B. CDFI 显示：病灶内可见丰富的血流信号，血管走行规则，血流信号Ⅲ级；C. 弹性成像显示：呈蓝绿色渲染，以绿色为主，弹性评分 2 分

病例 11（图 7-1-11）

病史：女，23 岁，发现左乳肿块 1 年半。

查体：双乳对称，皮肤无发红，无酒窝征及橘皮样改变，乳头无明显分泌物。左乳外象限可触及一肿块，大小约 2.5 cm × 2.0 cm，无压痛，质韧，边界清楚，形状规则，活动度尚可，与周围组织界限清楚，双侧腋窝、锁骨上窝、胸骨旁未触及肿大淋巴结。

超声检查：左乳外象限相当于 3 点钟位置腺体层内可见大小 24.7 mm × 12.4 mm × 20.6 mm 低回声不均匀实性占位，形态规则，边缘光整，表面呈大分叶状。CDFI：血流信号Ⅲ级。

超声诊断：左乳实性占位（BI-RADS 分类：3 类，弹性评分：3 分）

病理诊断：（左）乳腺纤维腺瘤。

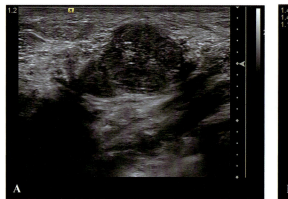
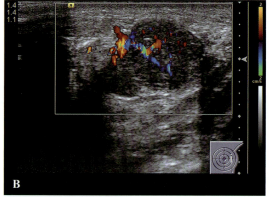
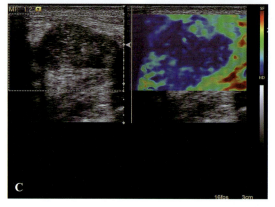

图 7-1-11　纤维腺瘤超声表现（十一）

A. 二维声像图显示：腺体层内低回声实性占位，形态规则，边缘光整，表面呈大分叶状改变，周边可见薄的高回声包膜，后方回声增强；B. CDFI 显示：病灶内部可见丰富的血流信号，血管走行规则，血流信号Ⅲ级；C. 弹性成像显示：呈蓝绿色渲染，以蓝色为主，弹性评分 3 分

病例 12（图 7-1-12）

病史：女，23 岁，发现右乳肿块 1 年半。

查体：双乳对称，皮肤无发红，无酒窝征及橘皮样改变，乳头无明显分泌物。右乳外象限可触及一肿块，大小约 1.5 cm × 1.0 cm，无压痛，质韧，边界清楚，形状规则，活动度尚可，与周围组织界限清楚，双侧腋窝、锁骨上窝、胸骨旁未触及肿大淋巴结。

超声检查：右乳外象限相当于 9 点钟位置腺体层内可见大小 15.8 mm×10.8 mm×10.6 mm 低回声实性占位，形态规则，边缘光整，呈大分叶状改变。CDFI：血流信号Ⅲ级。

超声诊断：右乳实性占位（BI-RADS 分类：3 类，弹性评分：3 分）

病理诊断：（右）乳腺纤维腺瘤。

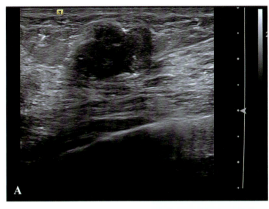
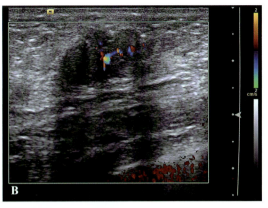
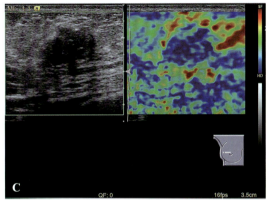

图 7-1-12　纤维腺瘤超声表现（十二）

A.二维声像图显示：腺体层内低回声实性占位，形态规则，边缘光整，表面呈大分叶状改变，周边可见完整的高回声包膜，后方回声增强；B.CDFI 显示：病灶内部可见丰富血流信号，血管走行规则，血流信号Ⅲ级；C.弹性成像显示：呈蓝绿色渲染，以蓝色为主，弹性评分 3 分

病例 13（图 7-1-13）

病史：女，31 岁，发现左乳肿块 1 天。

查体：双乳对称，皮肤无发红，无酒窝征及橘皮样改变，乳头无明显分泌物。左乳外上象限可触及一肿块，大小约 2.0 cm×2.0 cm，无压痛，质韧，边界清楚，形状规则，活动度良好，与周围组织界限清楚，双侧腋窝、锁骨上窝、胸骨旁未触及肿大淋巴结。

超声检查：左乳外上象限相当于 2 点钟位置腺体层内可见大小 21.2 mm×13.4 mm×17.9 mm 低回声实性占位，形态规则，边缘光整，呈大分叶状改变。CDFI：血流信号Ⅲ级。

超声诊断：左乳实性占位（BI-RADS 分类：3 类，弹性评分：3 分）

病理诊断：（左）乳腺纤维腺瘤。

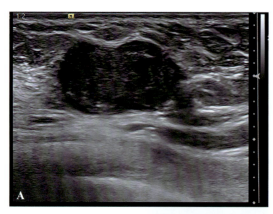
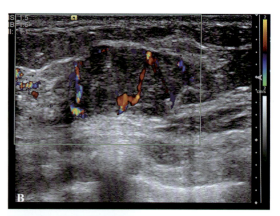
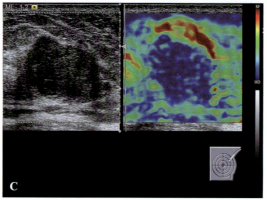

图 7-1-13 纤维腺瘤超声表现（十三）

A.二维声像图显示：腺体层内低回声实性占位，形态规则，A/T＜1，边缘光整，表面呈大分叶状改变，周边可见完整的高回声包膜，内见纤细的纤维分隔，后方回声增强；B.CDFI 显示：病灶内可见丰富的血流信号，血管走行规则，血流信号Ⅲ级；C.弹性成像显示：呈蓝绿色渲染，以蓝色为主，弹性评分 3 分

病例 14（图 7-1-14）

病史：女，20 岁，发现左乳肿块 2 年。

查体：双乳对称，皮肤无发红，无酒窝征及橘皮样改变，乳头无明显分泌物。左乳头内侧可触

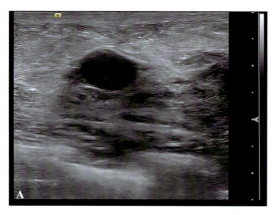
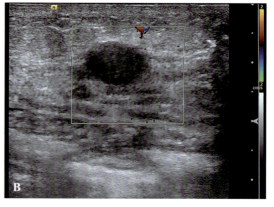

图 7-1-14 纤维腺瘤超声表现（十四）

A.二维声像图显示：腺体层内低回声实性占位，形态规则，A/T＜1，边缘光整，周边可见完整的高回声包膜，内部回声均匀；B.CDFI 显示：病灶内未见明显血流信号，血流信号 0 级；C.弹性成像显示：呈蓝绿色渲染，以蓝色为主，弹性评分 3 分

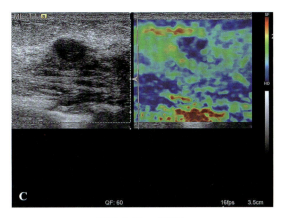

图 7-1-14 （续）

及一肿块，大小约 1.0 cm×1.0 cm，无压痛，质韧，边界清楚，形状规则，活动度良好，与周围组织界限清楚，双侧腋窝、锁骨上窝、胸骨旁未触及肿大淋巴结。

超声检查：左乳内象限相当于 9 点钟位置腺体层内可见大小 11.8 mm×9.6 mm×5.5 mm 低回声实性占位，形态规则，边缘光整。CDFI：血流信号 0 级。

超声诊断：左乳实性占位（BI-RADS 分类：3 类，弹性评分：3 分）

病理诊断：（左）乳腺纤维腺瘤。

病例 15（图 7-1-15）

病史：女，20 岁，发现左乳肿块 2 个月。

查体：双乳对称，皮肤无发红，无酒窝征及橘皮样改变，乳头无明显分泌物。左乳外下象限可触及一肿块，大小约 3.0 cm×3.0 cm，无压痛，质韧，边界清楚，形状规则，活动度良好，与周围组织界限清楚，双侧腋窝、锁骨上窝、胸骨旁未触及肿大淋巴结。

超声检查：左乳外下象限相当于 4 点钟位置乳头旁腺体层内可见大小 30.2 mm×19.5 mm 低回声实性占位，形态规则，边缘光整。CDFI：血流信号Ⅲ级。

超声诊断：左乳实性占位（BI-RADS 分类：3 类，弹性评分：3 分）

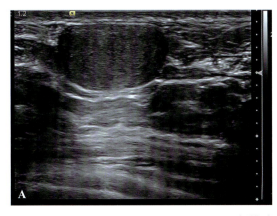
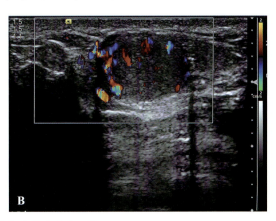

图 7-1-15 纤维腺瘤超声表现（十五）

A. 二维声像图显示：腺体层内低回声实性占位，形态规则，A/T＜1，边缘光整，周边可见完整的高回声包膜，后方回声增强，侧方回声失落（为包膜的间接征象）；B. CDFI 显示：病灶内可见丰富的血流信号，血管走行规则，血流信号Ⅲ级；C. 弹性成像显示：呈蓝绿色渲染，以蓝色为主，弹性评分 3 分

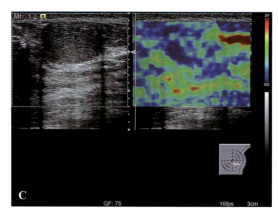

图 7-1-15 （续）

病理诊断：（左）乳腺纤维腺瘤。

病例 16（图 7-1-16）

病史：女，26 岁，发现左乳肿块 4 天。

查体：双乳对称，皮肤无发红，无酒窝征及橘皮样改变，乳头无明显分泌物。左乳外下象限可触及一肿块，大小约 1.5 cm×1.5 cm，无压痛，质韧，边界清楚，形状规则，活动度良好，与周围组织界限清楚，双侧腋窝、锁骨上窝、胸骨旁未触及肿大淋巴结。

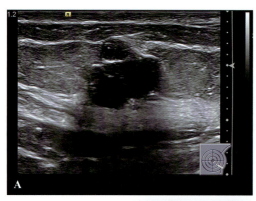
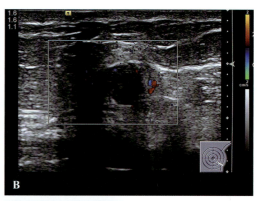
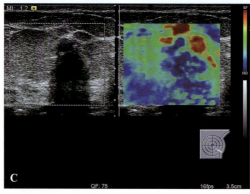

图 7-1-16　复杂型纤维腺瘤超声表现（一）

A.二维声像图显示：腺体层内低回声实性占位，形态规则，边缘光整，表面呈大分叶状，周边可见高回声包膜；B. CDFI 显示：病灶内部可见少量血流信号，血流信号 Ⅰ 级；C.弹性成像显示：呈蓝绿色渲染，以蓝色为主，弹性评分 3 分

第七章 乳腺良性病变

超声检查：左乳外下象限相当于4点钟位置腺体层内可见大小8.1 mm×10.6 mm×11.5 mm低回声实性占位，形态规则，边缘光整，表面呈大分叶状。CDFI：血流信号Ⅰ级。

超声诊断：左乳实性占位（BI-RADS分类：3类，弹性评分：3分）

病理诊断：（左）乳腺纤维腺瘤伴大汗腺化生。

病例17（图7-1-17）

病史：女，26岁，发现右乳肿块1个月。

查体：双乳对称，皮肤无发红，无酒窝征及橘皮样改变，乳头无明显分泌物。右乳内象限可触及一肿块，大小约3.5 cm×2.0 cm，无压痛，质韧，边界清楚，形状不规则，活动度良好，与周围组织界限清楚，双侧腋窝、锁骨上窝、胸骨旁未触及肿大淋巴结。

超声检查：右乳内下象限相当于4～5点钟位置腺体层内可见大小33.2 mm×18.3 mm×30.5 mm低回声不均匀实性占位，形态不规则，边缘不光整，边缘处可见多发无回声区。CDFI：血流信号Ⅲ级。

超声诊断：右乳实性占位（BI-RADS分类：4A类，弹性评分：3分）

病理诊断：（右）乳腺良性纤维上皮性肿瘤，上皮旺炽型增生及乳头状增生，间质脂肪化生及束状型假血管瘤样间质增生。

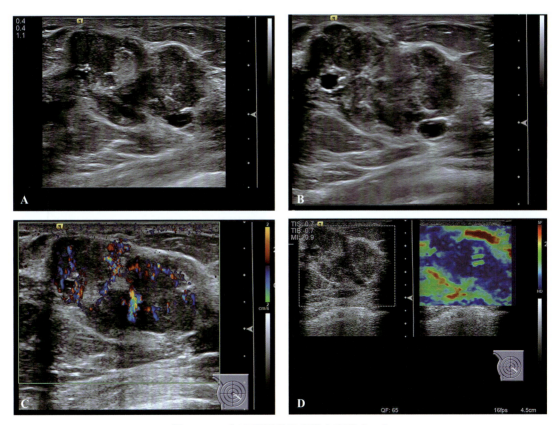

图7-1-17 复杂型纤维腺瘤超声表现（二）

A.二维声像图显示：腺体层内低回声不均匀实性占位，形态不规则，边缘不光整；B.二维声像图显示：病灶边缘处可见多发无回声区；C.CDFI显示：病灶内可见丰富的血流信号，血管走行规则，血流信号Ⅲ级；D.弹性成像显示：呈蓝绿色渲染，以蓝色为主，弹性评分3分

077

病例 18（图 7-1-18）

病史：女，35 岁，发现右乳肿块 7 年。

查体：双乳对称，皮肤无发红，无酒窝征及橘皮样改变，乳头无明显分泌物。右乳内侧可触及一肿块，大小约 2.0 cm×1.0 cm，有压痛，质韧，边界清楚，形状规则，活动度良好，与周围组织界限清楚，双侧腋窝、锁骨上窝、胸骨旁未触及肿大淋巴结。

超声检查：右乳内象限相当于 3 点钟位置乳头旁腺体层内可见大小 17.7 mm×9.0 mm 低回声实性占位，形态规则，边缘光整，表面呈大分叶状改变，内部可见点状强回声光斑。CDFI：血流信号 0 级。

超声诊断：右乳实性占位（BI-RADS 分类：3 类，弹性评分：3 分）

病理诊断：（右）乳腺纤维腺瘤，导管上皮增生，局灶钙化。

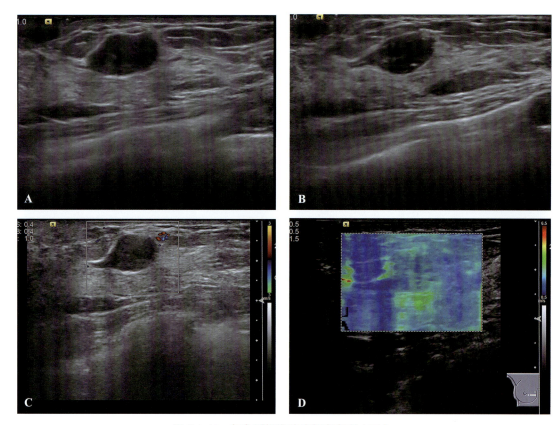

图 7-1-18　复杂型纤维腺瘤超声表现（三）

A. 二维声像图显示：腺体层内低回声实性占位，形态规则，表面呈大分叶状，A/T＜1，边缘光整，周边可见完整的高回声包膜；B. 二维声像图显示：病灶内可见点状强回声；C. CDFI 显示：病灶内部未见明显血流信号，血流信号 0 级；D. 弹性成像显示：呈蓝绿色渲染，以蓝色为主，弹性评分 3 分

病例 19（图 7-1-19）

病史：女，18 岁，发现左乳肿块 10 天余。

查体：双乳对称，皮肤无发红，无酒窝征及橘皮样改变，乳头无明显分泌物。左乳内下象限可触及一肿块，大小约 6.5 cm×5.0 cm，无压痛，质韧，边界清楚，形状规则，活动度良好，与周围组织界限清楚，双侧腋窝、锁骨上窝、胸骨旁未触及肿大淋巴结。

超声检查：左乳内下象限乳头下方紧邻皮肤层可见大小 64 mm × 29 mm × 46 mm 囊实混合性占位，形态规则，边缘光整，边缘处可见多发粗大强回声光团，较大囊性部分范围约 22 mm × 14 mm，内透声良好，内可见多发光带分隔，实性部分回声不均匀。CDFI：血流信号Ⅲ级。

超声诊断：左乳实性为主囊实混合性占位（BI-RADS 分类：3 类）

病理诊断：（左乳区段）幼年性纤维腺瘤。

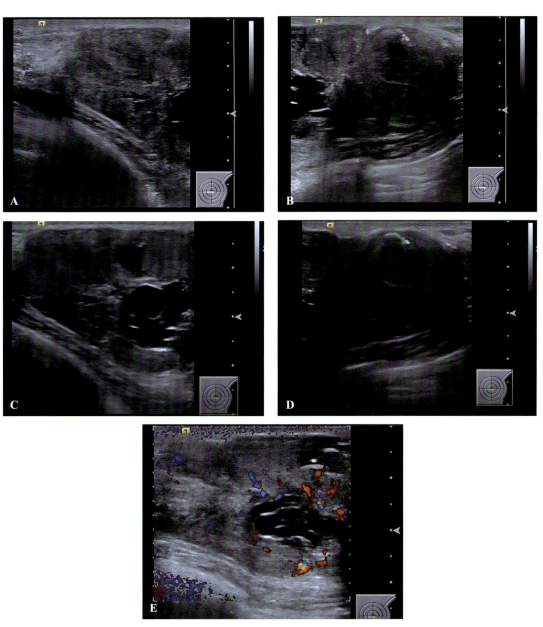

图 7-1-19　幼年性纤维腺瘤超声表现

A、B. 二维声像图显示：乳腺内巨大囊实混合性占位（幼年性纤维腺瘤多见于青少年，由于肿瘤生长迅速形成巨大肿块，病灶内常见出血、坏死），形态规则，边缘光整，周边可见薄的高回声包膜，后方回声增强；C. 二维声像图显示：病灶内散在无回声液性暗区（病灶内部出血、坏死）；D. 二维声像图显示：病灶边缘处可见多发粗大强回声光团；E. CDFI 显示：病灶实性部分内可见丰富的血流信号，血管走行规则，血流信号Ⅲ级（血管数量多，与间质细胞密度高有关）

第二节 乳腺脂肪瘤

脂肪瘤是一种较为常见的、来源于脂肪的良性肿瘤，通常很少发生恶变。脂肪瘤多位于皮下脂肪层，可以发生于身体的任何部位，约20%位于胸壁，其中乳腺是最常见的病变位置。文献报道脂肪瘤的发病率约为0.21%，发病年龄多为40～60岁。脂肪瘤的病因目前尚不明确，可能与内分泌、代谢和遗传等因素导致成熟脂肪细胞过度增长有关。

乳腺脂肪瘤一般体积较小，最大径不超过5 cm，当瘤体直径达到10 cm或重量超过1 000 g时定义为巨大脂肪瘤。脂肪瘤的大体病理显示肿块呈圆形或椭圆形、分叶状，切面呈灰黄色或黄色，油腻状，质地软，有完整包膜。

脂肪瘤主要由成熟脂肪组织构成，其内间隔纤维组织，周围被纤细菲薄的纤维组织包绕。其他间充质结构的存在可以影响并改变乳腺脂肪瘤的组织结构，进而形成纤维脂肪瘤、血管性脂肪瘤、骨脂肪瘤、黏液脂肪瘤或软骨脂肪瘤。

乳腺脂肪瘤还可因其位置不同分为乳腺皮下脂肪瘤、乳腺内脂肪瘤、乳腺后间隙脂肪瘤，以位于浅表皮下者最为多见，极少数位于腺体层内。

乳腺脂肪瘤的临床表现与其他部位的脂肪瘤相似，表现为单发或多发性肿块，生长较缓慢，不伴疼痛，常被患者偶然发现。触诊时肿块质地柔软，无明显触痛，与周围组织分界清晰，活动度好。

乳腺脂肪瘤钼靶检查表现为具有薄包膜不透射线的肿块，多呈类圆形低密度影，其内有时可见纤细的纤维分隔。主要与含大量脂肪的错构瘤、积乳囊肿和正常乳腺脂肪岛相鉴别。乳腺脂肪瘤通常不需要进行磁共振检查，常因其他病变检查时偶然发现，表现为T1WI和T2WI均呈高信号，在脂肪抑制序列呈低信号，增强后肿块无强化。

乳腺脂肪瘤的超声表现与其他乳腺良性病变有相似之处，肿块常呈椭圆形，可单发或多发，长轴与皮肤平行，边缘光整，周边可见纤细的高回声包膜，因富含成熟、无异形的脂肪细胞，同周围脂肪小叶相比，脂肪瘤呈均质等回声或稍高回声，肿瘤内部可见纤维组织分隔形成的线状高回声，肿块后方回声无明显衰减，内部血流信号分布较少，多为0～Ⅰ级血流。乳腺脂肪瘤通常质地较软，探头加压时可发生形变，当瘤体较大时周围正常组织可受推挤移位，肿瘤生长速度过快需警惕与脂肪肉瘤鉴别。

若瘤体不大，在不影响乳腺解剖功能或不存在美容问题的情况下，一般不需要手术治疗。对于肿块较大影响乳腺功能、存在美容畸形、患者不适或快速生长的脂肪瘤，手术切除是主要治疗方法。某些药物治疗可能使瘤体缩小，有研究表明注射2～3次脱氧胆酸盐可使病灶缩小约75%。此外，吸脂辅助切除也是脂肪瘤的治疗方法，但可能存在感觉异常、局部皮肤不规则等后遗症。脂肪瘤预后较好，当不完全切除时容易复发。

病例1（图7-2-1）

病史：女，62岁，发现左乳肿块1年余。

查体：双乳对称，皮肤无发红，无酒窝征及橘皮样改变，乳头无明显分泌物。左乳内下象限可触及一肿块，大小约 1.0 cm×1.0 cm，无压痛，质软，边界清楚，形状规则，活动度良好，与周围组织界限清楚，双侧腋下、锁骨上窝、胸骨旁未触及肿大淋巴结。

超声检查：左乳内象限相当于 7 点钟位置脂肪层内可见大小 16.7 mm×7.4 mm×23.7 mm 稍高回声实性占位，形态规则，呈椭圆形，边缘光整，内部回声均匀。CDFI：血流信号 0 级。

超声诊断：左乳脂肪层内实性占位（BI-RADS 分类：2 类，考虑脂肪瘤）

术后病理：（左）乳腺毛细血管脂肪瘤。

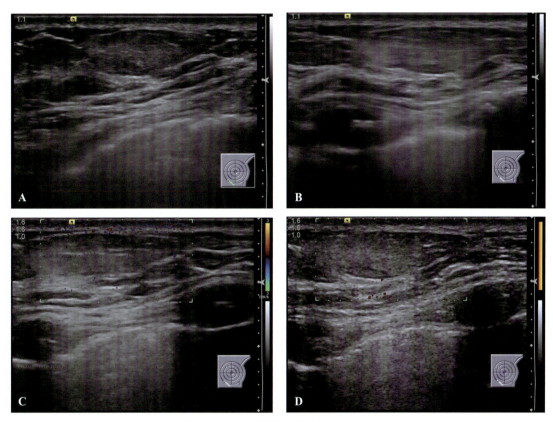

图 7-2-1　乳腺脂肪瘤超声表现（一）

A、B. 二维声像图显示：乳腺脂肪层内稍高回声实性占位，形态规则，边缘光整，周边可见纤细的高回声包膜，内部回声略高于周围脂肪组织（乳腺毛细血管脂肪瘤属于脂肪瘤的一种亚型，主要由成熟脂肪细胞组成，含有血管成分）；C. CDFI 显示：病灶内未见明显血流信号，血流信号 0 级；D. PDI 显示：病灶内未见明显血流信号

病例 2（图 7-2-2）

病史：女，67 岁，发现右乳肿块 2 年余。

查体：双乳对称，皮肤无发红，无酒窝征及橘皮样改变，乳头无明显分泌物。右乳内上象限可触及一肿块，大小约 2.0 cm×1.0 cm，无压痛，质软，边界清楚，形状规则，活动度良好，与周围组织界限清楚，双侧腋下、锁骨上窝、胸骨旁未触及肿大淋巴结。

超声检查：右乳内上象限相当于 2 点钟位置脂肪层内可见大小 22.6 mm×8.0 mm×13.2 mm 稍高回声实性占位，形态规则，呈椭圆形，边缘光整，内部回声均匀。CDFI：血流信号 0 级。

超声诊断：右乳脂肪层内实性占位（BI-RADS 分类：2 类，考虑脂肪瘤）

术后病理：（右）乳腺脂肪瘤。

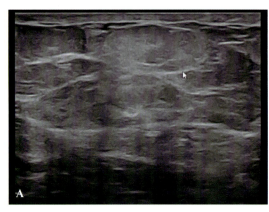 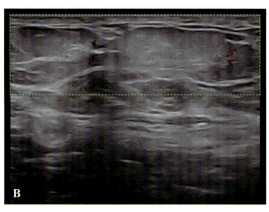

图 7-2-2　乳腺脂肪瘤超声表现（二）

A. 二维声像图显示：乳腺脂肪层内稍高回声实性占位，形态规则，边缘光整，周边可见纤细的高回声包膜，内部可见纤维组织分隔形成的线状高回声；B. CDFI 显示：病灶内未见明显血流信号，血流信号 0 级

病例 3（图 7-2-3）

病史：女，59 岁，发现右乳肿块 1 个月余。

查体：双乳对称，皮肤无发红，无酒窝征及橘皮样改变，乳头无明显分泌物。右乳外下象限可触及一肿块，大小约 1.0 cm×1.0 cm，无压痛，质软，边界清楚，形状规则，活动度良好，与周围组织界限清楚，双侧腋下、锁骨上窝、胸骨旁未触及肿大淋巴结。

超声检查：右乳外下象限相当于 8 点钟位置脂肪层内可见大小 11.9 mm×8.5 mm×9.7 mm 高回声实性占位，形态规则，呈椭圆形，边缘光整，内部回声均匀。CDFI：血流信号 0 级。

超声诊断：右乳脂肪层内实性占位（BI-RADS 分类：2 类，考虑脂肪瘤）

术后病理：（右）乳腺脂肪瘤。

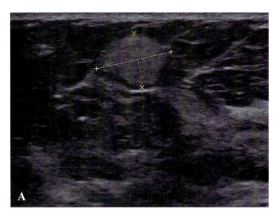 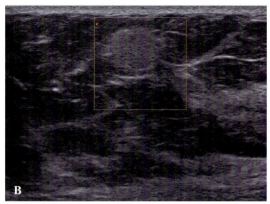

图 7-2-3　乳腺脂肪瘤超声表现（三）

A. 二维声像图显示：乳腺脂肪层内实性占位，形态规则，边缘光整，内部呈均匀高回声；B. CDFI 显示：病灶内未见明显血流信号，血流信号 0 级

第三节 乳腺错构瘤

乳腺错构瘤（breast hamartoma）是由乳腺导管、小叶、纤维和脂肪组织以不同比例构成的良性肿瘤，常为上述组织过度生长所致，发生率较低，仅占乳腺良性病变的 4%～8%。可发生于青春期后任何年龄段，生育期或绝经前后妇女多见。根据肿瘤组成成分的比例不同分为脂肪为主型、纤维腺体为主型和混合型，其中混合型最常见。

错构瘤通常无明显临床症状，为偶然发现的可触及的无痛性肿块，多单发，临床触诊质软或软硬不一，不累及乳头及皮肤。

错构瘤大体病理学特征为圆形或椭圆形实性肿块，边界清晰，表面光滑。肿块质地取决于各组分的比例，以脂肪为主时质软，外观黄色，切面可见少量灰白条索；以纤维组织为主时质韧，外观灰白色；混合型质中。一般肿块内无出血、坏死、钙化等改变。

错构瘤组织学特征为瘤体边界清晰，无包膜，由不同比例的乳腺导管、小叶和成熟的脂肪细胞及纤维组织混杂构成，交错分布。上皮可有大汗腺化生。瘤体成分与正常乳腺组织相似，又称为"乳中之乳"，有学者认为乳腺错构瘤不是真正的肿瘤，是乳腺组织被脂肪包绕或乳腺组织过度生长所致，由于乳腺错构瘤的组成成分在组织学上是正常的，故粗针穿刺很难明确诊断，结合临床病史及影像学检查结果，大体病理可做出明确诊断。

错构瘤的超声表现：肿块表现为良性肿块特征，通常边界清晰，多呈椭圆形或类圆形，较大的错构瘤可压迫周围正常乳腺组织形成假包膜，较小错构瘤则多不形成假包膜。由于脂肪组织的存在及所占比例不同，错构瘤具有一定压缩性且硬度差异较大。因瘤体内脂肪、纤维组织和腺体成分的比例和分布不同而表现出不同的回声特点，常见分型超声表现如下。

1. "混合型"错构瘤　最常见，有学者描述其超声特征为"香肠切片征"或"水上浮岛征"，即在低回声为主的肿块内混杂形态不规则、边缘模糊的团块状稍高回声，常伴有纤维线样分隔，该型术前超声诊断率高。

2. "脂肪为主型"错构瘤　呈类似脂肪组织的稍高回声，常伴有纤维线样分隔，需要与脂肪瘤鉴别，根据肿块位置有助于鉴别，前者位于腺体层内，后者多位于脂肪层内。

3. "纤维腺体为主型"错构瘤　呈低回声，内部回声均匀，缺乏特征性超声表现，需要与纤维腺瘤、叶状肿瘤等鉴别，明确诊断主要依靠术后病理。

错构瘤声像图上可出现囊性区域，为纤维囊性变所致。乳腺错构瘤通常血流信号不丰富，多为 0～Ⅰ级血流。

错构瘤具有一定自限性，无癌变风险，预后较好。肿块较小时无须干预，肿块较大时可行局部手术切除，完整切除无复发风险。

病例 1（图 7-3-1）

病史：女，37 岁，发现右乳肿块 1 年余。

查体：双乳对称，皮肤无发红，无酒窝征及橘皮样改变，乳头无明显分泌物，于右乳外上象限可触及一肿块，大小约 4 cm×2 cm，无压痛，质地中等，形态规则，边缘光整，活动度良好，与周围组织界限清楚，双侧腋窝、锁骨上窝及胸骨旁未触及肿大淋巴结。

超声检查：右乳外上象限相当于 9～10 点钟位置腺体层可见大小约 45 mm×15 mm×44 mm 低回声实性占位，形态规则，边缘光整，内部回声不均匀，后方回声增强。CDFI：血流信号Ⅰ级。

超声诊断：右乳实性肿块（BI-RADS 分类：3 类，弹性评分：2 分）

术后病理：（右）乳腺错构瘤。

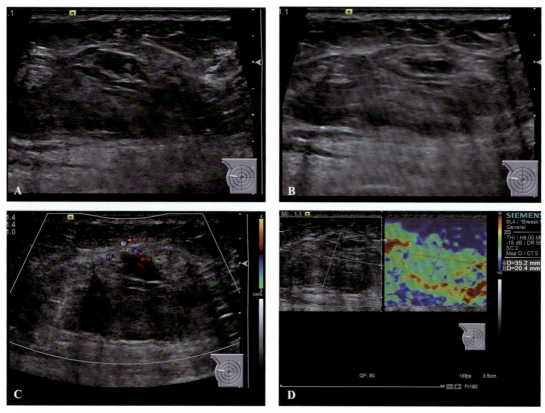

图 7-3-1　乳腺错构瘤超声表现（一）

A、B. 二维声像图显示：腺体层内低回声实性肿块，形态规则，边缘光整，周边可见包膜样回声，内部回声不均匀，后方回声增强（包膜回声是错构瘤压迫周围乳腺组织形成的假包膜）；C. CDFI 显示：病灶内可见少量血流信号，血流信号Ⅰ级；D. 弹性成像显示：呈蓝绿色渲染，以绿色为主，弹性评分 2 分（含有脂肪组织，肿瘤质地较软）

病例 2（图 7-3-2）

病史：女，32 岁，发现左乳肿块半年余。

查体：双乳对称，皮肤无发红，无酒窝征及橘皮样改变，乳头无明显分泌物，于左乳下象限可触及一肿块，大小约 3 cm×1 cm，无压痛，质地中等，形态规则，边缘光整，活动度良好，与周围组织界限清楚，双侧腋窝、锁骨上窝及胸骨旁未触及肿大淋巴结。

超声检查：左乳下象限相当于 6 点钟位置腺体层可见大小约 31 mm×11 mm×26 mm 高低回声不均匀实性占位，形态规则，边缘光整，探头加压可发生形变。CDFI：血流信号 0 级。

超声诊断：左乳实性占位（BI-RADS 分类：3 类，弹性评分：2 分）

术后病理：（左）乳腺错构瘤。

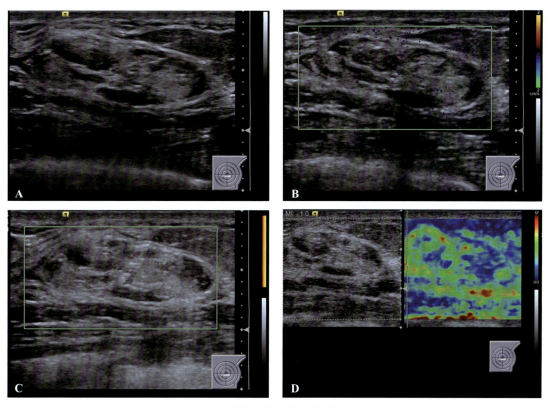

图 7-3-2　乳腺错构瘤超声表现（二）

A. 二维声像图显示：腺体层内实性占位，形态规则，边缘光整，周边可见包膜样回声，内部回声不均匀，在低回声的肿块内混杂团块状稍高回声（病灶由乳腺导管、小叶、纤维组织及脂肪组织以不同比例构成）；B、C. CDFI、PDI 显示：病灶内未见明显血流信号，血流信号 0 级；D. 弹性成像显示：病灶呈蓝绿色渲染，以绿色为主，弹性评分 2 分（弹性成像肿块质软，考虑与病灶内脂肪成分所占比例较高有关）

第四节　乳腺囊肿

乳腺囊肿是临床上较为常见的乳腺病变，其发生率占乳腺疾病的 4%～7%，好发于绝经前女性，发病高峰年龄为 35～50 岁，也可发生于妊娠期、哺乳期或哺乳期结束后几周内，绝经后女性接受激素替代治疗者也可发病。乳腺囊肿分单纯性囊肿和复杂性囊肿两类，单纯性囊肿为良性病变，复杂性囊肿存在潜在恶性风险。高频超声的普及提高了复杂性囊肿的诊断率，但也容易受到各种伪像的影响造成误诊。

乳腺囊肿病因多种多样，多数学者认为，乳腺囊肿的发病机制主要是各种因素导致内分泌代谢紊乱、雌激素相对增多，继而乳腺导管上皮细胞顶浆分泌增多，分泌物潴留时则产生囊性病变；乳腺增生性疾病、炎症、肿瘤等的压迫作用也可使导管内容物排出不畅而扩张，进而形成囊肿；肥胖和精神压力等因素也可能与本病发生相关。

乳腺囊肿通常无明显临床症状，囊肿较大时表现为可触及的单发或多发肿块，表面光滑，活动度良好，压迫时可有囊性感，可伴疼痛，继发感染时可伴脓肿形成。

乳腺囊肿大体检查所见：囊壁表面光滑，常含淡黄色或棕褐色液体，积乳囊肿则可见稀薄乳汁或黄白色黏稠的乳酪样物。

乳腺囊肿组织学特征：单纯性囊肿起源于终末导管小叶单元（TDLU）的小叶内、外终末导管及腺泡。这些结构由于液体积聚而过度膨胀，扩张的小导管相互融合，最终形成一个具有张力的囊肿，即为单纯性囊肿；当小导管扩张程度较小，而以大汗腺化生、小叶内间质玻璃样变或纤维硬化等病理改变为主时，则形成良性纤维囊性变。病变处于不同的发展阶段，其纤维硬化和囊性扩张程度不同，声像图表现也呈多样性，可表现为复杂性囊肿甚至微小分叶的肿块，不易分辨囊实性。由于病变的发展阶段不同，复杂性囊肿可伴有可疑超声征象，需和恶性肿瘤鉴别。参考 A. 托马斯·斯塔夫罗斯等学者的研究，总结超声检查乳腺囊肿的原则如下。

1）判断是单纯性还是复杂性囊肿：单纯性囊肿超声表现包括边界清楚、内部呈无回声、囊壁薄而光滑、后方回声增强、侧方回声失落五个基本特征，只有满足上述所有超声特征才能诊断为单纯性囊肿，BI-RADS 分类为 2 类，否则归类为复杂性囊肿。

2）复杂性囊肿：多为良性纤维囊性变，常多发，也应评估为 BI-RADS 2 类，但如发现恶性征象，病变则归类为 4 类以上，下面将具体讲述复杂性囊肿的评估。

（1）评估复杂性囊肿首先要排除混响、旁瓣、部分容积效应等伪像的影响，注意仪器的调节和不同成像技术的选择，可使用谐波和空间复合成像，增益不能设置过低。

（2）判断是否为感染性病变。囊肿合并感染的声像图表现为：①环形均匀增厚（不偏心）的囊壁；②囊壁显示血流信号，平行于囊壁走行；③囊液透声不好，内见碎屑或分层改变，是含细胞碎片的无定形物质或不同成分液体平面所致，体位改变可见缓慢移动。上述三个征象可单独或同时存在，其中囊壁均匀增厚及显示血流信号具诊断意义，均匀增厚的囊壁多是炎症、大汗腺化生或纤维化所致，囊壁显示血流信号常是急性炎症所致，血流信号走行与囊壁平行，而纤维化和大汗腺化生时囊壁不充血，多代表"慢性炎性囊肿"，较感染性囊肿更常见，诊断囊肿合并感染时，需结合临床表现和实验室检查。

（3）鉴别复杂性囊肿是否为肿瘤性病变，此为超声检查的重点。复杂性囊肿如表现出以下声像图特征需警惕肿瘤性病变：①囊内厚分隔，厚分隔为囊内乳头状病变或其他恶性病变的可疑征象，而细分隔则不同，复杂性囊肿内的纤细分隔为小叶内导管囊性扩张后的导管壁，为簇状分布的单纯性囊肿，BI-RADS 分类为 2 类；②微小分叶状轮廓，微囊型纤维囊性变常呈微小分叶状，由于常伴大汗腺化生及周围纤维间质容积效应的影响，可表现为实性回声，需与导管原位癌（DCIS）鉴别，常需病理证实；③壁结节，附壁结节多为大汗腺化生等异常增生所致，多无血流信号；④实性成分中的纤维血管蒂，附壁结节内如出现血流信号则高度提示为肿瘤性病变，此时滋养血管走行与囊壁垂直（与炎性充血不同）。

在超声检查时出现囊内附壁结节伴血流信号的病变大多数为乳头状瘤，10% 左右为乳头状病变伴不典型增生或囊内乳头状癌，此时 BI-RADS 分类为 4A 类或更高，需进一步检查。

除了和乳头状病变等鉴别，复杂性囊肿还需与有囊性成分或回声极低的恶性肿瘤鉴别，恶性肿瘤存在囊性成分多为肿瘤内出血、坏死或囊肿周围肿瘤浸润所致，其声像图特征较为典型，易于鉴别；回声极低的恶性肿瘤如淋巴瘤、高级别浸润性导管癌、具有髓样结构或模式的浸润癌等，容易在仪器调节不当时误诊为囊肿，需注意恶性征象的识别，如边缘不光整、微小分叶状、边缘成角等，CDFI 显示血流信号有助于两者的鉴别。

乳腺钼靶检查复杂性囊肿的良性特征如下：高回声薄分隔、钙乳沉积、囊壁的环形与点状钙化、

第七章 乳腺良性病变

脂液分层、胆固醇结晶以及位于皮肤和皮下脂肪层的囊肿。超声检查时，如果未见明显恶性征象，亦无可疑炎症的 BI-RADS 3 类征象，可借鉴上述钼靶检查征象作为复杂性囊肿的良性声像图特征，评估为 BI-RADS 2 类。但如超声发现可疑恶性征象，需归类为 BI-RADS 4A 类及以上。

乳腺囊肿治疗方法相对简单，一般无须特殊处理。如果患者有明显疼痛、情绪焦虑或囊肿较大时，可选择性进行囊液抽吸。对于抽吸后复发性囊肿、进行性增大的囊肿或部分积乳囊肿，可考虑其他治疗或手术切除。

病例 1（图 7-4-1）

病史：女，48 岁，发现左乳肿块 4 天。

查体：双乳对称，皮肤无发红，无酒窝征及橘皮样改变，乳头无明显分泌物。左乳上象限可触及一肿块，大小约 3.0 cm×2.0 cm，无压痛，质韧，边界清楚，形状规则，活动度良好，与周围组织界限清楚，双侧腋窝、锁骨上窝、胸骨旁未触及肿大淋巴结。

超声检查：左乳上象限相当于 12 点钟位置腺体层可见大小 18.9 mm×12.0 mm×19.0 mm 囊性为主占位，形态规则，边缘光整，其内可见片状高回声。CDFI：血流信号 0 级。

超声诊断：左乳囊性为主占位（BI-RADS 分类：2 类）

术后病理：（左）乳腺囊肿，囊壁慢性炎。

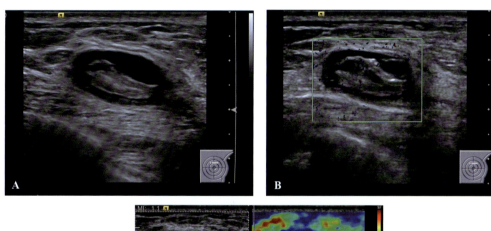

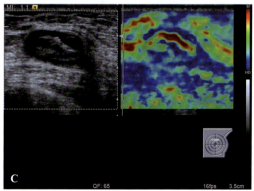

图 7-4-1 乳腺囊肿超声表现（一）

A. 二维声像图显示：乳腺腺体层囊性为主占位，形态规则，呈椭圆形，边缘光整，壁较厚，内可见片状高回声，后方回声增强（囊壁均匀增厚，内见类实性高回声，与囊壁关系不密切，未见血流信号，考虑是细胞碎片形成的无定形物，符合病理"慢性炎性囊肿"的声像图改变）；B. CDFI 显示：病灶内及囊壁未见明显血流信号，血流信号 0 级（囊壁纤维化，无血流信号）；C. 弹性成像显示：呈不典型"BGR"征象

病例 2（图 7-4-2）

病史：女，38 岁，发现右乳肿块 2 年。

查体：双乳对称，皮肤无发红，无酒窝征及橘皮样改变，乳头无明显分泌物。右乳外上象限可触及一肿块，大小约 3.0 cm×2.0 cm，无压痛，质韧，边界清楚，形状规则，活动度良好，与周围组织界限清楚，双侧腋窝、锁骨上窝、胸骨旁未触及肿大淋巴结。

超声检查：右乳外上象限相当于 10 点钟位置腺体层可见大小约 27.3 mm×16.3 mm×30.6 mm 囊性占位，形态规则，边缘光整，内透声差，可见多发分隔及弱回声光点及絮状物沉积。CDFI：血流信号 Ⅰ 级。

超声诊断：右乳囊性占位（BI-RADS 分类：2 类，不除外复杂性囊肿）

术后病理：（右）乳腺囊肿，囊壁慢性炎，导管上皮增生。

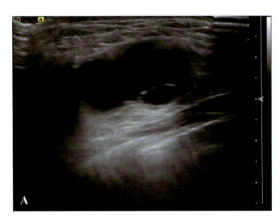
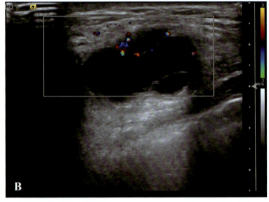

图 7-4-2　乳腺囊肿超声表现（二）

A. 二维声像图显示：乳腺腺体层囊性占位，形态规则，呈椭圆形，边缘光整，后方回声增强，囊壁均匀增厚，囊内可见多房性分隔，可见弱回声光点及絮状物沉积（复杂性囊肿可因炎性反应致囊壁均匀增厚，囊壁充血，出现分隔及少量沉积物，为"慢性炎性囊肿"声像图改变）；B. CDFI 显示：占位的囊壁及分隔可探及少量血流信号，血流信号 Ⅰ 级（感染性囊肿囊壁可见血流信号，沿囊壁走行，为囊壁充血所致）

病例 3（图 7-4-3）

病史：女，45 岁，发现左乳肿块 2 个月。

查体：双乳对称，皮肤无发红，无酒窝征及橘皮样改变，乳头无明显分泌物。左乳外下象限可触及一肿块，大小约 2.0 cm×1.5 cm，无压痛，质韧，边界清楚，形状规则，活动度良好，与周围组织界限清楚，双侧腋窝、锁骨上窝、胸骨旁未触及肿大淋巴结。

超声检查：左乳外下象限相当于 5 点钟位置腺体层可见大小约 17.9 mm×6.8 mm×11.9 mm 囊性占位，分叶状，边缘光整，内部透声良好，可见多发光带分隔。CDFI：血流信号 Ⅰ 级。

超声诊断：左乳囊性占位（BI-RADS 分类：2 类，考虑复杂性囊肿）

术后病理：（左）乳腺囊肿。

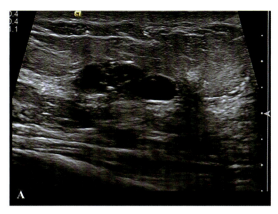 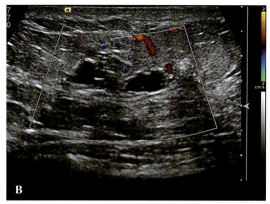

图 7-4-3　乳腺囊肿超声表现（三）

A.二维声像图显示：乳腺腺体层囊性占位，形态规则，呈分叶状，边缘光整，内部透声良好，内可见多房性分隔；B.CDFI 显示：占位的囊壁及分隔可探及少量血流信号，血流信号Ⅰ级

第五节　乳腺脂肪坏死

乳腺脂肪坏死是指各种原因引起的乳腺无菌性坏死性炎症，发病率约为 0.6%，约占乳腺良性病变的 3%，好发于中老年女性，常见于肥胖、乳房下垂或巨大的脂肪型乳腺的女性。主要病因是直接创伤或手术（21%～70%），如撞击等钝挫伤、乳腺囊肿抽吸术、自体脂肪移植隆胸术、乳腺活检或切除等均可导致脂肪坏死，也可无明确外伤史。此外，缺血、化学刺激及多因素共同作用也是脂肪坏死的病因。

乳腺脂肪坏死临床上主要表现为偶然发现的局部肿块，常紧邻皮肤，早期病变处多见瘀斑，可有压痛，单侧多见，部分患者短期内复查肿块可变小。乳腺脂肪坏死可分为腺外型及腺内型。腺外型脂肪坏死最多见，大多位于乳腺皮下脂肪层内，位置表浅，活动度相对较好；腺内型脂肪坏死位于乳腺实质内，触诊时可表现为边界不清的肿块。脂肪坏死病变后期由于纤维组织增生，病灶与周围组织粘连，可出现牵拉征，如皮肤凹陷等，此时病灶边界不清，活动度差，易误诊为乳腺癌。

乳腺脂肪坏死的大体标本以黄色为主，切面可见大小不等、形态各异的灰白或灰黄色脂肪坏死灶，部分形成内含浑浊黄色油样坏死物的囊腔。后期纤维组织增生，坏死灶吸收而形成实性灰黄色肿块，切面可见放射状瘢痕组织，可见钙盐沉积。

乳腺脂肪坏死是机体对脂肪损伤的非特异反应，病变发展阶段不同，囊性变和纤维化程度也不同，主要病理特征包括脂肪坏死液化、囊肿形成、慢性肉芽肿性炎症和纤维化，其超声表现与组织病理学改变密切相关，大致可分为以下三种类型：

（1）无回声型超声表现为囊性无回声区，周边可见环状厚薄不均的高回声，病灶后方回声增强，内部无明显血流信号，周围可见血流信号。病理基础为脂肪液化形成内含油状物的囊腔，其周围脂肪组织炎性水肿。

（2）实性回声型以坏死物吸收及纤维组织增生为主要病理表现，可伴肉芽肿形成。由于纤维组织牵拉可引起局部腺体或皮肤扭曲，因此超声图像可见类似乳腺癌的表现，包括病灶边缘模糊、成角或毛刺样改变。囊性病灶如果内容物黏稠或为干酪样坏死物，也可表现为类实性低回声。

（3）囊实混合回声型，上述多种病理学改变同时存在时，超声表现为囊性回声与实性回声并存，边缘模糊，实性部分回声不均匀。

乳腺脂肪坏死的超声声像图可随病程进展而多种多样，早期通常表现为无回声或低回声的脂性囊肿，有时可见脂液分层；随着纤维组织增多，病灶边缘可逐渐模糊甚至出现毛刺样改变；后期病灶回声增高，是完全纤维化伴有胆固醇结晶和钙盐沉积的结果。乳腺切除术后，术区可出现脂肪坏死，如表现为实性肿块，需与肿瘤复发鉴别。

乳腺钼靶检查对乳腺脂肪坏死的诊断具有重要价值，其特征性表现为油脂性囊肿，即类圆形的低密度透亮影，伴或不伴囊壁钙化。而当病灶纤维化程度较重导致局部结构扭曲、边缘呈毛刺状或存在不规则钙化时，容易误诊为浸润性乳腺癌。病灶内存在脂肪信号是磁共振诊断乳腺脂肪坏死的关键，表现为T1WI抑脂序列呈低信号，T2WI序列表现为高信号，内部信号不均匀；此外在STIR序列中，与周围脂肪组织相比，病灶中心呈显著低信号即"黑洞征"，可辅助诊断脂肪坏死。

乳腺脂肪坏死是一种自限性疾病，短期内的体格检查和影像学随访观察可减少不必要的活检或手术。若病灶逐渐增大或出现可疑恶性征象，须行超声引导下穿刺活检或手术切除明确病灶性质。对于液化完全的较大病灶，可考虑行超声引导下囊液抽吸。

病例1（图7-5-1）

病史：女，79岁，发现右乳肿块1个月。

查体：双乳对称，皮肤无发红，无酒窝征及橘皮样改变，乳头无明显分泌物。右乳外上象限可触及一肿块，大小约1.0 cm×1.0 cm，有压痛，质硬，边界不清，形状不规则，活动度欠佳，与周围组织界限不清楚，双侧腋下、锁骨上窝、胸骨旁未触及肿大淋巴结。

超声检查：右乳外上象限相当于10点钟位置腺体层可见大小19.7 mm×7.1 mm×8.7 mm低回声实性占位，形态不规则，边缘模糊，内部回声不均匀，内可见粗大条状强回声。CDFI：血流信号Ⅰ～Ⅱ级。

超声诊断：右乳实性占位（BI-RADS分类：4A类，弹性评分：4分）

术后病理：（右）乳腺脂肪坏死伴慢性炎，局灶伴出血及纤维母细胞增生。

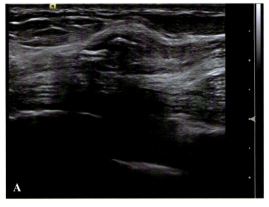
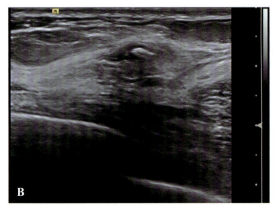

图7-5-1 乳腺脂肪坏死超声表现（一）

A.二维声像图显示：腺体层内低回声实性占位，形态不规则，呈片状（纤维组织增多，边缘较模糊）；B.二维声像图显示：病灶内可见多发条状强回声（伴有钙盐沉积）；C. CDFI显示：占位内可探及少-中等量血流信号，血流信号Ⅰ～Ⅱ级；D.弹性成像显示：呈蓝色渲染，评分4分（纤维成分为主，有钙盐沉积导致肿块质地较硬）

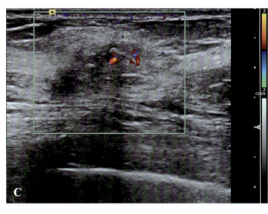
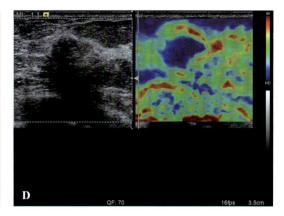

图 7-5-1 （续）

病例 2（图 7-5-2）

病史：女，53 岁，发现右乳肿块 1 周。

查体：双乳对称，皮肤无发红，无酒窝征及橘皮样改变，乳头无明显分泌物。右乳外下象限可触及一肿块，大小约 1.0 cm×1.0 cm，有压痛，质硬，形状不规则，活动度欠佳，与周围组织界限不清楚，双侧腋下、锁骨上窝、胸骨旁未触及肿大淋巴结。

超声检查：右乳外下象限相当于 8 点钟位置脂肪层深层可见大小 8.5 mm×6.5 mm×9.4 mm 低回声不均匀实性占位，形态不规则，边缘不光整，内散在条带状低回声，周围组织回声增高。CDFI：血流信号 0 级。

超声诊断：右乳实性占位（BI-RADS 分类：4A 类，弹性评分：4 分）

术后病理：（右）乳腺脂肪坏死伴慢性炎。

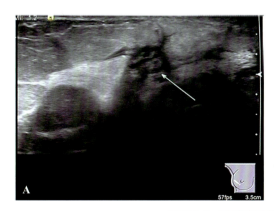
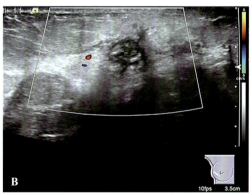

图 7-5-2 乳腺脂肪坏死超声表现（二）

A. 二维声像图显示：脂肪层内低回声不均匀实性占位，形态不规则，边缘不光整（由于纤维组织增生和肉芽组织形成，病灶边缘模糊）；B. CDFI 显示：病灶内可未探及明显血流信号，血流信号 0 级；C. 弹性成像显示：病灶整体为蓝色，内部伴有少许绿色，弹性评分 4 分

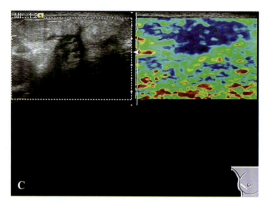

图 7-5-2 （续）

参考文献

[1] A. 托马斯·斯塔夫罗斯, 等. 乳腺超声经典诊断学[M]. 王知力, 译. 北京: 科学出版社, 2017.

[2] 冯健, 李泉水, 张家庭, 等. 乳腺脂肪坏死的超声表现及病理对照分析[J]. 中国临床医学影像杂志, 2008(11): 765-768.

[3] 晋春春, 贡雪灏, 周鹏, 等. 超声诊断乳腺囊实性病变现状及新技术应用进展[J]. 中国医学影像技术, 2020, 36(5): 772-775.

[4] 李伟兰, 陈彩云, 罗樱, 等. 超声引导穿刺抽液联合不同硬化剂治疗单纯性乳腺囊肿的应用[J]. 中国医学影像学杂志, 2016(12): 903-905.

[5] 李潇潇, 王倩. 乳腺脂肪坏死的临床及影像研究进展[J]. 临床放射学杂志, 2022, 41(2): 390-392.

[6] 邵志敏, 沈镇宙, 徐兵河. 乳腺肿瘤学[M]. 2版. 上海: 复旦大学出版社, 2018.

[7] 沈乐乐, 曹岐新, 马庆峰. 逍遥散加味配合超声引导下无水乙醇注射治疗单纯性乳腺囊肿临床观察[J]. 中国中医药科技, 2019, 26 (1): 108-109.

[8] 严松莉. 乳腺超声与病理[M]. 北京: 人民卫生出版社, 2009.

[9] 张建兴. 乳腺超声诊断学[M]. 北京: 人民卫生出版社, 2012.

[10] 张晓甫. 钼铑双靶数字乳腺摄影在乳腺脂肪瘤中的诊断价值[J]. 临床研究, 2018, 26(1): 197-198.

[11] 张雨康, 何文, 张红霞, 等. 高频超声对乳腺脂肪坏死的诊断价值[J]. 中华医学超声杂志(电子版), 2020, 17(10): 982-986.

[12] 周永昌, 郭万学. 超声医学[M]. 北京: 人民军医出版社, 2011.

[13] ALOUL A A, SAVGA S, DIACONU C, et al. Giant chondroid lipoma of the breast: A case report and literature review[J]. Exp Ther Med, 2021, 22(4): 1087.

[14] AZZOPARDI J G, AHMED A, MILLIS R R. Problems in breast pathology[J]. Major Probl Pathol, 1979, 11: i-xvi, 1-466.

[15] BERG W A, CAMPASSI C I, IOFFE O B. Cystic lesions of the breast: sonographic-pathologic correlation[J]. Radiology, 2003, 227: 183-191.

[16] BHATIA M, RAVIKUMAR R, MAURYA V K, et al. "Breast within a breast" sign: Mammary hamartoma[J]. Med J Armed Forces India, 2015, 71(4): 377-379.

[17] BUSBAIH Z, ALMOHAMMED SALEH A A, ALMAGHLOUTH M K, et al. Giant Breast Lipoma: A Case Report[J]. Cureus, 2022, 14(2): e22304.

[18] ÇITGEZ B, AKGÜN I, FERHATOĞLU F, et al. Case report: giant lipoma of the breast[J]. Breast Case, 2012, 1: 20-22.

[19] CIUREA A I, HERŢA H A, IACOBAN C G, et al. Fibroadenomas and breast carcinoma: a possible answer to a frequently asked question. A pictorial essay[J]. Med Ultrason, 2018, 20(3): 385-391.

[20] FARROKH D, HASHEMI J, ANSARIPOUR E. Breast hamartoma: mammographic findings[J]. Iran J Radiol, 2011, 8(4): 258-260.

[21] HERBERT M, SANDBANK J, LIOKUMOVICH P, et al. Breast hamartomas: clinicopathological and immunohistochemical studies of 24 cases[J]. Histopathology, 2002, 41(1): 30-34.

[22] HOUSSAMI N, IRWIG L, UNG O. Review of complex breast cysts: implications for cancer detection and clinical practice[J]. ANZ J Surg, 2005, 75(12): 1080-1085.

[23] KERRIDGE W D, KRYVENKO O N, THOMPSON A, et al. Fat Necrosis of the Breast: A Pictorial Review of the Mammographic, Ultrasound, CT, and MRI Findings with Histopathologic Correlation[J]. Radiol Res Pract, 2015, 2015: 613139.

[24] KIM S J, PARK Y M, JUNG S J, et al. Sonographic appearances of juvenile fibroadenoma of the breast[J]. J Ultrasound Med, 2014, 33(11): 1879-1884.

[25] LANNG C, ERIKSEN B Ø, HOFFMANN J. Lipoma of the breast: a diagnostic dilemma[J]. Breast, 2004, 13(5): 408-411.

[26] LUCAS J H, CONE D L. Breast cyst aspiration[J]. Am Fam Physician, 2003, 68(10): 1983-1986.

[27] MASCIADRI N, FERRANTI C. Benign breast lesions: Ultrasound[J]. J Ultrasound, 2011, 14(2): 55-65.

[28] MUTTARAK M, CHAIWUN B. Imaging of giant breast masses with pathological correlation[J]. Singapore Med J, 2004, 45: 132-139.

[29] ÖZGEN A. Effectiveness of single-session ultrasound-guided percutaneous ethanol sclerotherapy in simple breast cysts[J]. Diagn Interv Radiol, 2016, 22(3): 220-223.

[30] RAMÍREZ-MONTAÑO L, VARGAS-TELLEZ E, DAJER-FADEL W L, et al. Giant lipoma of the breast[J]. Arch Plast Surg, 2013, 40(3): 244-246.

[31] ROTUNDA A M, ABLON G, KOLODNEY M S. Lipomas treated with subcutaneous deoxycholate injections[J]. J Am Acad Dermatol, 2005, 53: 973-978.

[32] ROWE J J, CHEAII A L, CALIIOUN B C. Lipomatous tumors of the breast: A contemporary review[J]. Semin Diagn Pathol, 2017, 34(5): 453-461.

[33] SANCHEZ M R, GOLOMB F M, MOY J A, et al. Giant lipoma: case report and review of the literature[J]. J Am Acad Dermatol, 1993, 28: 266-268.

[34] STAVROS A T. Breast ultrasound[M]. Philadelphia: Lippincott Williams & Wilkins, 2004.

[35] STRANO S, GOMBOS E C, FRIEDLAND O, et al. Color Doppler imaging of fibroadenomas of the breast with histopathologic correlation[J]. J Clin Ultrasound, 2004, 32(7): 317-322.

[36] TAN P H, LAI L M, CARRINGTON E V, et al. Fat necrosis of the breast-a review[J]. Breast, 2006, 15(3): 313-318.

[37] VASEI N, SHISHEGAR A, GHALKHANI F, et al. Fat necrosis in the Breast: A systematic review of clinical[J]. Lipids Health Dis, 2019, 18(1): 139.

[38] ZHU L, ZENG X, JIANG S, et al. Prevalence of breast fibroadenoma in healthy physical examination population in Guangdong province of China: a cross-sectional study[J]. BMJ Open, 2022, 12(6): e057080.

第八章

乳腺叶状肿瘤

乳腺叶状肿瘤（phyllodes tumor，PT）是一种少见的纤维上皮性肿瘤，占纤维上皮性肿瘤的 2%～3%，占乳腺原发性肿瘤的0.3%～1%。叶状肿瘤可发生于任何年龄，最常见于50岁左右的女性。叶状肿瘤分为良性、交界性及恶性，其中良性叶状肿瘤约占 2/3。

叶状肿瘤临床表现为可触及的无痛性肿块，质硬。肿块常在短期内快速增大，当肿块较大，局部明显隆起时，可见皮肤受压变薄、浅表静脉曲张或局部皮肤破溃等表现。文献报道有 10%～15% 的患者腋窝可触及肿大淋巴结，但只有不到 1% 的淋巴结为转移性淋巴结，叶状肿瘤更倾向于血行转移，淋巴转移少见。

叶状肿瘤大体病理学特征为肿块体积较大，直径从几厘米到 20 cm 不等，平均直径 4～5 cm。肿块通常界限清晰，表面膨隆呈分叶状。叶状肿瘤最典型的大体病理学特征为切片时在棕褐色或灰褐色的间质内可见裂隙，间质呈叶状突入囊性间隙内。恶性叶状肿瘤通常界限不清，间质过度生长的肿瘤裂隙可不明显，常见出血、坏死灶。

叶状肿瘤组织学特征为肿瘤由间质和上皮成分组成。其典型特征为富细胞性间质中可见由两层细胞被覆的裂隙样腔隙，即内层的上皮细胞和外层的肌上皮细胞，富细胞性间质向囊性间隙内突出形成叶状。上皮成分可发生多种改变，常见普通型导管增生，上皮成分罕见发生导管原位癌、小叶原位癌和浸润性癌。间质成分为病变的肿瘤部分，根据镜下肿瘤边界及间质细胞的组织病理学特征，包括间质细胞丰富程度、核异型、核分裂象及间质过度生长（定义为在低倍视野下仅见间质而无上皮成分）等，将叶状肿瘤分为良性、交界性及恶性。良性 PT 特征：镜下边界清晰、轻度富于细胞、轻度细胞核异型、核分裂象少见、无间质过度生长；恶性 PT 特征：镜下边界不清晰，浸润周围组织、高度富于细胞、重度细胞核异型、核分裂象多见、常见间质过度生长；不能明确诊断为良性或恶性的叶状肿瘤归类为交界性，交界性 PT 特征：大部分区域边界清晰，可见局灶性浸润，中度富于细胞，轻-中度细胞核异型，核分裂象常见，无间质过度生长。值得注意的是，部分叶状肿瘤具有一种以上分类特征，且没有任何单一的组织学特征足以将叶状肿瘤划分为特定的类别，因此限制了肿瘤的准确分类。

PT 的超声表现与其大体病理学特征和组织病理学特征密切相关。良性 PT 超声表现为低回声实性肿块，呈类圆形、椭圆形或分叶状，A/T＜1，边界清晰，周边可见完整的高回声包膜，为肿瘤压迫周围正常组织形成的假包膜。肿瘤内部水平方向的多条线状高回声及扁平状或裂隙样无回声，为良性 PT 的特征性超声表现，其病理基础为富细胞性间质内的裂隙样腔隙。当裂隙较窄时，超声无法分辨，仅显示为线状高回声，为界面反射所致；当裂隙较宽时，显示为扁平状或裂隙样无回声，大小为 3～10 mm。CDFI 显示肿瘤内部血流信号较丰富，血管走行规则。

恶性叶状肿瘤超声表现为肿瘤体积较大，可>10 cm，研究表明，肿瘤>3 cm时恶性风险增加。恶性PT具有边缘不光整、边缘成角等恶性肿瘤浸润性生长的特征。内部回声不均匀，出现较大范围的无回声及粗大不均匀回声，为恶性叶状肿瘤特征性超声表现，其病理基础为恶性PT肿瘤细胞生长迅速、易发生出血、液化坏死，坏死后纤维瘢痕形成。恶性PT血流信号较良性PT丰富，多为Ⅱ～Ⅲ级血流，血管走行不规则，分布杂乱，动脉血流阻力指数增高，可能与恶性肿瘤诱导血管生长因子刺激肿瘤新生血管生成有关。

此外，叶状肿瘤可见后方回声增强，很少出现声影，与叶状肿瘤间质富细胞而缺乏促结缔组织增生反应有关，恶性叶状肿瘤病灶内的出血、液化坏死也会增强声波传导。叶状肿瘤罕见钙化。

叶状肿瘤与良性纤维腺瘤的组织学和影像学表现相似，两者需要鉴别。叶状肿瘤好发于50岁左右的妇女，而纤维腺瘤常见于育龄期，多为30岁以下女性。叶状肿瘤可在短期内快速增长，而纤维腺瘤生长缓慢。此外，肿瘤内部水平方向的线状高回声及扁平状或裂隙样无回声为叶状肿瘤特征性超声表现，超声表现为圆形、分叶状及明显的后方回声增强，更倾向于叶状肿瘤而非纤维腺瘤。

无论组织学分级如何，PT均有局部复发和远处转移的可能，良性PT局部复发和远处转移罕见，而交界性和恶性PT相对常见。研究发现叶状肿瘤的复发与切缘相关，因此所有类型PT的局部治疗原则是局部切除至阴性切缘。多数学者主张至少1 cm切缘能够保证肿瘤充分切除，也有学者认为应该将2 cm切缘作为叶状肿瘤的标准手术切缘。

病例1（图8-0-1）

病史：女，46岁，发现右乳肿块近2年。

查体：双乳对称，皮肤无发红，无酒窝征及橘皮样改变，乳头无明显分泌物，于右乳外上象限可触及一肿块，大小约7 cm×4 cm，无压痛，质韧，边缘光整，活动度良好，与周围组织界限清楚，双侧腋窝、锁骨上及胸骨旁未触及肿大淋巴结。

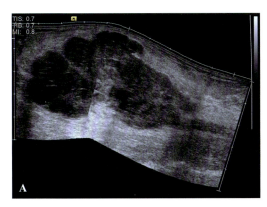 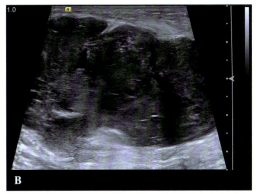

图8-0-1 乳腺叶状肿瘤超声表现（一）

A.二维声像图显示：低回声实性占位，表面呈多分叶状，周边可见包膜样回声，内部回声不均匀，后方回声增强；B.二维声像图显示：病灶内见多发裂隙样无回声及水平方向的线状高回声（富细胞性间质呈叶状突入上皮管腔形成狭长不规则的裂隙。裂隙较窄时，超声无法分辨，仅显示为线状高回声。裂隙较宽时，显示为扁平状或裂隙状无回声）；C.CDFI显示：病灶内血流信号丰富，血管走行规则，为Ⅲ级血流；D.弹性成像显示：呈蓝色渲染为主，面积等于二维声像图肿块面积，弹性评分4分

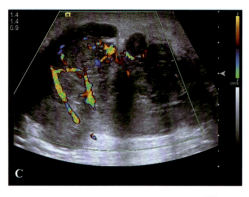
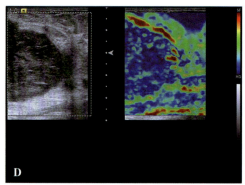

图 8-0-1（续）

超声检查：右乳外上象限相当于 10～12 点钟位置腺体层可见大小约 74 mm×43 mm 低回声实性占位，边缘不光整，表面呈多分叶状，周边可见包膜样回声，内部回声不均匀，内可见水平方向的线状高回声及裂隙样无回声，后方回声增强。CDFI：血流信号Ⅲ级。

超声诊断：右乳实性占位（BI-RADS 分类：4A 类，弹性评分：4 分）

术后病理：右乳良性叶状肿瘤，局灶间质细胞较丰富，具有轻度异型性，局灶导管周围核分裂象约 5 个 /10 HPF。

病例 2（图 8-0-2）

病史：女，38 岁，发现左乳肿块 2 年，增长迅速半年。

查体：双乳对称，皮肤无发红，无酒窝征及橘皮样改变，乳头无明显分泌物，于左乳内上象限可触及一肿块，大小约 6 cm×4 cm，无压痛，质硬，形态不规则，边缘欠光整，活动度欠佳，与周围组织界限清楚，双侧腋窝、锁骨上及胸骨旁未触及肿大淋巴结。

超声检查：左乳内上象限相当于 10～12 点钟位置腺体层可见大小约 62 mm×31 mm 低回声实性占位，形态不规则，边缘不光整，表面呈分叶状，内部回声不均匀，内可见多发不规则无回声，后方回声增强。CDFI：血流信号Ⅲ级。

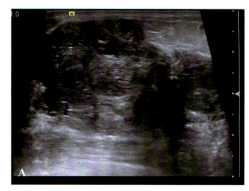
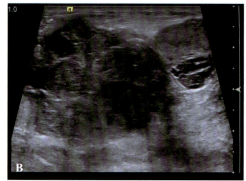

图 8-0-2 乳腺叶状肿瘤超声表现（二）

A. 二维声像图显示：低回声不均匀实性占位，表面呈多分叶状，病灶大部分区域周边可见包膜样回声，少部分区域灶边缘成角，内部回声不均匀，后方回声增强（交界性 PT 组织学上具有局灶性浸润的特征，超声表现为边缘不光整，边缘成角）；B. 二维声像图显示：病灶内部可见多发不规则无回声（交界性 PT 间质细胞丰富，生长迅速，肿瘤内可出现出血坏死区）；C. CDFI 显示：病灶内血流信号丰富，血管走行不规则，分布杂乱，血流信号Ⅲ级；D. 弹性成像显示：呈蓝色渲染为主，内有少许绿色，面积大于二维声像图肿块面积，弹性评分 5 分

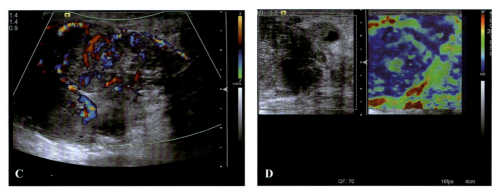

图 8-0-2 （续）

超声诊断：左乳实性占位（BI-RADS 分类：4A 类，弹性评分：5 分）

术后病理：左乳交界性叶状肿瘤，间质细胞丰富，核分裂象约 7 个 /10 HPF。

参考文献

［1］A. 托马斯·斯塔夫罗斯，等. 乳腺超声经典诊断学 [M]. 王知力，译. 北京：科学出版社，2017.
［2］齐晓伟，姜军. 2012 年第 4 版《WHO 乳腺肿瘤组织学分类》介绍 [J]. 中华乳腺病杂志 (电子版)，2012，6(5): 62-64.
［3］CHUA C L, THOMAS A, NG B K. Cystosarcoma phyllodes-Asian variations[J]. Aust N Z J Surg, 1988, 58(4): 301-305.
［4］JANG J H, CHOI M Y, LEE S K, et al. Clinicopathologic risk factors for the local recurrence of phyllodes tumors of the breast[J]. Ann Surg Oncol, 2012, 19(8): 2612-2617.
［5］Krings G, Bean G R, Chen Y Y. Fibroepithelial lesions; The WHO spectrum[J]. Semin Diagn Pathol, 2017, 34(5): 438-452.
［6］MAGALIE V D, ARMANDO G D, HERIBERTO M F. Phyllodes tumor of the breast: clinicopathologic analysis of 22 cases[J]. Rev Invest Clin, 2013, 65(3): 214-220.
［7］MANGI A A, SMITH B L, GADD M A, et al. Surgical management of phyllodes tumors[J]. Arch Surg, 1999, 134(5): 487-492.
［8］ONKENDI E O, JIMENEZ R E, SPEARS G M, et al. Surgical treatment of borderline and malignant phyllodes tumors: the effect of the extent of resection and tumor characteristics on patient outcome[J]. Ann Surg Oncol, 2014, 21(10): 3304-3309.
［9］SAWALHI S, AL-SHATTI M. Phyllodes tumor of the breast: a retrospective study of the impact of histopathological factors in local recurrence and distant metastasis[J]. Ann Saudi Med, 2013, 33(2): 162-168.
［10］UEMATSU T, KASAMI M. MR imaging findings of benign and malignant circumscribed breast masses: part 1. Solid circumscribed masses[J]. Jpn J Radiol, 2009, 27(10): 395-404.

第九章

乳腺乳头状病变

第一节 导管内乳头状瘤

导管内乳头状瘤（intraductal papilloma，IDP）是一种具有纤维血管轴心的良性乳头状病变。导管内乳头状瘤分为两种类型：中央型乳头状瘤和外周型乳头状瘤，中央型较外周型常见。中央型乳头状瘤起源于乳晕下大导管，通常单发，好发于30～50岁女性。临床多表现为单侧单孔乳头溢液，可为血性或浆液性，少数患者表现为乳晕周围可触及的肿块，挤压肿瘤所在区域，乳头相应乳管开口处可有血性或浆液性液体溢出。外周型乳头状瘤起源于TDLU，通常多发，发病年龄较中央型乳头状瘤年轻。临床症状通常不明显，可表现为可触及的肿块，乳头溢液少见。导管内乳头状瘤是一种良性病变，中央型乳头状瘤发生乳腺癌的相对风险约为普通人群的2倍，外周型乳头状瘤的相对风险约为3倍。

中央型乳头状瘤通常直径<1 cm。大体病理学特征为灰白色或粉红色、界限清楚的结节，位于扩张的导管或囊腔内，结节呈乳头状，可有蒂。外周型乳头状瘤大体病理学往往无明确特征。

导管内乳头状瘤组织学特征为肿瘤具有纤维血管轴心，多个纤维血管轴心在导管腔内呈树枝状分布，纤维血管轴心表面被覆两层细胞，即内层的肌上皮细胞和外层的上皮细胞，乳头状瘤上皮细胞可发生不典型增生、导管原位癌或浸润性癌。

中央型导管内乳头状瘤是乳头溢液的常见原因，乳导管造影为导管内乳头状瘤的重要检查方法。乳导管造影的目的是明确诊断和术前定位。

超声也是评估中央型导管内乳头状瘤的重要检查方法，部分病例甚至可以替代乳导管造影，然而，超声对于外周型乳头状瘤的敏感性低于中央型乳头状瘤。不同程度扩张的乳腺导管、导管内乳头状瘤瘤体和其周围包绕的液体是中央型乳头状瘤声像图的病理学基础。肿瘤大小、是否累及分支导管、导管扩张程度、导管是否梗阻、导管内液体分布决定了中央型乳头状瘤的超声表现。导管内乳头状瘤超声表现为乳腺导管圆形、椭圆形或管状扩张，导管壁呈高回声；乳头状瘤瘤体表现为扩张导管内的实性低回声，呈圆形、椭圆形或分叶状，边界清晰；瘤体周围包绕的液体多呈均匀无回声，可为片状、不规则形、月牙形，亦可无液性暗区而仅见瘤体及导管壁回声。根据Boo-Kyung Han等的研究，中央型导管内乳头状瘤声像图分为以下五种类型。

Ⅰ型：导管扩张伴管腔内乳头状低回声或低回声充填，回声不均匀，常伴有后方回声增强；

Ⅱ型：囊实混合性占位，囊壁可见乳头状低回声突入囊内，或仅在低回声边缘显示少量无回声包绕。这是由于乳头状瘤过度分泌和导管梗阻导致周围导管囊性扩张，形成囊内乳头状瘤。

Ⅲ型：局限性导管扩张，远端导管壁不规则或中断。

Ⅳ型：导管扩张伴远端中断处乳头状低回声。

Ⅴ型：腺体内低回声结节不伴有周边导管扩张。

导管扩张伴导管内乳头状低回声或囊肿伴囊内乳头状低回声是中央型导管内乳头状瘤的特征性超声表现。另外，乳头状瘤累及分支导管时可表现为分支状形态。导管扩张和分支状形态单独出现时，常见于导管内乳头状瘤，但是约13%的病灶为原位癌或导管不典型增生，所以，此类病灶不能归类为BI-RADS 3类，而应诊断为BI-RADS 4A类。

乳头状瘤为富血管病变，其特征为单支滋养血管自基底进入瘤体。需要强调的是导管内乳头状瘤纤维血管蒂非常柔软，压力稍大，病灶内可能不显示血流信号，因此彩色多普勒超声检查时需要涂抹多量耦合剂，尽量减少探头压力以避免假阴性结果。

导管内乳头状瘤属于良性病变，多数患者预后良好，但外周型导管内乳头状瘤和伴有不典型增生的乳头状瘤继发乳腺癌的风险较高，因此需要密切随访。

病例1（图9-1-1）

病史：女，47岁，7天前发现左乳头溢液，为淡黄色液体，挤压乳头溢液更明显。

查体：双乳对称，皮肤无发红，无酒窝征及橘皮样改变，左乳头有溢液，为淡黄色液体，挤压腺体可有淡黄色液体从乳头溢出，未触及明确肿块，双侧腋窝及胸骨旁均未触及淋巴结。

超声检查：左乳乳头深方可见多处导管扩张，管壁光滑、连续，最宽处内径约3 mm，于左侧乳腺内象限相当于9点钟位置扩张导管内可见大小7 mm×4 mm乳头状低回声实性占位，形态规则，边缘光整。CDFI：血流信号0级。

超声诊断：左乳多发导管扩张，导管内实性占位（BI-RADS分类：4A类）

术后病理：（左）乳腺导管内乳头状瘤伴腺病，导管上皮增生，大汗腺化生，柱状细胞变，导管内腔微钙化。

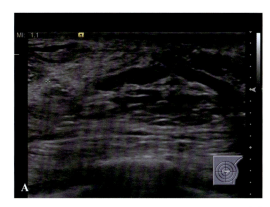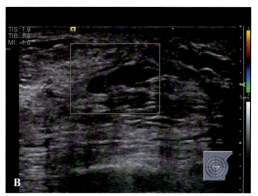

图9-1-1　中央型导管内乳头状瘤超声表现（一）

A. 二维声像图显示：乳头深方导管扩张，管壁光滑、连续，导管内可见实性乳头状低回声，形态规则，边缘光整；B. CDFI显示：实性乳头状低回声内未探及明显血流信号，血流信号0级（导管内乳头状瘤为富血管病变，乳头状瘤纤维血管蒂非常柔软，压力稍大，病灶内可能不显示血流信号；另外，导管内乳头状瘤常发生梗死，也可能为病灶内无血流信号的原因）

病例2（图9-1-2）

病史：女，50岁，3个月前发现左乳头溢液，为淡黄色液体，挤压乳头溢液更明显，无周期性疼痛。

查体：双乳对称，皮肤无发红，无酒窝征及橘皮样改变，左乳头有淡黄色液体，挤压腺体从乳头溢出，于左乳晕深处可触及一肿块，大小约1 cm×1 cm，无压痛，质韧，边界清楚，形状规则，活动度良好，双侧腋窝及胸骨旁均未触及淋巴结。

超声检查：左乳乳头深方可见多处导管扩张，管壁光滑、连续，最宽处内径约5.8 mm，于乳头内侧相当于9点钟位置扩张导管内可见大小8.5 mm×5.4 mm乳头状低回声实性占位，形态规则，呈椭圆形，边缘光整。CDFI：血流信号Ⅲ级。

超声诊断：左乳多发导管扩张，导管内实性占位（BI-RADS分类：4A类）

术后病理：（左）乳腺导管内乳头状瘤，导管上皮增生。

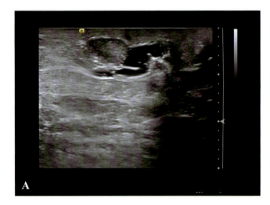
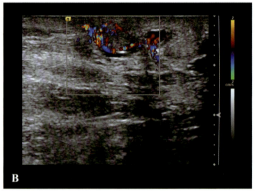

图9-1-2　中央型导管内乳头状瘤超声表现（二）

A.二维声像图显示：乳头深方导管扩张，管壁光滑、连续，扩张导管内可见实性乳头状低回声，形态规则，边缘光整；B.CDFI显示：实性乳头状低回声内可见丰富的血流信号，血管走行规则，血流信号Ⅲ级

病例3（图9-1-3）

病史：女，46岁，3天前发现左乳头溢液，为淡黄色液体。

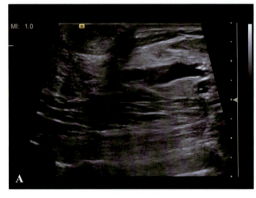
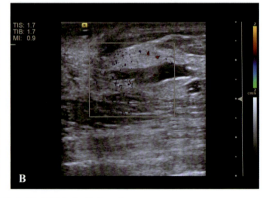

图9-1-3　中央型导管内乳头状瘤超声表现（三）

A.二维声像图显示：乳头深方导管扩张，管壁光滑、连续，扩张导管内可见实性乳头状等回声，形态规则，边缘光整；B.CDFI显示：实性乳头状等回声内见星点状血流信号，血流信号Ⅰ级

查体：双乳对称，皮肤无发红，无酒窝征及橘皮样改变，左乳头溢液，为淡黄色液体，挤压腺体可有液体从乳头溢出，左乳房未触及明显肿块。双侧腋窝未触及肿大淋巴结，胸骨旁未触及淋巴结。

超声检查：左乳外象限相当于3点钟位置可见导管扩张，管壁光滑、连续，管腔内透声良好，内可见大小6 mm×4 mm乳头状等回声实性占位，形态规则，边缘光整。CDFI：血流信号Ⅰ级。

超声诊断：左乳导管扩张伴实性占位（BI-RADS分类：4A类）

术后病理：（左）乳腺导管内乳头状瘤伴腺病。

免疫组化：ER（强弱不等+），P63示肌上皮存在。

病例4（图9-1-4）

病史：女，46岁，发现右乳肿块2天，约枣核大小，无疼痛，与月经周期无关，无发热，无乳头溢液。

查体：双乳对称，皮肤无发红，无酒窝征及橘皮样改变，乳头无明显分泌物，于右乳外上象限可触及一圆形肿物，大小约2 cm×2 cm，质硬，无压痛，活动度尚可，边界不清晰，双侧腋窝未触及肿大淋巴结。

超声检查：右乳外上象限相当于10点钟位置腺体层可见大小12.5 mm×6.0 mm低回声实性占位，由3个乳头状结节组成，乳头状结节形态规则，边缘光整，结节周边可见少量无回声包绕。CDFI：血流信号Ⅰ级。

超声诊断：右乳实性占位（BI-RADS分类：4A类）

术后病理：（右）乳腺周围型导管内乳头状瘤。

免疫组化结果：ER（强弱不等+），P63示肌上皮存在。

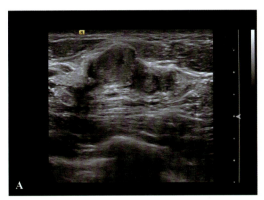 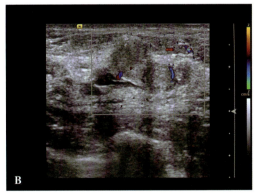

图9-1-4 外周型导管内乳头状瘤超声表现

A.二维声像图显示：腺体层内低回声实性占位，由三个乳头状结节组成，乳头状结节形态规则，边缘光整，结节周边少量无回声包绕（外周型导管内乳头状瘤常为多发）；B.CDFI显示：乳头状结节内见少量血流信号，血管走行规则，血流信号Ⅰ级

病例5（图9-1-5）

病史：女，48岁，1周前发现右乳一肿块，不伴有乳头溢液，无周期性疼痛。

查体：双乳对称，皮肤无发红，无酒窝征及橘皮样改变，乳头无明显分泌物，于右乳外下象限乳头旁可触及一肿块，大小约2 cm×2 cm，无压痛，质硬，边界尚清，形状尚规则，活动度尚佳，双侧腋窝、锁骨上窝及胸骨旁均未触及肿大淋巴结。

超声检查：右乳外下象限相当于 7 点钟位置腺体层内可见大小 20.4 mm×16.3 mm 囊实混合性占位，形态规则，囊性部分位于外周，实性部分位于中心偏内侧缘，形态规则，边缘光整，似与导管相延续。CDFI：血流信号 0 级。

超声诊断：右乳囊实混合性占位（BI-RADS 分类：4A 类）

术后病理：（右乳区段）乳腺导管内乳头状瘤伴腺病，导管上皮旺炽型增生。

免疫组化：ER（强弱不等＋），P63 示肌上皮存在。

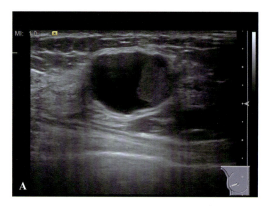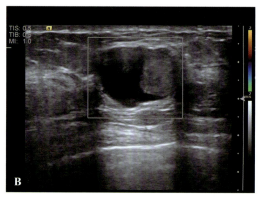

图 9-1-5　囊内乳头状瘤超声表现（一）

A. 二维声像图显示：腺体层内囊实混合性占位，可见实性乳头状低回声突入囊内（由于乳头状瘤过度分泌和导管梗阻导致周围导管囊状扩张，形成囊内乳头状瘤）；B. CDFI 显示：病灶实性部分未探及明显血流信号，血流信号 0 级（乳头状瘤为富血管病变，当实性部分发生梗死可无血流信号，或可能为操作者探头压力过大）

病例 6（图 9-1-6）

病史：女，46 岁，发现右侧乳腺肿物 2 天。

查体：双乳对称，皮肤无发红，无酒窝征及橘皮样改变，挤压乳头无溢液，右乳外上象限可触及一肿块，大小约 2 cm×2 cm，质硬，活动度尚可，边界不清晰，无压痛，双侧腋窝及胸骨旁未触及淋巴结。

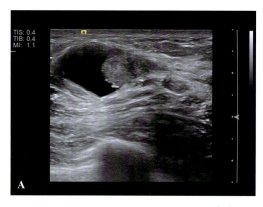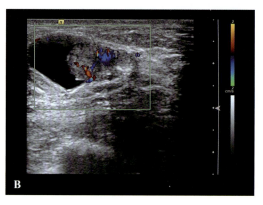

图 9-1-6　囊内乳头状瘤超声表现（二）

A. 二维声像图显示：腺体层内可见囊实混合性占位，囊壁可见实性乳头状等回声突入囊内；B. CDFI 显示：病灶实性部分可探及丰富的血流信号，血流信号Ⅲ级（乳头状瘤通常由单支滋养血管形成血管网，而恶性囊内乳头状病变常由多支滋养血管供血，动态扫查时应注意观察血管的走行与分布）

超声检查：右乳外上象限相当于 11 点钟位置腺体层内可见大小约 20 mm×16 mm 囊实混合性占位，囊壁可见实性乳头状等回声，基底较宽，形态规则，边缘光整。CDFI：血流信号Ⅲ级。

超声诊断：右乳混合性占位（BI-RADS 分类：4A 类）

术后病理：（右）乳腺导管内乳头状瘤。

免疫组化：ER（强弱不等＋），P63 示肌上皮存在。

第二节　包裹性乳头状癌

包裹性乳头状癌（encapsulated papillary carcinoma，EPC）又称为囊内乳头状癌，其特征为纤维性囊壁包绕着界限清楚的乳头状癌结节。包被性乳头状癌是一种罕见的恶性肿瘤，占所有乳腺癌的 0.5%～2%，好发于老年绝经后女性，中位发病年龄为 69.5 岁。有学者认为包裹性乳头状癌为导管原位癌的变异型，也可能为低级别浸润性癌伴膨胀性生长的一种形式，或为介于原位癌与浸润性癌之间的一种病变。然而，无论这些肿瘤是浸润性癌还是原位癌，其生物学行为都是惰性的，预后良好。

包裹性乳头状癌临床常表现为乳晕下肿块和（或）乳头溢血。

包裹性乳头状癌大体病理学特征为质脆或表面粗糙不规则的肿块，周围可见纤维性囊壁，常可见囊腔，也可无明显囊腔，表现为边界清楚的肿块。

包裹性乳头状癌组织学特征为一个有纤维性囊壁包绕的乳头状癌结节，或者少数病例由几个乳头状癌结节组成，周围有纤维性囊壁包绕。乳头状癌结节具有分化较好的指状纤维血管轴心，纤维血管轴心表面被覆低到中级别核的肿瘤性上皮细胞，缺乏肌上皮细胞层。包裹性乳头状癌可伴发导管原位癌或浸润性癌。几乎所有的包裹性乳头状癌雌激素、孕激素受体 ER、PR 呈阳性，HER-2 呈阴性。

包裹性乳头状癌典型的超声表现为复杂囊性肿块，囊壁可见实性乳头状突起，囊内液性部分透声不好，后方回声增强。部分病例表现为囊内较厚的等回声分隔或者偏心性囊壁增厚。肿瘤与周围组织分界清晰，这与组织学中肿瘤周围厚的纤维性囊壁有关。包裹性乳头状癌也可以表现为边界清楚的低回声实性肿块，这种表现可能类似于纤维腺瘤、叶状肿瘤等良性肿瘤，也可能类似于髓样癌、黏液样癌等恶性肿瘤，如随访观察肿瘤体积增大、形态改变、伴有导管扩张及分支状形态，应考虑恶性肿瘤可能。彩色多普勒血流成像肿瘤内实性部分血流信号多较丰富，血管走行不规则，分布杂乱。

病例 1（图 9-2-1）

病史：女，52 岁，发现左乳肿块 4 年。

查体：双乳对称，皮肤无发红，无酒窝征及橘皮样改变，乳头无明显分泌物，于左乳外上象限可触及一肿块，大小约 4 cm×3 cm，无压痛，质硬，边界不清，形状不规则，活动度欠佳，双侧腋窝未触及肿大淋巴结，锁骨上窝及胸骨旁均未触及淋巴结。

超声检查：左乳外上象限腺体层可见大小 31.8 mm×24.0 mm×28.6 mm 低回声实性占位，形态不规则，A/T＜1，部分区域边缘光整，可见包膜样高回声，部分区域边缘不光整，边缘成角，内部回声不均匀，周边可见无回声，范围约 4.0 mm×3.2 mm，乳腺后间隙存在。CDFI：血流信号Ⅲ级。

超声诊断：左乳实性占位（BI-RADS 分类：4C 类，弹性评分：5 分）

术后病理：（左）乳腺乳头状癌，倾向包裹性乳头状癌伴浸润性乳头状癌＋浸润性小叶癌伴小叶原位癌。

免疫组化：ER（90%，强＋），PR（90%，强＋），HER-2（乳头状癌 2+，小叶癌 1+），Ki-67（乳头状癌约 60%，小叶癌约 3%）

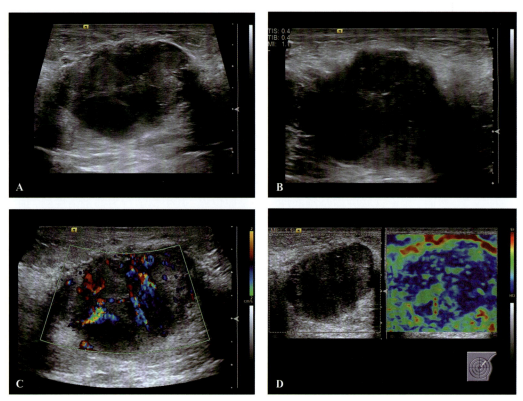

图 9-2-1　包裹性乳头状癌超声表现（一）

A、B. 二维声像图显示：腺体层内低回声不均匀实性占位，部分区域边缘光整，周边可见包膜样高回声，部分区域边缘不光整，边缘成角（此病例为包裹性乳头状癌合并浸润性癌，边缘成角与肿瘤浸润性生长有关，即肿瘤的浸润性成分浸润囊壁及周围组织），病灶周边可见无回声；C. CDFI 显示：病灶内血流信号丰富，血管走行不规则，分布杂乱，血流信号Ⅲ级（肿瘤细胞诱导新生血管形成）；D. 弹性成像显示：呈蓝色渲染为主，面积大于二维声像图肿块面积，弹性评分 5 分

病例 2（图 9-2-2）

病史：女，68 岁，发现左乳肿块 1 个月，约鹌鹑蛋大小，不伴有乳头溢液，无周期性疼痛，肿瘤生长缓慢。

查体：双乳对称，皮肤无发红，无酒窝征及橘皮样改变，乳头无明显分泌物，于左乳外上象限可触及一肿块，大小约 3 cm×2 cm，无压痛，质硬，边界不清，形状不规则，活动度欠佳，双侧腋窝、锁骨上窝及胸骨旁未触及淋巴结。

超声检查：左乳外上象限相当于 2 点钟位置腺体层内可见大小 22 mm×20 mm 囊实混合性占位，边界清晰，周边可见包膜样高回声，形态不规则，边缘不光整，呈多分叶状。CDFI：血流信号Ⅱ级。

超声诊断：左乳囊实混合性占位（BI-RADS 分类：4B 类，弹性评分：5 分）

术后病理：（左）乳腺包被性乳头状癌伴极少量低级别导管内癌。

免疫组化：ER（约90%，强＋），PR（约70%，强＋），HER-2（0），P63及钙调理蛋白（calponin）示囊腔周围肌上皮缺失，Ki-67约15%

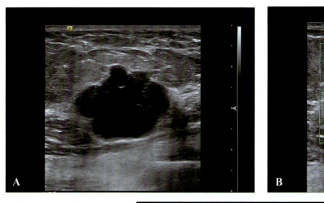
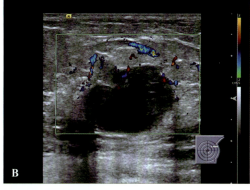
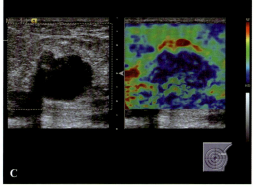

图9-2-2 包裹性乳头状癌超声表现（二）

A.二维声像图显示：腺体层内囊实混合性占位，形态不规则，边缘不光整，呈微小分叶状，与周围组织分界清晰，周边可见包膜样高回声（包裹性乳头状癌特征性表现为肿瘤周围有纤维性囊壁包绕），低回声实性部分，偏心性分布，位于病灶周边；B. CDFI显示：实性部分血流信号较丰富，血管走行不规则，分布杂乱，血流信号Ⅱ级；C.弹性成像显示：呈蓝色渲染，面积大于二维声像图肿块面积，弹性评分5分

病例3（图9-2-3）

病史：女，71岁，发现右乳肿块6个月余。不伴有乳头溢液，无周期性疼痛，肿块生长缓慢。

查体：双乳对称，皮肤无发红，无酒窝征及橘皮样改变，乳头无明显分泌物，于右乳外下方可触及一肿块，大小约2.0 cm×1.5 cm，无压痛，质硬，边界不清，形状不规则，活动度欠佳，双侧腋窝、锁骨上窝及胸骨旁未触及肿大淋巴结。

超声检查：右乳外下象限相当于8点钟位置腺体层内可见大小17 mm×13 mm实性为主的混合性占位，形态规则，边缘光整，其内大部分为实性低回声，范围约11 mm×11 mm，液性部分透声欠佳。CDFI：血流信号Ⅲ级。

超声诊断：右乳实性为主混合性占位（BI-RADS分类：4B类，弹性评分：5分）

术后病理：（右）乳腺包被性乳头状癌，周围乳腺组织见周围型导管内乳头状瘤，导管上皮增生，柱状细胞变，平坦上皮不典型增生，前哨1、2淋巴结（－）

免疫组化：ER（约90%，强＋），PR（约90%，强＋），HER-2（1+），Ki-67约5%，P63及

钙调理蛋白示肌上皮缺失。

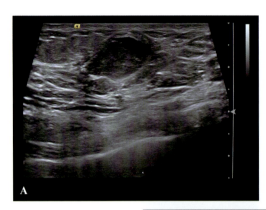
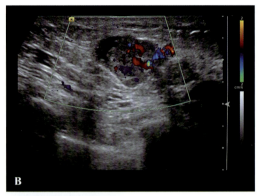
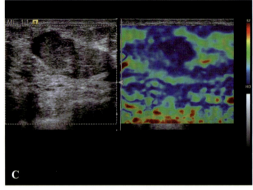

图 9-2-3 包裹性乳头状癌超声表现（三）

A. 二维声像图显示：腺体层内实性为主混合性占位，与周围组织界限清晰，周边可见包膜样高回声，实性部分周边可见少量无回声，后方回声增强；B. CDFI 显示：病灶内实性部分血流信号丰富，血管走行不规则，分布杂乱，血流信号Ⅲ级（囊内恶性肿瘤常为多支滋养血管供血，且肿瘤新生血管走行紊乱）；C. 弹性成像显示：呈蓝色渲染为主，面积大于二维声像图肿块面积，弹性评分 5 分

参考文献

[1] 严松莉，涂剑宏. 乳腺导管内乳头状瘤的超声表现及病理对照研究 [J]. 中华超声影像学杂志，2013, 22(12): 1087-1088.

[2] 杨文涛，喻林，陆洪芬，等. 乳腺囊内乳头状癌的临床病理学分析 [J]. 中华病理学杂志，2008, 37(4): 234-237.

[3] 中华预防医学会妇女保健分会乳腺保健与乳腺疾病防治学组. 乳腺导管内乳头状瘤诊治共识 [J]. 中华外科杂志，2015, 53(12): 910-913.

[4] BURTON É C, STAHLFELD K R, MCKEATING J A. Intracystic Papillary Carcinoma of the Breast[J]. Radiol Case Rep, 2015, 4(3): 279.

[5] GANESAN S, KARTHIK G, JOSHI M, et al. Ultrasound spectrum in intraductal papillary neoplasms of breast[J]. Br J Radiol, 2006, 79(946): 843-849.

[6] HAN B K, CHOE Y H, KO Y H, et al. Benign papillary lesions of the breast: sonographic-pathologic correlation[J]. J Ultrasound Med, 1999, 18(3): 217-223.

[7] HASSAN Z, BOULOS F, ABBAS J, et al. Intracystic papillary carcinoma: clinical presentation, patterns of practice, and oncological outcomes[J]. Breast Cancer Res Treat, 2020, 182(2): 317-323.

[8] LEAL C, COSTA I, FONSECA D, et al. Intracystic (encysted) papillary carcinoma of the breast: a clinical,

pathological, and immunohistochemical study[J]. Hum Pathol, 1998, 29(10): 1097-1104.

［9］RAKHA E A, GANDHI N, CLIMENT F, et al. Encapsulated papillary carcinoma of the breast: an invasive tumor with excellent prognosis[J]. Am J Surg Pathol, 2011, 35(8): 1093-1103.

［10］REHMAN B, MUMTAZ A, SAJJAD B, et al. Papillary Carcinoma of Breast: Clinicopathological Characteristics, Management, and Survival[J]. Int J Breast Cancer, 2022, 2022: 5427837.

［11］WEI S. Papillary Lesions of the Breast: An Update[J]. Arch Pathol Lab Med, 2016, 140(7): 628-643.

［12］WU D, SHI A P, SONG A L, et al. Chinese Society of Breast Surgery. Clinical practice guidelines for intraductal papilloma: Chinese Society of breast surgery (CSBrS) practice guidelines 2021[J]. Chin Med J (Engl), 2021, 134(14): 1658-1660.

［13］YEH E D, KEEL S B, SLANETZ P J. Intraductal papilloma of the breast[J]. AJR Am J Roentgenol, 1999, 173(4): 936.

第十章

乳腺原位癌

第一节　乳腺导管原位癌

乳腺导管原位癌（ductal carcinoma in situ of the breast，DCIS）又称导管内癌，是一类起源于终末导管小叶单元（TDLU）的非浸润性癌，其特征为肿瘤性上皮细胞局限于乳腺导管-小叶系统内，可在乳腺导管-小叶系统内广泛传播，但未突破基底膜侵犯周围组织。随着乳腺钼靶筛查的广泛应用，DCIS检出率逐年上升，在欧美国家占所有乳腺癌的20%～40%，国内DCIS检出率较欧美略低，有报道我国发达城市DCIS发病率占新诊断乳腺癌的15%～20%。DCIS生物学行为多样，既可长期保持"原位"，也有发展为浸润性癌的风险，通常被认为是癌前病变。现有数据显示，未经治疗的DCIS发展为浸润性癌的比例为10%～60%，因此早期诊断DCIS具有重要临床意义。

大多数乳腺导管原位癌患者无明显临床症状，仅在乳腺钼靶筛查中发现，少数患者临床上表现为可触及的肿块、乳头血性溢液、乳头佩吉特病相关的乳头改变，或为因其他病变切除的乳腺组织内的偶然镜下发现。

乳腺导管原位癌手术切除标本肉眼观察通常无明显异常，也可表现为质硬、褐色肿块，导管周围可见明显的纤维成分，切片时导管断端可见代表粉刺样坏死的小斑点，触摸或挤压标本时有索条样糊状物流出。

根据组织病理学特点，学者们提出了多种乳腺导管原位癌分类的方法。目前主要根据细胞核级别将DCIS进一步分为低级别、中级别及高级别。高级别DCIS往往由较大的多形性细胞构成，核仁明显、核分裂象常见。管腔中央常见粉刺样坏死，坏死碎屑内常见钙化，乳腺影像学检查显示钙化具有一定的特征性，呈线性、分支状或片状分布。受累管腔周围间质内常见促结缔组织增生反应、慢性炎性细胞浸润及血管增生。高级别DCIS肿瘤常常累及小叶，使小叶癌化。低级别DCIS由小的形态单一的细胞组成，细胞核呈圆形，大小一致，染色质均匀，核仁不明显，核分裂象少见。低级别DCIS通常无坏死，常见钙化。中级别DCIS组织病理学表现多样，细胞异型性介于高级别和低级别DCIS之间。中级别DCIS也可见坏死，坏死碎屑内可见钙化。乳腺影像学检查可显示低级别和中级别DCIS的钙化，钙化的典型特征为体积小、密度低、颗粒样或无定形，其影像学特征与良性病变的钙化重叠。目前多根据核分级及是否合并粉刺样坏死将DCIS分为三组：高级别DCIS伴或不伴粉刺样坏死、非高级别DCIS伴粉刺样坏死、非高级别DCIS不伴粉刺样坏死。其中高级别DCIS合并粉刺样坏死的病变最具有浸润性，并且也是局部复发风险增加的重要独立预测因子。

此外，在高级别 DCIS 中发生的浸润性癌往往是组织学Ⅲ级。低级别 DCIS 通常雌激素受体（ER）和孕激素受体（PR）表达阳性，HER-2 呈阴性，具有低增殖指数。而高级别 DCIS 雌激素受体（ER）和孕激素受体（PR）表达可为阳性或阴性，HER-2 常常过表达，具有高增殖指数。中级别 DCIS 这些生物学标志物的表达具有异质性。

根据中国女性乳腺特点，乳腺的影像学检查包括乳腺钼靶检查、乳腺超声检查，必要时可行乳腺 MRI 检查。

乳腺钼靶检查对 DCIS 的检出率较高。DCIS 乳腺钼靶特征性的表现为单纯的微小钙化，钙化呈多形性（大小、密度和形状不同的钙化）、簇状、线性和分支状并且沿导管走行分布，少数病例表现为微小钙化伴肿块影或致密影，还有约 10% 的病例表现为无钙化的软组织密度影，DCIS 乳腺钼靶检查也可以呈阴性。

MRI 检查诊断 DCIS 的特异性较低，但敏感性较高，且对病灶范围的评估准确性很高。DCIS 典型的 MRI 表现为沿导管分布的导管样或段样成簇小环状强化，也可表现为局灶性、区域性或弥漫性强化，孤立性或多发性肿块。

随着乳腺密度增加，乳腺钼靶检查的敏感性降低，微钙化缺失也可能导致假阴性结果，研究表明乳腺钼靶和超声检查相结合可以弥补这种不足。

DCIS 的组织病理学特征有助于理解声像图表现。DCIS 起源于 TDLU，肿瘤性上皮细胞局限于乳腺导管 - 小叶系统内，可在乳腺导管 - 小叶系统内广泛生长。乳腺有 15～20 个导管小叶系统，彼此之间交叉重叠。研究显示 DCIS 为单中心病变，肿瘤细胞沿单个复杂的分支导管小叶系统向乳头方向生长，呈"金字塔"状，从而形成 DCIS 超声声像图的特征性表现。肿瘤细胞在导管内播散的方向和程度不同，形成不同的超声表现。当 DCIS 进展主要累及中央或较大的导管，声像图可能表现为导管异常扩张；当病变进展主要累及外周导管和 TDLU 时，声像图可能表现为低回声区；当 DCIS 的进展过程主要累及 TDLU 导致其增大而没有在导管内广泛播散时，声像图可能表现为边界清晰的实性或囊实混合性肿块。DCIS 病理特征与超声表现对应关系示意图见图 10-1-1。

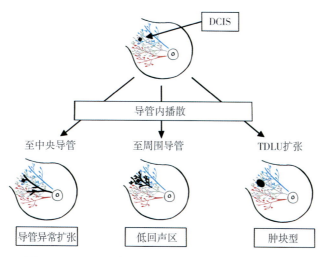

图 10-1-1　DCIS 病理特征与超声表现对应关系示意图

国内外学者尝试将 DCIS 特征性的超声图像加以提炼和归纳，并提出不同的 DCIS 超声表现的分类方法。综合日本及其他国内外学者的研究，将 DCIS 特征性的超声表现总结如下：DCIS 分为肿块型与非肿块形成型，肿块型进一步分为实性肿块及囊实混合性肿块。非肿块形成型又分为低回声区、导管异常扩张、结构扭曲及微钙化。非肿块形成型较肿块型常见，非肿块形成型中以低回声区最为常见，其次为导管异常扩张。由此可见 DCIS 超声表现多样。

1. **低回声区型** 该型比例最高，指病变呈片状低回声区，与周围组织不同，但不能识别为肿块。超声表现为不均匀低回声区、形态不规则、呈斑片状或地图状、边缘模糊。三维空间上肿瘤细胞在单个导管小叶系统内节段性或局灶性播散，因此，导管原位癌和正常乳腺组织在这些区域共存，形成低回声不均匀区，可伴有微钙化。也有学者将该类型归类为肿块。

2. **导管扩张型** 通常指导管扩张伴实性成分填充，可伴有微钙化。该型比例较低，易出现乳头血性溢液。导管扩张型主要累及中央或较大的导管，肿瘤细胞、坏死碎屑填充管腔、导管周围结缔组织增生及导管周围炎症反应共同引起导管扩张。导管内病变长度＞1.5 cm、导管管腔扩张、累及分支导管或 TDLU 提示 DICS 的风险增大。相反，不引起导管扩张、病变长度＜1.5 cm 且不累及分支导管的导管内乳头状病变大多是良性病变。

3. **实性肿块或囊实性肿块型** 当 DCIS 病变进展主要累及 TDLU 致其增大而没有在导管内广泛播散时，超声表现为边界清晰的实性或囊实混合性肿块。囊实混合性肿块中实性部分形态不规则且基底部较宽。彩色多普勒血流成像显示病变具有多支滋养血管，血管走行不规则，为肿瘤细胞诱导肿瘤新生血管形成所致。而良性囊内乳头状瘤形态规则、基底窄，由单支滋养动脉供血。

极少数 DCIS 超声表现为乳腺组织结构扭曲，但未形成明显肿块。在静态图像上很难识别乳腺组织结构扭曲，需要实时动态观察。

还有极少数 DCIS 超声仅表现为微钙化，而无明显肿块回声。

肿瘤细胞在导管内播散引起的导管扩张以及 TDLU 增大是 DCIS 形态学改变的病理基础。这些病理改变的各种组合，形成不同的超声表现。人为区分的这几种 DCIS 超声类型在同一病灶中可能单独出现，也可能几种类型同时出现。另外，乳腺浸润性癌常常合并 DCIS，因此对于 DCIS 或可疑 DCIS 的病变，要注意鉴别原位癌中的浸润性成分。

病例 1（图 10-1-2）

病史：女，42 岁，发现右乳肿块 2 个月。

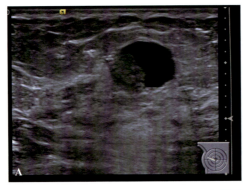
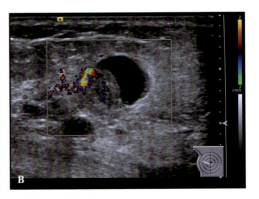

图 10-1-2 导管原位癌超声表现（一）

A. 二维声像图显示：腺体层内囊实混合性占位，囊壁较厚，实性部分基底部较宽；B. CDFI 显示：实性部分血流信号丰富，血管走行不规则，分布杂乱，血流信号Ⅲ级（肿瘤细胞诱导新生血管形成，病灶具有丰富的滋养血管，血管走行不规则）

查体：双乳对称，皮肤无发红，无酒窝征及橘皮样改变，乳头无明显分泌物。于右乳外上象限可触及一肿块，大小约 1.5 cm×1.5 cm，无压痛，质硬，边界不清，形状不规则，活动度欠佳，双侧腋窝及双侧锁骨上窝、胸骨旁未触及肿大淋巴结。

超声检查：右乳外上象限相当于 10 点钟位置腺体层内可见大小 16 mm×9 mm×14 mm 混合性占位，囊壁较厚，内可见大小 9.4 mm×6.7 mm 低回声实性占位，基底较宽。CDFI：血流信号Ⅲ级。

超声诊断：右侧乳腺混合性占位（BI-RADS 分类：4A 类）

术后病理：（右）乳腺低-中级别导管内癌，部分为导管内乳头状瘤伴导管原位癌。

免疫组化：ER（约 80%，强+），PR（约 90%，强+），Ki-67 约 5%

病例 2（图 10-1-3）

病史：女，52 岁，体检发现右乳钙化 1 个月余。

查体：双乳对称，皮肤无发红，无酒窝征及橘皮样改变，乳头血性溢液。双侧腋窝、锁骨上窝、胸骨旁未触及肿大淋巴结。

超声检查：右乳内上象限局部腺体增厚、结构紊乱，其内可见多发点状强回声，病灶内侧可见导管扩张，指向乳头，扩张导管内可见实性回声及数个点状强回声。CDFI：血流信号Ⅱ～Ⅲ级。

超声诊断：右乳导管扩张伴微钙化（BI-RADS 分类：4B 类）

术后病理：（右）乳腺高级别导管原位癌，局部可疑微小浸润。

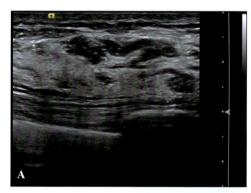
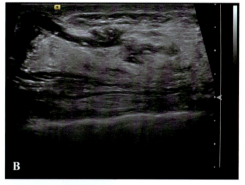
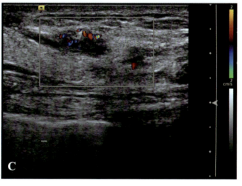

图 10-1-3　导管原位癌超声表现（二）

A. 二维声像图显示：腺体层内导管不规则扩张伴实性回声填充，内可见多发点状钙化（当 DCIS 主要累及中央或较大导管时致导管异常扩张，可伴有微钙化）；B. 二维声像图显示：病灶内侧导管扩张伴实性成分填充，并指向乳头，扩张导管见多发点状钙化；C. CDFI 显示：扩张导管内实性回声血流信号丰富，血管走行不规则，分布杂乱，血流信号Ⅱ～Ⅲ级

病例3（图10-1-4）

病史：女，49岁，发现右乳肿块1年。

查体：双乳对称，皮肤无发红，无酒窝征及橘皮样改变，乳头无明显分泌物。右乳外侧可触及一肿块，大小约3.0 cm×4.0 cm，无压痛，质硬，边界不清楚，形态不规则，活动度欠佳，与周围组织界限不清楚，双侧腋窝、锁骨上窝、胸骨旁未触及肿大淋巴结。

超声检查：右乳相当于9点钟位置腺体层内可见大小30 mm×12 mm×35 mm低回声不均匀区，形态不规则，边缘模糊，内可见簇状微钙化。CDFI：血流信号Ⅲ级。

超声诊断：右乳实性占位（BI-RADS：4C类，弹性评分：4分）

术后病理：（右）乳腺高级别导管内癌伴多灶微浸润。

免疫组化：ER（−），PR（−），HER-2（3+），Ki-67约80%

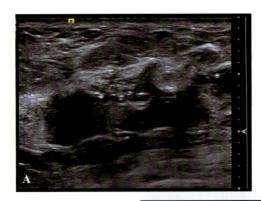
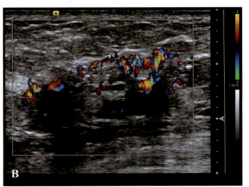
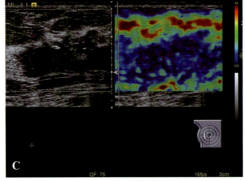

图10-1-4　导管原位癌超声表现（三）

A. 二维声像图显示：腺体层内低回声不均匀区，形态不规则，边缘模糊，内散在微钙化（肿瘤细胞在单个导管系统内节段性或局灶性延伸，因此，导管原位癌和正常乳腺组织在这些区域共存，形成低回声不均匀区，可伴有微钙化）；B. CDFI显示：低回声区周边及内部血流信号丰富，血管走行不规则，分布杂乱，血流信号Ⅲ级（肿瘤细胞刺激生成血管生长因子，诱导肿瘤新生血管形成；低回声区型导管原位癌肿瘤占位效应不明显，容易漏诊，超声医师应重视此类病变，超声检查时应注意观察病灶内的微钙化、血流丰富程度、血管走行）；C. 弹性成像显示：呈蓝色渲染为主，面积等于二维声像图病灶面积，弹性评分4分

病例4（图10-1-5）

病史：女，69岁，左乳肿块伴乳头溢液1年。

查体：双乳对称，皮肤无发红，无酒窝征及橘皮样改变，左乳头有淡黄色分泌物。于左乳头上方可触及一肿块，大小约 6.5 cm×3.0 cm，无压痛，质硬，边界不清，形状不规则，活动度欠佳，双侧腋窝及双侧锁骨上窝、胸骨旁未触及肿大淋巴结。

超声检查：左乳相当于 10-2 点钟位置腺体层内可见大小 79 mm×21 mm×31 mm 低回声不均匀区，形态不规则，边缘模糊，内可见多发微钙化及无回声。CDFI：血流信号Ⅲ级。

超声诊断：左乳实性占位（BI-RADS 分类：4C 类）

术后病理：（左）乳腺高级别导管原位癌伴个别细胞浸润。

免疫组化：ER（-），PR（-），HER-2（3+），Ki-67 约 20%

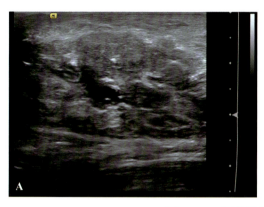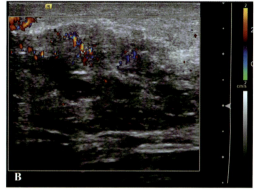

图 10-1-5　导管原位癌超声表现（四）

A.二维声像图显示：腺体层低回声不均匀区，形态不规则，边缘模糊，内可见多发微钙化及无回声；B.CDFI 显示：低回声区内血流信号丰富，血管走行不规则，分布杂乱，血流信号Ⅲ级

病例 5（图 10-1-6）

病史：女，63 岁，右乳头溢液 1 个月余。

查体：双乳对称，皮肤无发红，无酒窝征及橘皮样改变，右乳头有血性分泌物，挤压腺体可见液体从乳头溢出。双乳未触及肿块，双侧腋窝及双侧锁骨上窝、胸骨旁未触及肿大淋巴结。

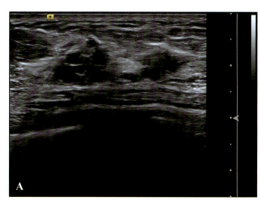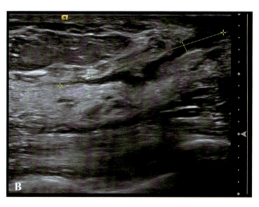

图 10-1-6　导管原位癌超声表现（五）

A.二维声像图显示：腺体层内低回声不均匀区，形态不规则，边缘模糊（导管原位癌和正常乳腺组织共存，超声表现为低回声不均匀区，呈斑片状）；B.低回声区旁导管扩张，指向乳头，内透声欠佳（当 DCIS 主要累及中央或较大导管，超声表现为导管异常扩张伴实性回声填充）；C.CDFI 显示：低回声不均匀区内血流信号丰富，血管走行不规则，分布杂乱，血流信号Ⅲ级；D.弹性成像显示：呈蓝色渲染为主，面积等于二维声像图病灶面积，弹性评分 4 分

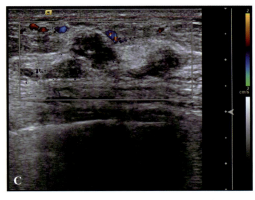
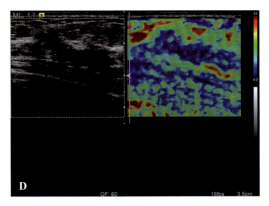

图 10-1-6 （续）

超声检查：右乳外上象限相当于 10 点钟位置腺体层内可见大小 33 mm×10 mm×13 mm 低回声不均匀区，形态不规则，边缘模糊，其旁导管扩张，指向乳头，内透声欠佳。CDFI：血流信号Ⅲ级。

超声诊断：右乳实性占位伴导管征（BI-RADS 分类：4B 类，弹性评分：4 分）

术后病理：（右）乳腺高级别导管原位癌。

免疫组化：ER（-），PR（-），HER-2（3+），Ki-67 约 5%

第二节　乳腺小叶原位癌

小叶原位癌（lobular carcinoma in situ，LCIS）是一种罕见的、非侵袭性的乳腺病变，其生物学行为与导管原位癌不同，具有低癌变率、癌变周期长、双侧乳房、多个象限发病等特点。LCIS 是癌前病变还是癌变的危险因子一直存在争议，多数观点认为其为癌变的危险因子，有研究表明 LCIS 患者发生乳腺癌的相对风险是 4～12 倍，发生乳腺浸润性导管癌或浸润性小叶癌的可能性为 15%，30 年后对侧乳房患癌的风险是 15%。流行病学研究表明，近几十年小叶原位癌的发病率有所上升，约 2.75/10 万人。LCIS 主要发生于绝经前女性，平均发病年龄为 49 岁。

大多数小叶原位癌患者没有明显临床症状，可在因其他指征行乳腺空芯针穿刺活检或手术切除中偶然发现。单纯的小叶原位癌较少见，常常合并其他病变，如导管内乳头状瘤、硬化性腺病等，患者出现临床症状时，往往已合并浸润性乳腺癌。

小叶原位癌大体病理可见病灶孤立于乳腺内，切面呈粉红或灰白色，界限不清，大多与小叶增生或乳腺纤维囊性变等同时存在。有时病灶区仅见局部增厚、膨胀的乳腺小叶，与小叶增生不易区分。

小叶原位癌的组织学类型包括经典型 LCIS 和 LCIS 亚型，后者又分为旺炽性 LCIS 和多形性 LCIS。各种类型 LCIS 在组织学上有一些共同之处，如均表现为失黏附性的肿瘤细胞在终末导管小叶单元内异常增生，主要区别在于核异型和（或）小叶腺泡扩张的程度。

在 WHO 乳腺癌病理组织分类中，经典型小叶原位癌是以 A 型和（或）B 型上皮细胞的失黏附性异常增殖为特征的终末导管小叶单元的病变，而只有终末导管小叶单元中超过 50% 的腺泡被肿瘤细胞充填并使之扩张，方符合 LCIS 的诊断，受累程度较轻时应诊断为非典型小叶增生。经典型 LCIS 细胞通常雌激素受体（ER）和孕激素受体（PR）高表达，而缺乏 HER-2 蛋白的表达。此外，

E-钙黏蛋白的细胞膜表达缺失是乳腺癌小叶分化的标志性免疫组化特征，因而 E-钙黏蛋白是区分小叶原位癌和导管原位癌的重要指标。

多形性 LCIS 具有显著的细胞核异型，可有粉刺样坏死及钙化，被认为更具侵袭性，因而可有类似导管原位癌的表现。旺炽性 LCIS 细胞学特征与经典型 LCIS 一致，但受累终末导管小叶单元的扩张程度更加明显。

小叶原位癌在影像学检查中常呈隐匿性，其最常见的超声表现为不规则肿块，边缘不光整，可伴有钙化及坏死区，血流信号多不丰富，呈星点状，但因 LCIS 发病率较低且多数合并其他类型病变，尚未总结出特征性的超声表现。乳腺钼靶检查有时可见簇状无定形的或颗粒状钙化。

小叶原位癌与浸润性癌的发生有关，因此应积极密切地监测随访，推荐随访时间为 5 年，还可采取内分泌治疗进行化学预防（例如他莫昔芬、芳香酶抑制剂）、双侧预防性乳房切除术来降低继发浸润性乳腺癌的风险。此外，2017 版美国 NCCN 指南建议，患有 LCIS 的妇女应每年进行一次乳腺钼靶检查，每 6~12 个月行一次临床乳腺检查，必要时每年行一次乳腺磁共振成像检查。

参考文献

［1］李萍，刘思良，王建红，等. 超声对乳腺导管内癌的诊断价值 [J]. 中国临床医学影像杂志，2009, 20(11): 857-858.

［2］乳腺癌诊疗指南（2022 年版）[J]. 中国合理用药探索，2022, 19(10): 1-26.

［3］邵志敏，沈镇宙，徐兵河. 乳腺肿瘤学 [M]. 上海：复旦大学出版社，2018.

［4］孙晓岚，戴宇萍，章骏，等. 基于超声、钼靶及病理分级的联合诊断模型鉴别乳腺导管原位癌伴浸润成分的价值 [J]. 临床超声医学杂志，2021, 23(8): 586-590.

［5］王建伟，林僖，郑玮，等. 乳腺导管内癌超声图像特征分析 [J]. 中华医学超声杂志（电子版），2010, 7(11): 1808-1814.

［6］郑伟伟，佘铜生. 超声 BI-RADS 分类结合剪切波弹性成像诊断乳腺 4 类肿块准确性的研究 [J]. 肿瘤影像学，2019, 28(4): 242-247.

［7］周辉红，徐秋华，燕山. 乳腺导管内癌的超声研究 [J]. 中国超声医学杂志，2008 (4): 367-369.

［8］周永昌，郭万学. 超声医学 [M]. 北京：人民军医出版社，2011.

［9］BARR R G, NAKASHIMA K, AMY D, et al. WFUMB guidelines and recommendations for clinical use of ultrasound elastography: part 2: breast[J]. Ultrasound Med Biol, 2015, 41(5): 1148-1160.

［10］CHEN Y Y D T, KING T A, PALACIOS J, et al. Lobular carcinoma in situ //Board TWCE. Breast Tumours[M]. Lyon: International Agency for Research on Cancer, 2019: 71-74.

［11］CHOI B B, KIM S H, PARK C S, et al. Radiologic findings of lobular carcinoma in situ: mammography and ultrasonography[J]. J Clin Ultrasound, 2011, 39(2): 59-63.

［12］CHUBA P J, HAMRE M R, YAP J, et al. Bilateral risk for subsequent breast cancer after lobular carcinoma-in-situ: analysis of surveillance, epidemiology, and end results data[J]. J Clin Oncol, 2005, 23(24): 5534-5541.

［13］JIN Z Q, LIN M Y, HAO W Q, et al. Diagnostic evaluation of ductal carcinoma in situ of the breast: ultrasonographic, mammographic and histopathologic correlations[J]. Ultrasound Med Biol, 2015, 41: 47-55.

［14］LAZZERONI M, DUNN B K, PRUNERI G, et al. Adjuvant therapy in patients with ductal carcinoma in situ of the breast: The Pandora's box[J]. Cancer Treat Rev, 2017, 55: 1-9.

［15］LEE S E, KIM H Y, YOON J H, et al. Chronological Trends of Breast Ductal Carcinoma In Situ: Clinical, Radiologic, and Pathologic Perspectives[J]. Ann surg oncol, 2021, 28(13): 8699-8709.

［16］MAXWELL A J, CLEMENTS K, DODWELL D J, et al. The radiological features, diagnosis and management of

screen-detected lobular neoplasia of the breast: Findings from the Sloane Project[J]. Breast, 2016, 27: 109-115.
［17］PORTSCHY P R, MARMOR S, NZARA R, et al. Trends in incidence and management of lobular carcinoma in situ: a population-based analysis[J]. Ann Surg Oncol, 2013, 20(10): 3240-3246.
［18］SCHNITT S J, BROGI E, CHEN Y Y, et al. American Registry of Pathology Expert Opinions: The Spectrum of Lobular Carcinoma in Situ: Diagnostic Features and Clinical Implications[J]. Ann Diagn Pathol, 2020, 45: 151481.
［19］VAN MAAREN M C, ÁVILA A O, VAN MANEN J G, et al. Trends in incidence, treatment, survival and subsequent breast cancer in lobular carcinoma in situ in the Netherlands: a population-based analysis[J]. Breast, 2021, 59: 376-382.
［20］WEN H Y, BROGI E. Lobular Carcinoma In Situ[J]. Surg Pathol Clin, 2018, 11(1): 123-145.
［21］WONG S M, STOUT N K, PUNGLIA R S, et al. Breast cancer prevention strategies in lobular carcinoma in situ: a decision analysis[J]. Cancer, 2017, 123(14): 2609-2617.

第十一章 乳腺恶性肿瘤

第一节 乳腺癌

乳腺癌是女性最常见的恶性肿瘤，2020年中国女性乳腺癌发病率为59.0/10万人，居全国女性恶性肿瘤发病谱首位。近年来发病率整体呈上升趋势，各年龄组发病率均有所上升，高峰年龄主要集中在50～59岁之间。

尽管乳腺癌的发病机制尚未完全阐明，但该病的许多危险因素已被确定，目前已明确的危险因素如下：子宫内膜异位症、高内源性雌激素水平、特定的月经生育因素（月经初潮较早或绝经较晚；未经产与初次妊娠的年龄较高；人工流产史）、乳腺癌家族史、乳腺癌易感基因（BRCA1/2）突变、肥胖、大量饮酒、吸烟、暴露于治疗性电离辐射等。

一、病理分型与TNM分期

乳腺癌的组织学类型、肿瘤分期、组织学分级及分子分型是乳腺癌预后的决定因素，同时也是乳腺癌治疗决策的依据。

乳腺癌组织形态十分复杂，类型较多，根据肿瘤的生长方式和细胞学特征，大致分为非浸润性癌和浸润性癌两大类。非浸润性癌主要包括小叶原位癌（癌细胞未突破末梢导管或腺泡基底膜）、导管原位癌（癌细胞未突破导管基底膜）及不伴浸润性癌的乳头佩吉特病。浸润性癌包括浸润性导管癌（非特殊类型浸润性癌）、浸润性小叶癌和小管癌、筛状癌、黏液癌、具有髓样结构或模式的浸润性癌、浸润性微乳头状癌、浸润性乳头状癌、化生性癌等特殊类型乳腺癌。

乳腺癌的TNM分期包括临床分期（cTNM）、病理分期（pTNM）及新辅助化疗后的病理分期（ypTNM），该系统根据肿瘤大小、累及范围（皮肤和胸壁受累情况）、淋巴结转移和远处转移情况，将乳腺癌分为0期、Ⅰ期、Ⅱ期、Ⅲ期和Ⅳ期，肿瘤大小以T表示，淋巴结状态以N表示，是否有远处转移以M表示。手术前用cTNM来分期。乳腺癌分期方法很多，推荐应用美国癌症联合会（American Joint Committee on Cancer，AJCC）第8版乳腺癌TNM分期，内容如下：

（1）原发肿瘤（T）

TX：原发肿瘤无法评估

T0：无原发肿瘤证据

Tis：原位癌

T1：肿瘤最大径≤20 mm

T2：肿瘤最大径＞20 mm但≤50 mm

T3：肿瘤最大径＞50 mm

T4：肿瘤直接侵犯胸壁和（或）皮肤，不论大小

（2）区域淋巴结（cN）

cNX：区域淋巴结无法评估（先行切除）

cN0：无区域淋巴结转移证据（通过影像学或临床检查评估）

cN1：同侧腋窝Ⅰ、Ⅱ区淋巴结转移，可活动

cN2：同侧腋窝Ⅰ、Ⅱ区淋巴结转移，临床表现为固定或相互融合；或缺乏同侧腋窝淋巴结转移的临床证据，但临床上发现有同侧内乳淋巴结转移

cN3：同侧锁骨下窝淋巴结（腋窝Ⅲ区）伴或不伴Ⅰ、Ⅱ区腋窝淋巴结转移；或同侧内乳淋巴结转移伴Ⅰ、Ⅱ区腋窝淋巴结转移；或同侧锁骨上窝淋巴结转移伴或不伴腋窝或内乳淋巴结转移

（3）远处转移（M）

M0：无临床或影像学证据

cM1：通过临床及影像学方法发现的远处转移

上述三者结合起来组成乳腺癌的分期，0期：TisN0M0；Ⅰ期：T1N0M0；Ⅱa期：T0N1M0、T1N1M0、T2N0M0；Ⅱb期：T2N1M0，T3N0M0；Ⅲa期：T0N2M0、T1N2M0、T2N2M0、T3N1M0、T3N2M0；Ⅲb期：T4N0M0、T4N1M0、T4N2M0；Ⅲc期：任何T，N3M0；Ⅳ期：任何T，任何N，M1。早期乳腺癌通常是指0期、Ⅰ期、Ⅱa期、Ⅱb期；Ⅲa期、Ⅲb期、Ⅲc期为局部晚期，Ⅳ期为晚期。

二、乳腺癌组织学分级

乳腺癌的组织学分级用来表示肿瘤的分化程度，是乳腺癌患者的重要预后因素，2003年世界卫生组织（WHO）将诺丁汉（Nottingham）分级系统作为浸润性乳腺癌的标准组织学分级系统，并沿用至今。该系统将腺管形成比例、细胞核的多形性和核分裂象分别计数并评分（每项1~3分），1分代表最低等级，3分代表最高等级，低等级提示肿瘤分化较好。然后，将3项评分相加得到总分（3~9分），根据总分分为3个级别：3~5分为组织学Ⅰ级（高分化/低级别），6~7分为组织学Ⅱ级（中分化/中级别），8~9分为组织学Ⅲ级（低分化/高级别），研究证实组织学Ⅲ级肿瘤远处转移的风险最高、预后最差，组织学Ⅰ级肿瘤远处转移的风险最低，预后最好。

三、乳腺癌分子分型

乳腺癌具有异质性，存在不同的分子亚型，且分子亚型是判断预后及制订治疗决策的重要因素。雌激素受体（ER）、孕激素受体（PR）、人类表皮生长因子受体-2（HER-2）、增殖指数（Ki-67）状态是乳腺癌分子分型的依据。

（1）雌激素受体（estrogen receptor，ER）、孕激素受体（progesterone receptor，PR）通常在高分化的肿瘤细胞中高表达，低分化的肿瘤细胞中低表达。ER、PR阳性提示乳腺癌细胞的生长和增殖仍然受内分泌调控，属于激素依赖性乳腺癌，ER和（或）PR阳性患者可采用内分泌治疗。

ER、PR 阴性提示肿瘤的生物学行为更具侵袭性，对内分泌治疗相对不敏感，预后不良。

（2）HER-2 受体是一种膜酪氨酸激酶，可以在细胞表面与生长因子结合，进行信号转导，调节细胞的生长、分裂和修复。有 20%～30% 的乳腺癌存在 HER-2 基因的扩增或过表达，会导致细胞增殖失控和肿瘤的进展，因此这部分患者预后较差。评估 HER-2 状态的意义在于确认患者是否适合 HER-2 靶向治疗以及评估预后，针对 HER-2 阳性的乳腺癌患者可进行靶向治疗。

（3）Ki-67 是一种与细胞增殖有关的蛋白，为评价乳腺癌细胞增殖活跃程度较常用的指标。其阳性表达率越高，肿瘤增殖速度越快，组织分化越差，对化疗也越敏感，目前临床上采用 14% 作为 Ki-67 高低的临界值。Ki-67 可以用来判断乳腺癌患者的预后和临床治疗获益情况。

根据 ER、PR、HER-2、Ki-67 表达状态将乳腺癌分为四种分子亚型：

1. Luminal A 型（管腔 A 型）　免疫表型为 ER 阳性和（或）PR 阳性，HER-2 阴性，Ki-67 增殖指数较低，且 PR 高表达。管腔 A 型乳腺癌预后较好，复发和转移风险相对较低。管腔 A 型乳腺癌治疗推荐使用内分泌治疗。

2. Luminal B 型（管腔 B 型）　根据基因表达和免疫表型的不同，管腔 B 型乳腺癌可分为两种类型：一种为"三阳性"乳腺癌，即 ER 阳性和（或）PR 阳性，HER-2 阳性，Ki-67 增殖指数可任何水平；另一种为 ER 阳性和（或）PR 阳性，HER-2 阴性，Ki-67 增殖指数较高或 PR 低表达。与管腔 A 型乳腺癌相比，管腔 B 型乳腺癌的预后相对较差。"三阳性"管腔 B 型乳腺癌推荐使用内分泌治疗、抗 HER-2 靶向治疗、化疗。HER-2 阴性管腔 B 型乳腺癌推荐使用内分泌治疗、化疗。

3. HER-2 过表达型　免疫表型为 ER、PR 阴性、HER-2 阳性，Ki-67 增殖指数大多较高。HER-2 过表达型乳腺癌恶性程度较高，容易发生淋巴结转移，复发转移率高，预后较差。HER-2 过表达型乳腺癌推荐使用抗 HER-2 靶向治疗和化疗。

4. Basal-like 型（基底样型）　免疫表型大多为 ER、PR 阴性、HER-2 阴性，临床上比较棘手的"三阴性"乳腺癌，相当于分子分型的 Basal-like 型分子表达，占全部乳腺癌的 10%～15%，基底样型乳腺癌预后差，容易早期发生血行转移，肺、脑转移率高，而肝、骨转移率相对低，总体生存率较低。目前基底样型乳腺癌的治疗主要为化疗，但疗效较差。

四、影像学检查

乳腺超声和乳腺钼靶检查是乳腺癌筛查的重要影像学方法。乳腺钼靶检查可显示乳腺肿块，尤其对于乳腺恶性肿瘤特征性的微钙化显示率优于超声。美国癌症协会（American Cancer Society，ACS）强烈建议具有罹患乳腺癌风险的女性从 45 岁开始定期进行乳腺钼靶筛查。然而基于亚裔女性乳腺结构多较致密的特点，乳腺钼靶筛查的优势与西方国家不同，针对亚洲的研究多体现了乳腺超声筛查的临床价值，因此根据中国国情特点，中国浸润性乳腺癌诊治临床实践指南（2022 版）推荐乳腺超声检查作为中国女性乳腺癌筛查的优选手段。为提高乳腺癌筛查效能，以乳腺超声检查为主、乳腺钼靶检查作为补充的筛查模式是适用于中国人群乳腺癌筛查的最佳筛查方案。

由于乳腺增强 MRI 检查可以提高乳腺癌病灶检出率，因此推荐乳腺增强 MRI 作为下列情况的补充检查手段：腺体致密导致乳腺钼靶检出困难、多灶性或多中心性乳腺癌、隐匿性乳腺癌、浸润性小叶癌及拟行新辅助治疗者。

五、乳腺癌共有的超声表现

乳腺癌的超声表现与其组织病理学特征密切相关，乳腺癌具有异质性，不同类型乳腺癌的声像图表现存在一定差异，同一类型乳腺癌声像图表现也可能存在一定差异，这些特征增加了超声诊断的难度。考虑到乳腺癌的异质性（不仅存在于结节与结节之间，还存在于同一结节内部），借鉴乳腺钼靶诊断原则，超声医师应综合评价多个可疑恶性征象进行诊断。综合国内外文献，总结乳腺癌典型超声表现如下。

（一）直接征象

1. 病灶大小 病灶大小不是判断良恶性的依据，但是乳腺癌病灶越大越有可能出现可疑恶性征象。

2. 纵横比＞1（A/T＞1） 是指病灶的前后径大于其任意一个水平方向的径线（图11-1-1）。纵横比＞1可见于单纯性DCIS，也可见于浸润性癌，该可疑恶性征象具有较高的阳性预测值。纵横比＞1的乳腺癌主要见于＜1.5 cm的较小病灶，其理论依据是恶性肿瘤可侵犯正常组织平面，沿着垂直于组织平面的方向生长，A.Thomas Stavros 对于小的恶性实性结节纵横比＞1的解释：大多数癌起源于终末导管小叶单元（TDLU）水平、小叶外终末导管与小叶的连接处，导管原位癌在终末导管内朝向较大导管及小叶内生长，病变沿着TDLU长轴生长，而大多数TDLU的长轴位于前后径线上，肿瘤增大进入水平方向的主导管系统，其生长模式则变为水平位，因此纵横比＞1的乳腺癌主要见于较小病灶。

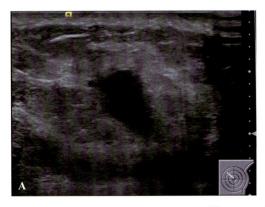 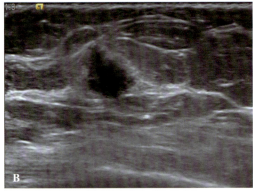

图11-1-1　纵横比＞1

3. 毛刺征和边缘厚的高回声晕 多与浸润性恶性肿瘤相关，有较高的阳性预测值，常见于低-中级别乳腺癌。毛刺征表现为垂直于结节表面放射状分布的低回声线或高回声线（图11-1-2）。该征象是肿瘤向周围组织浸润性生长、肿瘤向周围组织生长的导管内成分或肿瘤周边纤维结缔组织增生引起的。肿瘤周边的高回声晕也是肿瘤周边纤维结缔组织增生形成的（图11-1-3）。少部分恶性肿瘤周边的高回声晕可能是由于瘤周剧烈炎性反应所致（常见于高级别浸润性癌和具有髓样结构或模式的浸润性癌）。

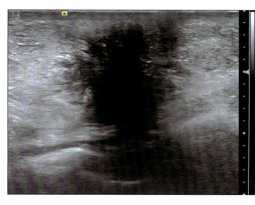
图 11-1-2 毛刺征

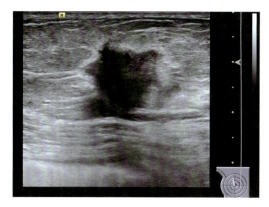
图 11-1-3 高回声晕

4. 边缘成角　表现为结节表面不光整，边缘成角可为锐角、钝角、直角。为可疑恶性征象，提示浸润性癌，肿瘤向周围组织浸润性生长（图 11-1-4）。

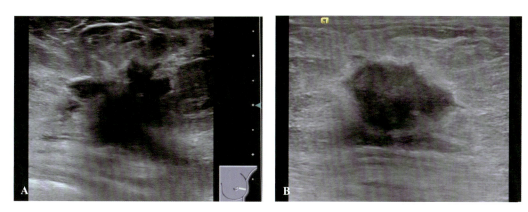
图 11-1-4 边缘成角

5. 微小分叶　表现为 1～2 mm 的小分叶，分叶小、数量多为其特点（图 11-1-5）。既可见于单纯性 DCIS 也可见于浸润性癌，常由导管原位癌成分或癌化小叶引起，也可为肿瘤微小结节样浸润性生长所致，为可疑恶性征象，但并非恶性肿瘤的特异性表现。微小分叶还常见于一些良性结节，如微囊型纤维囊性变、硬化性腺病、复杂型纤维腺瘤，因此其阳性预测值较低。

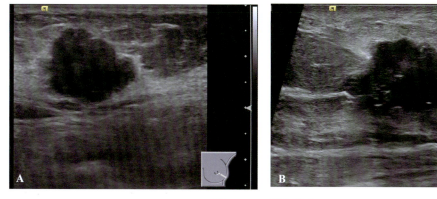
图 11-1-5 微小分叶

6. 低回声　低回声是可疑恶性征象（图 11-1-6），但是乳腺癌病灶也可表现为等回声或轻度低回声。低回声必须是与脂肪回声相比，而不是与高回声纤维组织相比。乳腺癌肿块内部多呈低回声，一些乳腺癌肿块内部回声极低似囊性回声，但通常具有丰富的血流信号，彩色多普勒可避免此类病灶误诊。

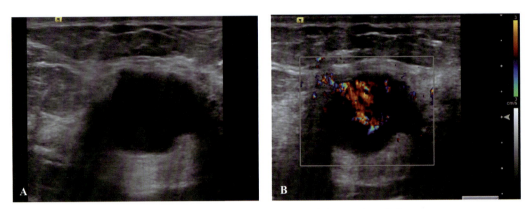

图 11-1-6　肿块内部呈极低回声、肿块内血流信号丰富

7. 肿块内部回声不均匀　乳腺癌肿块内部的异质性使得病灶内部回声不均匀。另外，恶性肿瘤生长速度较快，部分区域坏死、出血、囊性变，也导致肿块内部回声不均匀（图11-1-7）。

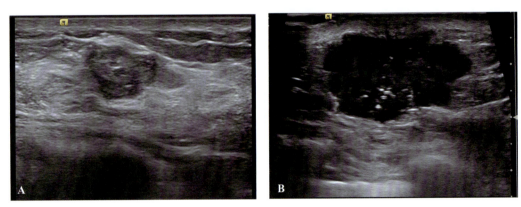

图 11-1-7　肿块内部回声不均匀

8. 微钙化　为可疑恶性征象。表现为肿块内部不规则分布或簇状分布的点状强回声，不伴有声影（图11-1-8）。常发生于导管原位癌或肿瘤的导管内成分，为导管原位癌坏死后形成的。

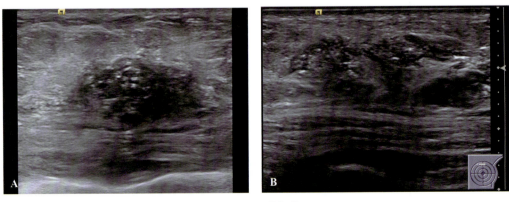

图 11-1-8　微钙化

9. 后方回声衰减　为可疑恶性征象，但是乳腺癌也可表现为后方回声正常或增强。后方回声衰

减与乳腺癌的促纤维结缔组织增生反应有关。肿瘤的纤维结缔组织增生是一个缓慢的过程，只有肿瘤生长足够缓慢，纤维结缔组织增生才能形成。低级别浸润性导管癌由于生长较慢，纤维结缔组织增生广泛，常常表现为后方回声衰减（图11-1-9）；而高级别浸润性导管癌由于生长迅速没有足够的纤维结缔组织形成，肿瘤富含细胞，且有大量淋巴细胞浸润，常常表现为后方回声增强（图11-1-10）。表现为后方衰减的乳腺癌还包括浸润性小叶癌、小管癌（≥1.5 cm）；表现为后方回声增强的乳腺癌还包括黏液癌（≥1.5 cm）、具有髓样结构或模式的浸润癌、化生性癌、浸润性乳头状癌；后方回声正常的乳腺癌包括中级别浸润性导管癌、小管癌（<1.5 cm）、黏液癌（<1.5 cm）。

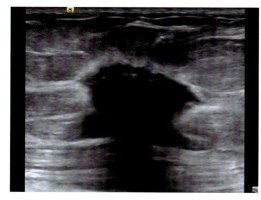
图 11-1-9　后方回声衰减

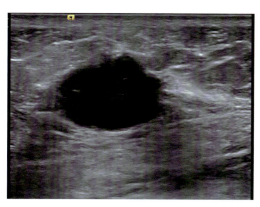
图 11-1-10　后方回声增强

（二）间接征象

1. 侵及 Cooper 韧带　乳房浅筋膜在 Cooper 基底部是不连续的，对肿瘤浸润的抵抗力较弱，乳腺恶性肿瘤容易自 Cooper 韧带基底部向外浸润性生长，表现为肿瘤表面低回声成角延伸至 Cooper 韧带基底部，导致 Cooper 韧带增厚、缩短、拉直甚至连续性中断，进而导致皮肤表面受牵拉产生凹陷（图 11-1-11）。

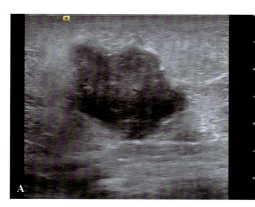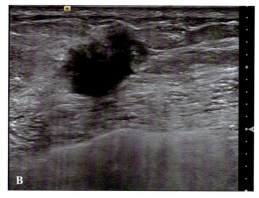
图 11-1-11　侵及 Cooper 韧带

2. 乳腺后间隙消失　位于深层的乳腺癌浸润性生长，向后突破浅筋膜深层，继而累及胸壁组织，使浅筋膜深层与胸肌筋膜间的疏松脂肪间隙局部或全部消失（图 11-1-12）。

3. 乳头内陷　表现为乳头陷入乳晕内，形态不规则，是由于肿瘤侵及乳头、乳晕区乳腺导管、韧带或筋膜造成局部组织粘连并牵拉乳头所致（图 11-1-13）。

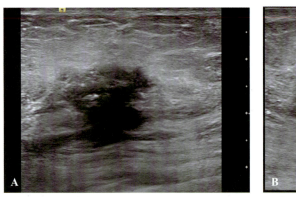
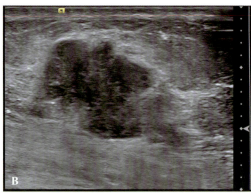

图 11-1-12　乳腺后间隙消失

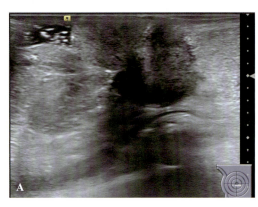
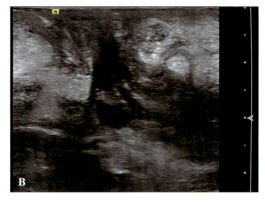

图 11-1-13　乳头内陷

4. 导管征　在病灶的放射状切面扫查，可见乳腺癌肿块旁一支或数支导管扩张并指向乳头，内透声较差伴实性成分填充，可有微钙化（图 11-1-14）。病理基础为乳腺癌肿瘤细胞在导管系统内向乳头方向生长和播散，与导管原位癌成分相关。

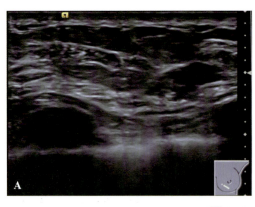
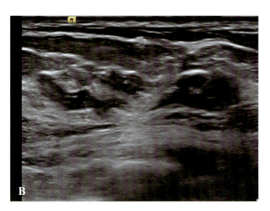

图 11-1-14　导管征

5. 皮肤增厚、皮下淋巴管扩张　为乳腺癌肿块压迫或侵及皮下淋巴管，导致淋巴回流障碍，引起乳腺皮下淋巴组织液淤滞，皮肤及皮下脂肪组织水肿、增厚、皮下淋巴管扩张。

6. 乳腺引流区域淋巴结异常增大　详见第三章第三节。

（三）彩色多普勒血流成像

乳腺癌肿瘤细胞可诱导血管内皮生长因子表达，从而导致大量新生血管生成，新生血管具有无序生长、壁薄、肌层缺损、走形迂曲的特点。因此，乳腺癌肿块内血流信号多为Ⅱ～Ⅲ级（CDFI血流信号分级 Adler 半定量法），血管走行不规则，分布杂乱，可见穿支血管（图11-1-15）。肿瘤细胞快速增殖，挤压结构异常的肿瘤新生血管，致动脉阻力指数（RI）增高（图11-1-16），因此，乳腺癌肿块内可检出高速高阻型动脉血流频谱。

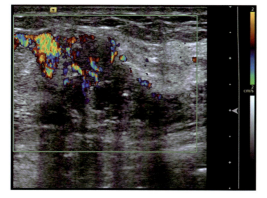

图 11-1-15 彩色多普勒血流成像

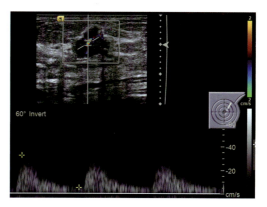

图 11-1-16 动脉阻力指数（RI）增高

六、治疗

乳腺癌的治疗方法包括手术、化疗、放疗、内分泌治疗、靶向治疗等，这些治疗方法可以根据患者具体情况单独或联合、术前或术后应用。

乳腺癌手术、放疗、系统治疗相结合的综合治疗模式极大地改善了乳腺癌患者的预后，其中手术治疗占据重要地位。乳腺癌的外科手术经过多次改良，《中国浸润性乳腺癌诊治临床实践指南（2022）》推荐 Auchincloss 手术和保乳手术作为中国早期乳腺癌外科临床实践的主流术式。鉴于保乳手术具有创伤小、术后生活质量高的优点，推荐具备保乳条件的乳腺癌患者首选保乳手术，前哨淋巴结阴性者可不行腋窝淋巴结清扫。保乳及淋巴结阳性的乳房切除患者术后放疗在降低疾病复发风险的同时可以降低乳腺癌死亡风险。新辅助治疗是乳腺癌综合治疗的重要组成部分，不可手术乳腺癌及因肿块较大无法保乳的乳腺癌患者推荐选择新辅助治疗。对于 T2 及以上或 N1 及以上可手术的乳腺癌患者，建议参考乳腺癌分子分型制订治疗方案。乳腺癌术后规律复查可以了解患者的生存状况、监测疾病复发转移。

第二节　浸润性导管癌

浸润性导管癌（invasive ductal carcinoma，IDC）是指癌细胞突破乳腺导管的基底膜并侵犯间质的一种恶性肿瘤，大多数浸润性导管癌由导管原位癌发展而来。浸润性导管癌是最常见的浸润性乳腺癌，占所有浸润性乳腺癌的 70%～75%，高峰发病年龄在 45 岁以后。年轻女性（35 岁以下）乳腺癌患者中此癌的比例（67%）略高于年老女性（53%），而年老女性中浸润性小叶癌和其他特殊类型乳腺癌的比例有所增加。

浸润性导管癌包括组织学特性和临床预后均不相同的一组肿瘤，不像浸润性小叶癌、小管癌或黏液癌，浸润性导管癌没有足够的组织学特点，无法被分类为一种特殊的类型，因此被归为一类，直到有进一步的分类策略，WHO 分类将其定义为非特殊类型浸润性癌。

浸润性导管癌临床常表现为可触及的肿块。其大体病理学特征表现为大多数肿块外形不规则，边界不清，与周围组织缺乏明显界限，少数肿块界限清楚。肿块质硬，伴有钙化时有砂砾感，切面呈灰白色。浸润性导管癌的组织病理学特征包括肿瘤的生长方式、细胞学特征、核分裂象、促结缔组织反应性间质、伴随的 DCIS 范围等均有较大差异，表现出高度的异质性。浸润性导管癌中 ER、PR、HER-2 的表达差异很大，分子亚型同样具有异质性。

浸润性导管癌因组织学的高度异质性，预后也大不相同，其整体预后是所有乳腺癌中最差的。判断预后需要结合组织学分级、淋巴结状态、肿瘤大小、淋巴血管侵犯、ER、PR 等激素受体状态及 HER-2 是否过表达等来综合评估判断。

由于浸润性导管癌的大体病理学特征和组织病理学特征存在较大差异，所以声像图表现也有很大差异，肿瘤的形态、边界、边缘、内部回声、后方回声特征均有不同的超声表现。尽管如此，多数浸润性导管癌仍然会表现出一个或多个乳腺癌超声可疑恶性征象，超声医师应该综合评价多个可疑恶性征象进行诊断（具体超声表现参照本章第一节乳腺癌）。

病例 1（图 11-2-1）

病史：女，38 岁，发现左乳肿块 1 个月余，不伴乳头溢液，无周期性疼痛，自述肿块增长缓慢。

查体：双乳对称，皮肤无发红，无酒窝征及橘皮样改变，乳头无明显分泌物，左乳头内侧可触及肿块，大小约 1.5 cm × 1.0 cm，无压痛，质硬，形状不规则，活动度欠佳，与周围组织界限不清，腋窝未触及明显肿大淋巴结。

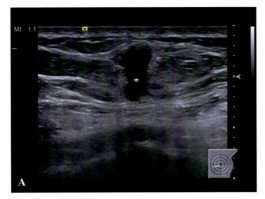
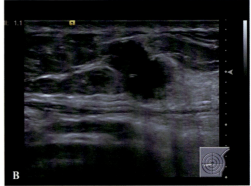

图 11-2-1　浸润性导管癌超声表现（一）

A、B. 二维声像图显示：肿块呈实性低回声，形态不规则，A/T＞1，边缘不光整，可见毛刺样改变，周边可见高回声晕，内可见粗大钙化，肿块向前侵及 Cooper 韧带，向后侵及乳腺后间隙（毛刺征及边缘厚的高回声晕诊断乳腺癌均具有较高的阳性预测值，毛刺征是肿瘤向周围组织浸润性生长引起的毛刺样改变，高回声晕是肿瘤周边纤维结缔组织增生形成的，也可能是瘤周剧烈的炎性反应所致）；C. CDFI 显示：肿块内可见少量血流信号，血流信号 I 级；D. 弹性成像显示：呈蓝色渲染，面积大于二维声像图肿块面积，弹性评分 5 分

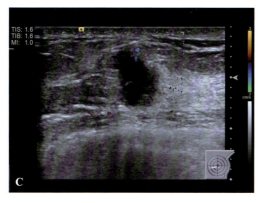
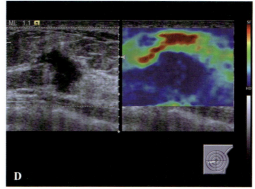

图 11-2-1 （续）

超声检查：左乳内象限相当于 9 点钟位置腺体层可见低回声实性占位，大小约 14 mm×10 mm，形态不规则，A/T＞1，边缘不光整，可见毛刺样改变，周边可见高回声晕，内可见粗大钙化，向前侵及 Cooper 韧带，向后侵及乳腺后间隙。CDFI：血流信号 Ⅰ 级。

超声诊断：左乳实性占位（BI-RADS 分类：4C 类，弹性评分：5 分）

术后病理：左乳浸润性导管癌 Ⅲ 级，前哨 1、2、3 淋巴结均（–）

免疫组化：ER（约 80%，中－强＋），PR（约 90%，中－强＋），HER-2（1＋），Ki-67 约 40%

病例 2（图 11-2-2）

病史：女，65 岁，发现右乳肿块 2 天，不伴乳头溢液，无周期性疼痛。

查体：双乳对称，皮肤无发红，无酒窝征及橘皮样改变，乳头无明显分泌物，右乳上方可触及肿块，大小约 2.0 cm×2.0 cm，无压痛，质硬，边界不清，形状不规则，活动度欠佳，与周围组织界限不清，腋窝未触及明显肿大淋巴结。

超声检查：右乳内上象限相当于 1 点钟位置腺体层可见低回声实性占位，大小 23 mm×14 mm，形态不规则，边缘不光整，边缘成角，可见毛刺样改变，肿块内可见簇状微钙化。CDFI：血流信号 Ⅱ 级。

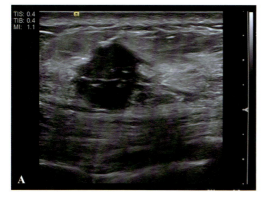
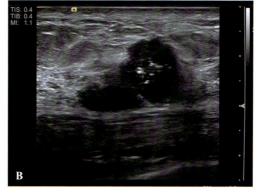

图 11-2-2 浸润性导管癌超声表现（二）

A. 二维声像图显示：肿块呈实性低回声，形态不规则，A/T＞1，边缘不光整，边缘成角，可见毛刺样改变；B. 二维声像图显示：肿块内可见簇状微钙化；C. CDFI 显示：肿块内可见丰富血流信号，血管走行不规则，分布杂乱，血流信号 Ⅱ 级；D. 弹性成像显示：声辐射力脉冲弹性成像肿块整体为黑色，弹性评分 5 分

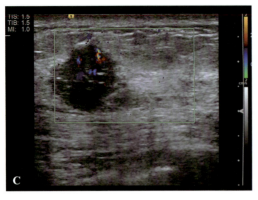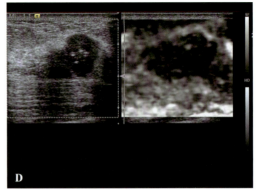

图 11-2-2 （续）

超声诊断：右乳实性占位（BI-RADS 分类：4C 类，弹性评分：5 分）

术后病理：右乳浸润性导管癌Ⅲ级，部分为微乳头亚型（约占 40%），前哨 1 淋巴结（1/1，微转移），前哨 2、3 淋巴结（-）

免疫组化：ER（约 95%，中-强+），PR（约 80%，中-强+），HER-2（2+），Ki-67 约 30%

病例 3（图 11-2-3）

病史：女，58 岁，发现左乳肿块 1 个月余，不伴乳头溢液，无周期性疼痛，自述肿块增长缓慢。

查体：双乳对称，皮肤无发红，无酒窝征，无橘皮样改变，乳头无明显分泌物，左乳外下象限可触及肿块，大小约 2.5 cm×2.0 cm，无压痛，质硬，形状不规则，活动度欠佳，与周围组织界限不清，左侧腋窝可触及淋巴结，大小约 1.0 cm×1.0 cm。

超声检查：左乳外下象限相当于 5 点钟位置腺体层可见低回声实性占位，大小约 27 mm×23 mm，形态不规则，边缘不光整，边缘成角，周边可见高回声晕，后方回声明显衰减，向前侵及 Cooper 韧带。CDFI：血流信号Ⅰ级，左侧腋下可见多发低回声淋巴结，皮质增厚，回声减低，淋巴门结构消失，较大者 12 mm×11 mm。

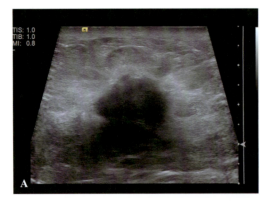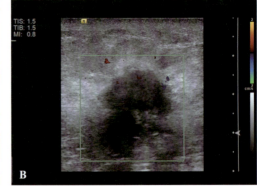

图 11-2-3 浸润性导管癌超声表现（三）

A. 二维声像图显示：肿块呈实性低回声，形态不规则，A/T>1，边缘不光整，边缘成角，周边可见高回声晕，后方回声明显衰减，向前侵及 Cooper 韧带（肿块后方回声衰减与恶性肿瘤的促纤维结缔组织增生反应有关）；B. CDFI 显示：肿块内可见少量血流信号，血流信号Ⅰ级；C. 弹性成像显示：呈蓝色渲染，面积大于二维声像图肿块面积，弹性评分 5 分；D. 二维声像图显示：左侧腋下淋巴结皮质增厚，回声减低，淋巴门结构消失

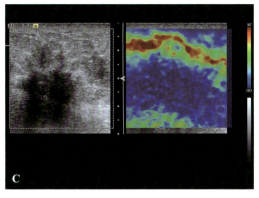
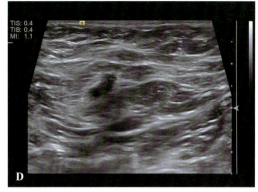

图 11-2-3 （续）

超声诊断：左乳实性占位（BI-RADS 分类：5 类，弹性评分：5 分）；左侧腋下多发异常淋巴结

术后病理：左乳浸润性导管癌Ⅲ级，部分为浸润性微乳头状癌伴少量高级别导管内癌，腋窝淋巴结（+）10/17

免疫组化：ER（约 80%，强 +），PR（约 80%，强 +），HER-2（3+），Ki-67 约 25%

病例 4（图 11-2-4）

病史：女，66 岁，自述右乳肿块 1 个月。

查体：双乳对称，皮肤无发红，无酒窝征，乳头无明显分泌物，右乳乳头凹陷，右乳可见橘皮样改变，右乳内侧可触及肿块，大小约 3.5 cm×3.0 cm，无压痛，质硬，形状不规则，活动度较差，与周围组织界限不清，腋窝未触及明显肿大淋巴结。

超声检查：右乳内象限相当于 3 点钟位置腺体层可见低回声实性占位，大小约 31 mm×23 mm，形态不规则，A/T＞1，边缘不光整，边缘成角，边缘呈微小分叶样改变，周边可见高回声晕，内散在微钙化，向前侵及 Cooper 韧带、皮肤及乳头，向后侵及乳腺后间隙。CDFI：血流信号Ⅲ级。

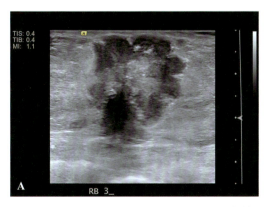
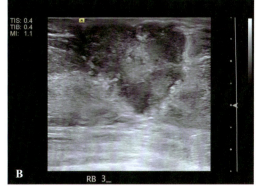

图 11-2-4　浸润性导管癌超声表现（四）

A、B. 二维声像图显示：肿块呈实性不均匀低回声，形态不规则，A/T＞1，边缘不光整，边缘成角，可见微小分叶样改变，周边可见高回声晕，内散在微钙化，向前侵及 Cooper 韧带、皮肤及乳头，向后侵及乳腺后间隙（肿瘤侵及皮肤为局部晚期乳腺癌）；C. CDFI 显示：肿块内可见丰富血流信号，血管走行不规则，分布杂乱，血流信号Ⅲ级（与肿瘤新生血管形成较多有关）；D. 弹性成像显示：呈蓝色渲染，面积大于二维声像图肿块面积，弹性评分 5 分

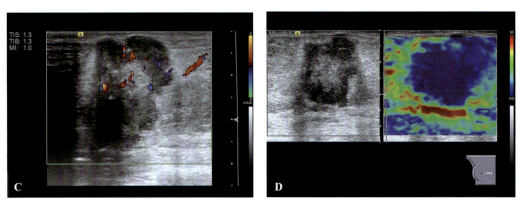

图 11-2-4 （续）

超声诊断：右乳实性占位（BI-RADS 分类：4C 类，弹性评分：5 分）

术后病理：右乳浸润性导管癌Ⅱ级，前哨 1 淋巴结（+）1/1，前哨 2、3 淋巴结（-）0/2

免疫组化：ER（约 90%，强 +），PR（约 70%，中 - 强 +），HER-2（1+），Ki-67 的热点区约 50%

病例 5（图 11-2-5）

病史：女，24 岁，发现左乳肿块 2 年，不伴乳头溢液，无周期性疼痛，自述肿块增长缓慢。

查体：双乳对称，皮肤无发红，左乳外上象限可见酒窝征，无橘皮样改变，乳头无明显分泌物，左乳外上可触及肿块，大小约 2.0 cm×2.0 cm，无压痛，质硬，形状不规则，活动度欠佳，与周围组织界限不清，左侧腋下可触及 2 枚淋巴结，较大者 1.0 cm×1.0 cm。

超声检查：左乳外上象限相当于 2 点钟位置腺体层可见低回声实性占位，大小约 21 mm×15 mm，形态不规则，A/T＞1，边缘不光整，边缘成角，可见毛刺样改变，内可见簇状微钙化，向前侵及 Cooper 韧带，向后侵及乳腺后间隙。CDFI：血流信号Ⅱ级，左侧腋下可见多发低回声淋巴结，皮质增厚，回声减低，淋巴门结构消失，较大者 14 mm×13 mm。

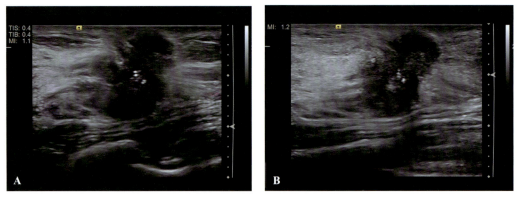

图 11-2-5 浸润性导管癌超声表现（五）

A、B. 二维声像图显示：肿块呈实性低回声，形态不规则，A/T＞1，边缘不光整，边缘成角，可见毛刺样改变，内可见簇状微钙化，该肿块向前侵及皮肤层及 Cooper 韧带，向后侵及乳腺后间隙（直接侵犯皮肤为局部晚期乳腺癌）；C. CDFI 显示：肿块内可见中等量血流信号，血管走行不规则，血流信号Ⅱ级；D. 弹性成像显示：呈蓝色渲染，面积大于二维声像图肿块面积，弹性评分 5 分

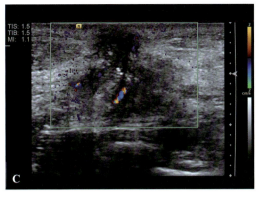
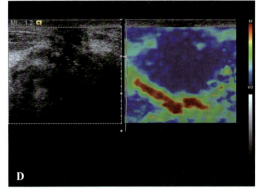

图 11-2-5 （续）

超声诊断：左乳实性占位（BI-RADS 分类：5 类，弹性评分：5 分）；左侧腋下多发异常淋巴结

术后病理：左乳浸润性导管癌Ⅱ级，腋窝淋巴结（+）9/18

免疫组化：ER（约 70%，中-强+），PR（约 70%，中-强+），HER-2（2+），Ki-67 约 25%

病例 6（图 11-2-6）

病史：女，36 岁，发现右乳肿块 1 年，增长迅速 4 个月。

查体：双乳对称，皮肤无发红，无酒窝征，可见橘皮样改变，乳头无明显分泌物，右乳下方可触及肿块，大小约 2.0 cm × 1.5 cm，无压痛，质稍硬，边界清楚，形状不规则，活动度尚可，与周围组织界限清楚，腋窝未触及明显肿大淋巴结。

超声检查：右乳下象限相当于 6 点钟位置腺体层可见低回声实性占位，大小 20 mm × 10 mm，大部分区域边缘光整，呈大分叶状，少部分区域边缘不光整，边缘成角，向前侵及脂肪层及 Cooper 韧带，占位旁皮下脂肪层可见多发条带状低回声。CDFI：血流信号Ⅲ级。

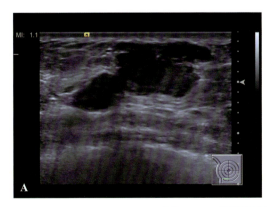
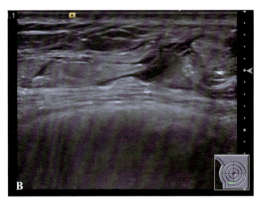

图 11-2-6 浸润性导管癌超声表现（六）

A. 二维声像图显示：肿块呈实性低回声，表面大分叶状，大部分区域边缘光整，少部分区域边缘不光整，边缘成角，肿块向前侵及脂肪层及 Cooper 韧带（此病例为浸润性导管癌Ⅲ级，由于高级别浸润性导管癌肿瘤生长迅速，肿瘤周围纤维结缔组织增生较少，常常表现为边界清楚的肿块，多无毛刺征、边缘厚的高回声晕、后方回声衰减等典型恶性征象）；B. 二维声像图显示：肿块旁皮下脂肪层可见多发条带状低回声（考虑可能为淋巴管阻塞或肿瘤压迫导致淋巴回流障碍引起的）；C. CDFI 显示：肿块内可见丰富血流信号，血管走行不规则，分布杂乱，血流信号Ⅲ级

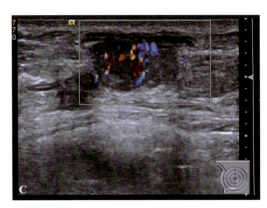

图 11-2-6 （续）

超声诊断：右乳实性占位（BI-RADS 分类：4C 类）

术后病理：右乳浸润性导管癌Ⅲ级，前哨 1、2 淋巴结（-），前哨 3 淋巴结（+）1/1，微转移

免疫组化：ER（-），PR（约 5%，弱+），HER-2（0），Ki-67 约 70%

病例 7（图 11-2-7）

病史：女，43 岁，发现左乳肿块 1 个月，不伴乳头溢液，无周期性疼痛，自述肿块增长缓慢。

查体：双乳对称，皮肤无发红，无酒窝征及橘皮样改变，乳头无明显分泌物，左乳头外侧可触及肿块，大小约 3.0 cm × 2.0 cm，无压痛，质硬，形状不规则，活动度欠佳，与周围组织界限不清，腋窝未触及明显肿大淋巴结。

超声检查：左乳外下象限相当于 3~4 点钟位置腺体层可见低回声实性占位，大小约 20 mm × 20 mm，形态不规则，边缘不光整，边缘成角，可见毛刺样改变，内可见微钙化，向前侵及 Cooper 韧带，周围可见导管扩张。CDFI：血流信号Ⅲ级。

超声诊断：左乳实性占位（BI-RADS 分类：4C 类，弹性评分：5 分）

术后病理：左乳浸润性导管癌Ⅰ级伴少量中级别导管内癌，前哨 1、2、3 淋巴结（-）均为 0/1

免疫组化：ER（约 80%，中-强+），PR（约 90%，中-强+），HER-2（1+），Ki-67 约 10%

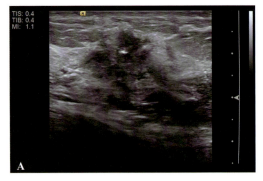 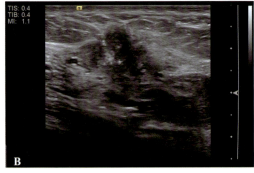

图 11-2-7 浸润性导管癌超声表现（七）

A. 二维声像图显示：肿块呈实性低回声，形态不规则，边缘不光整，边缘成角，可见毛刺样改变，向前侵及 Cooper 韧带；B. 二维声像图显示：肿块内可见微钙化，周围可见导管扩张；C. CDFI 显示：肿块内血流信号丰富，血管走行紊乱，可见粗大穿支血管，血流信号Ⅲ级；D. 弹性成像显示：呈蓝色渲染为主，面积大于二维声像图肿块面积，弹性评分 5 分

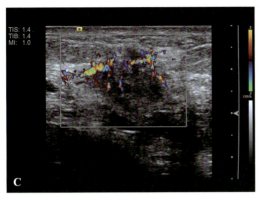
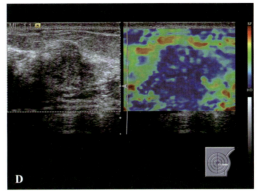

图 11-2-7 （续）

病例 8（图 11-2-8）

病史：女，72 岁，发现右乳肿块 2 个月，不伴乳头溢液，无周期性疼痛。

查体：双乳对称，皮肤无发红，无酒窝征及橘皮样改变，乳头无明显分泌物，右乳外上象限可触及肿块，大小约 3.0 cm×2.0 cm，无压痛，质硬，可推动，活动度尚可。

超声检查：右乳外上象限相当于 10 点钟位置腺体层可见极低回声实性占位，大小约 30 mm×25 mm，大部分区域边缘光整，少部分区域边缘成角，可见毛刺样改变，内散在微钙化，向前侵及 Cooper 韧带，向后侵及乳腺后间隙，周边可见导管扩张，呈"导管征"。CDFI：血流信号Ⅲ级，右侧腋下可见多发低回声淋巴结，皮质增厚，回声减低，淋巴门结构消失，较大者 19 mm×16 mm。

超声诊断：右乳实性占位（BI-RADS 分类：5 类，弹性评分：3 分）；右侧腋下多发异常淋巴结

术后病理：右乳浸润性导管癌Ⅲ级＋高级别导管内癌，腋窝淋巴结（＋）23/24

免疫组化：ER（-），PR（-），HER-2（3+），Ki-67 约 30%

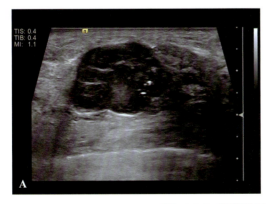
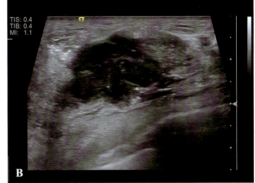

图 11-2-8　浸润性导管癌超声表现（八）

A、B. 二维声像图显示：肿块呈极低回声，部分区域边缘光整，可见包膜样回声，部分区域边缘不光整，边缘成角，可见毛刺样改变，内散在微钙化，肿块向前侵及 Cooper 韧带，向后侵及乳腺后间隙（极低回声与高级别浸润性导管癌肿瘤细胞成分多、纤维结缔组织成分较少有关；高级别浸润性导管癌肿瘤生长迅速，推挤周围正常乳腺组织形成假包膜，故肿块部分区域边界清楚、边缘光整，可见包膜样回声；肿块部分区域边缘成角及毛刺样改变提示肿瘤浸润性生长；微钙化与肿块内导管原位癌成分相关）；C. 二维声像图显示：肿块周边可见导管扩张，呈"导管征"（"导管征"病理基础为乳腺癌肿瘤细胞在导管系统内向乳头方向生长和播散，与导管原位癌成分相关）；D. CDFI 显示：肿块内可见丰富血流信号，血管走行不规则，分布杂乱，血流信号Ⅲ级；E. 弹性成像显示：呈蓝绿色渲染，以蓝色为主，弹性评分 3 分；F. 二维声像图显示：右侧腋下可见多发异常淋巴结，皮质增厚，回声减低，淋巴门结构消失

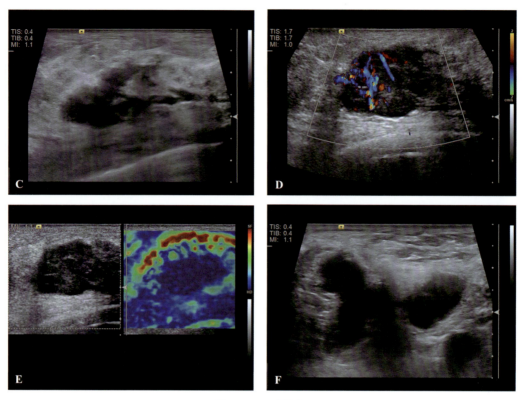

图 11-2-8 （续）

病例 9（图 11-2-9）

病史：女，48 岁，发现右乳肿块 3 天。

查体：双乳对称，皮肤无发红，无酒窝征及橘皮样改变，乳头无明显分泌物，右乳外侧可触及肿块，大小约 3.0 cm×3.0 cm，无压痛，质硬，边界不清，形状不规则，活动度欠佳，与周围组织界限不清，右侧腋窝可触及多个淋巴结，较大者 2.0 cm×1.0 cm。

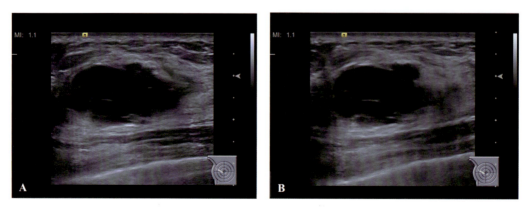

图 11-2-9 浸润性导管癌超声表现（九）

A、B. 二维声像图显示：肿块呈极低回声，形态不规则，边缘不光整，边缘成角，可见毛刺样改变，乳腺后间隙存在（边缘成角及毛刺样改变提示肿瘤向周围组织浸润性生长）；C. CDFI 显示：肿块内可见丰富血流信号，血管走行不规则，分布杂乱，血流信号Ⅲ级；D. 弹性成像显示：呈蓝色渲染为主，面积大于二维声像图肿块面积，弹性评分 5 分

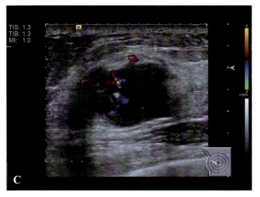
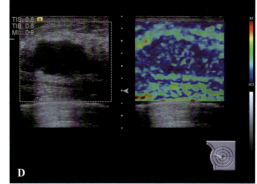

图 11-2-9 （续）

超声检查：右乳外上象限相当于 10 点钟位置腺体层可见极低回声实性占位，大小 28 mm×22 mm，形态不规则，边缘不光整，边缘成角，可见毛刺样改变，内可见一粗大强回声，乳腺后间隙存在。CDFI：血流信号Ⅲ级，右侧腋下可见 3 个低回声淋巴结，皮质增厚，回声减低，淋巴门结构消失，较大者 25 mm×12 mm。

超声诊断：右乳实性占位（BI-RADS 分类：5 类，弹性评分：5 分）；右侧腋下多发异常淋巴结

术后病理：右乳浸润性导管癌Ⅲ级，腋窝淋巴结（＋）3/11

免疫组化：ER（－），PR（－），HER-2（3＋），Ki-67 约 70%

病例 10（图 11-2-10）

病史：女，67 岁，发现左乳肿块 10 天，不伴乳头溢液，无疼痛。

查体：双乳对称，皮肤无发红，无酒窝征及橘皮样改变，乳头无明显分泌物；左乳外下象限可触及肿块，大小约 2.0 cm×2.0 cm，无压痛，质硬，边界不清，形状不规则，活动度欠佳，与周围组织界限不清，左侧腋窝可触及肿大淋巴结。

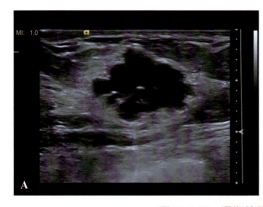
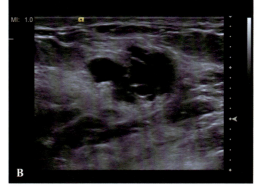

图 11-2-10　浸润性导管癌超声表现（十）

A、B. 二维声像图显示：肿块呈极低回声，形态不规则，边缘不光整，边缘成角，可见微小分叶样改变，向前侵及 Cooper 韧带，乳腺后间隙存在（微小分叶为肿瘤的浸润性成分呈微小结节样改变或肿瘤合并的导管原位癌及癌化小叶，此病例并未合并导管原位癌，故微小分叶与前者相关）；C. CDFI 显示：肿块内可见丰富血流信号，血管走行不规则，分布杂乱，血流信号Ⅲ级；D. 弹性成像显示：呈蓝色渲染，面积大于二维声像图肿块面积，弹性评分 5 分；E. 二维声像图显示：左侧腋下可见异常增大淋巴结，皮质增厚，回声减低，淋巴门结构消失；F. CDFI 显示：淋巴结内血流信号丰富，血管走行不规则，分布杂乱

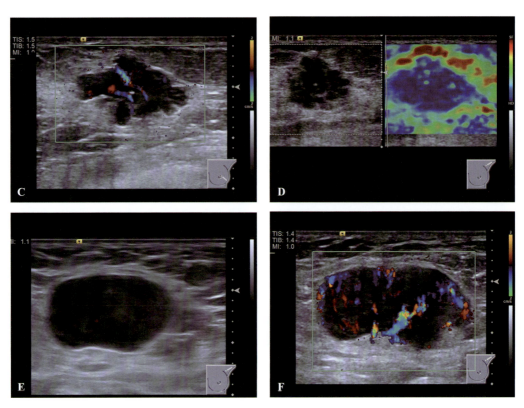

图 11-2-10 （续）

超声检查：左乳外下象限相当于 4 点钟位置腺体层可见低回声实性占位，大小 20 mm × 21 mm，形态不规则，边缘不光整，边缘成角，可见微小分叶样改变，向前侵及 Cooper 韧带，乳腺后间隙存在。CDFI：血流信号Ⅲ级，左侧腋下可见低回声淋巴结，皮质增厚，回声减低，淋巴门结构消失，大小约 18 mm × 16 mm。

超声诊断：左乳实性占位（BI-RADS 分类：5 类，弹性评分：5 分）；左侧腋下异常淋巴结

术后病理：左乳浸润性导管癌Ⅲ级，腋窝淋巴结（＋），1/11

免疫组化：ER（约 90%，强 +），PR（约 10%，中 – 强 +），HER-2（2+），Ki-67 约 40%

病例 11（图 11-2-11）

病史：女，66 岁，发现右乳肿块 1 个月余，不伴乳头溢液，无周期性疼痛，自述肿块增长缓慢。

查体：双乳不对称，皮肤无发红，无酒窝征及橘皮样改变，乳头无明显分泌物，右乳外象限可触及肿块，大小约 3.5 cm × 3.0 cm，无压痛，质硬，边界不清，形状不规则，活动度欠佳，与周围组织界限不清，腋窝未触及明显肿大淋巴结。

超声检查：右乳外象限相当于 9 点钟位置腺体层可见低回声实性占位，大小 32 mm × 25 mm，形态不规则，大部分区域边缘可见多分叶改变，少部分区域边缘成角，可见毛刺样改变，向前侵及 Cooper 韧带。CDFI：血流信号Ⅲ级。

超声诊断：右乳实性占位（BI-RADS 分类：4C 类，弹性评分：3 分）

术后病理：右乳浸润性导管癌Ⅱ级，前哨 1、2、3、4 淋巴结（－）

免疫组化：ER（约 80%，中 – 强 +），PR（约 60%，中 – 强 +），HER-2（2+），Ki-67 约 20%

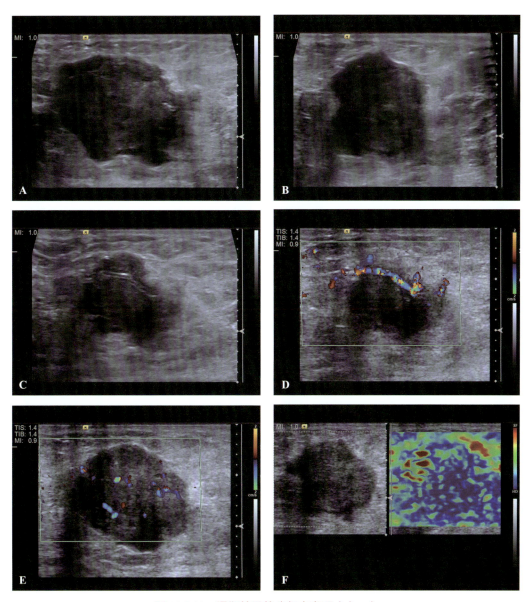

图 11-2-11 浸润性导管癌超声表现（十一）

A、B.二维声像图显示：肿块呈实性低回声，形态不规则，大部分区域边缘可见多分叶改变，少部分区域边缘成角，可见毛刺样改变，向前侵及 Cooper 韧带（3 个及以下大分叶为良性特征，分叶越多、越小恶性风险越高）；C、D.二维声像图及 CDFI 显示：肿块内见粗大血管穿行；D、E.CDFI 显示：肿块内可见丰富血流信号，血管走行不规则，分布杂乱，血流信号Ⅲ级；F.弹性成像显示：呈蓝绿色渲染，以蓝色为主，弹性评分 3 分

病例 12（图 11-2-12）

病史：女，66 岁，无意间发现右乳肿块，不伴乳头溢液，无周期性疼痛，自述肿块增长缓慢。

查体：双乳对称，皮肤无发红，无酒窝征及橘皮样改变，乳头无明显分泌物，右乳外上象限可触及肿块，大小约 3.0 cm×3.0 cm，无压痛，质硬，边界不清，形状不规则，活动度欠佳，与周围组织界限不清，腋窝未触及明显肿大淋巴结。

超声检查：右乳外上象限相当于 11 点钟位置腺体层可见低回声实性占位，大小 23 mm×20 mm，形态不规则，边缘不光整，边缘成角，可见毛刺样改变，周边可见高回声晕，向前侵及

Cooper 韧带，后方回声明显衰减。CDFI：血流信号Ⅲ级，右侧腋下可见多发低回声淋巴结，皮质不均匀增厚，回声减低，淋巴门结构偏心，较大者 13 mm × 12 mm。

超声诊断：右乳实性占位（BI-RADS 分类：5 类，弹性评分：5 分）；右侧腋下多发异常淋巴结

术后病理：右乳伴内分泌分化的浸润性导管癌Ⅱ级 + 少量黏液癌 + 实体性乳头状癌，腋窝淋巴结（+）4/12

免疫组化：ER（约 90%，强 +），PR（约 90%，中 - 强 +），HER-2（-），Ki-67 约 10%

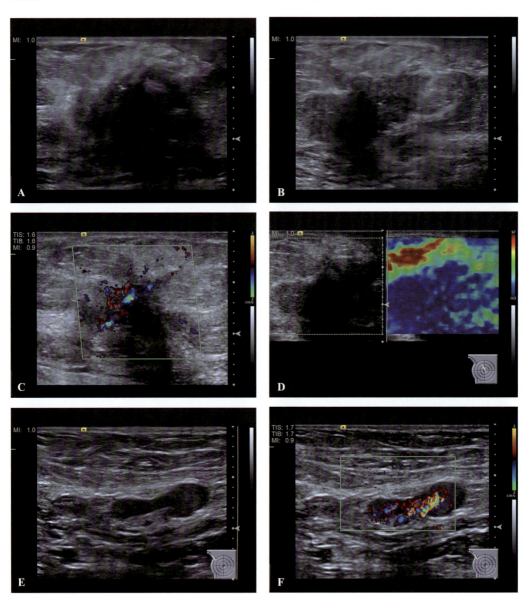

图 11-2-12　浸润性导管癌超声表现（十二）

A、B. 二维声像图显示：肿块呈实性低回声，形态不规则，边缘不光整，边缘成角，可见毛刺样改变，周边可见高回声晕，向前侵及 Cooper 韧带，后方回声明显衰减；C. CDFI 显示：肿块内血流信号丰富，血管走行不规则，分布杂乱，血流信号Ⅲ级；D. 弹性成像显示：呈蓝色渲染为主，面积大于二维声像图肿块面积，弹性评分 5 分；E. 二维声像图显示：右侧腋下可见低回声增大淋巴结，皮质不均匀增厚，回声减低，淋巴门结构偏心；F. CDFI 显示：低回声增大淋巴结内血流信号丰富

病例 13（图 11-2-13）

病史：女，67岁，发现左乳肿块半年余，不伴乳头溢液，无周期性疼痛，自述肿块增长缓慢。

查体：双乳对称，皮肤无发红，无酒窝征及橘皮样改变，乳头无明显分泌物，左乳外上可触及肿块，大小约 2.0 cm×1.5 cm，无压痛，质硬，形状不规则，活动度欠佳，与周围组织界限不清，腋窝未触及肿大淋巴结。

超声检查：左乳外上象限相当于 2 点钟位置腺体层可见 2 个低回声实性占位，占位 1 大小 12 mm×8 mm，占位 2 大小 14 mm×16 mm，形态不规则，A/T＞1，边缘不光整，边缘成角，可见毛刺样改变，后方回声衰减，乳腺后间隙存在。CDFI：血流信号Ⅰ级。

超声诊断：左乳实性占位（BI-RADS 分类：4C 类，弹性评分：5 分）

术后病理：左乳浸润性导管癌Ⅰ级伴低 – 中级别导管内癌，前哨淋巴结（–）

免疫组化：ER（约 90%，+），PR（约 50%，+），HER-2（1+），Ki-67 约 15%

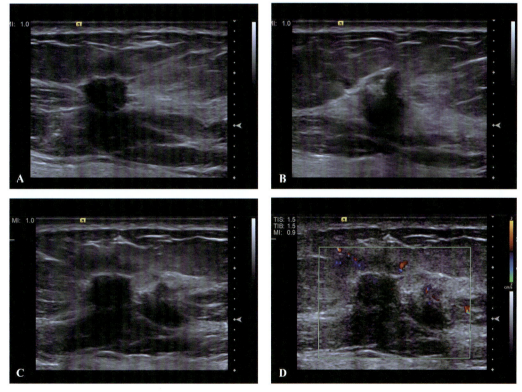

图 11-2-13　浸润性导管癌超声表现（十三）
A. 二维声像图显示：肿块 1 呈实性低回声，边缘不光整，可见毛刺样改变，肿块周边可见高回声晕；B. 二维声像图显示：肿块 2 呈实性低回声，形态不规则，A/T＞1，边缘不光整，边缘成角，可见毛刺样改变，后方回声衰减，乳腺后间隙存在；C. 二维声像图显示：肿块 1 及肿块 2 在大多数切面无法同时显示，此切面同时显示了两个肿块，二者之间相互延续；D. CDFI 显示：肿块内可见少量血流信号，血流信号Ⅰ级；E. 弹性成像显示：呈蓝色渲染，面积大于二维声像图肿块面积，弹性评分 5 分

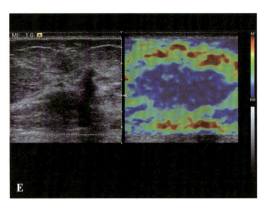

图 11-2-13 （续）

病例 14（图 11-2-14）

病史：女，47岁，发现左乳肿块6个月余，不伴乳头溢液，无周期性疼痛，自述肿块增长缓慢。

查体：双乳对称，皮肤无发红，无酒窝征及橘皮样改变，乳头无明显分泌物，左乳外上象限可触及肿块，大小约3.0 cm×2.0 cm，无压痛，质硬，边界不清，形状不规则，活动度欠佳，与周围组织界限不清，腋窝未触及明显肿大淋巴结。

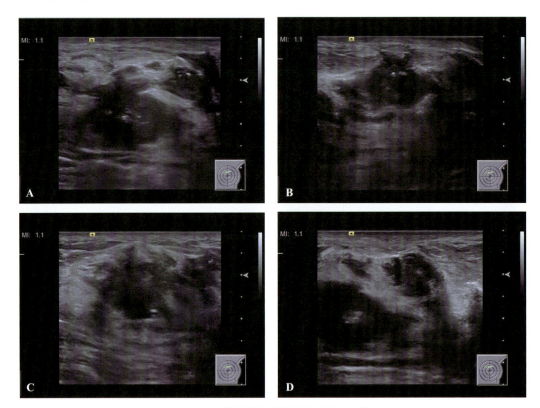

图 11-2-14　浸润性导管癌超声表现（十四）

A～D.二维声像图显示：左乳腺体层内多发低回声实性肿块，形态不规则，边缘不光整，边缘成角，可见毛刺样改变，内散在微钙化，肿块向前侵及Cooper韧带，乳腺后间隙存在，动态图像显示肿块之间通过扩张的导管相连，导管内可见簇状分布及散在分布的微钙化（连接肿块的扩张导管病理基础为乳腺癌肿瘤细胞向周围组织浸润性生长，同时在导管系统内生长和播散，扩张的导管与导管原位癌成分相关；微钙化为导管原位癌成分坏死形成的）；E、F. CDFI显示：肿块内可见丰富血流信号，血管走行不规则，分布杂乱，血流信号Ⅲ级

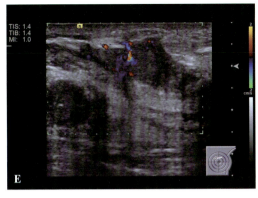
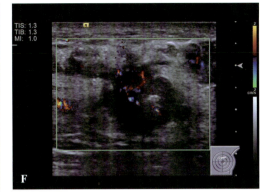

图 11-2-14 （续）

超声检查：左乳外上象限相当于 12～1 点钟位置腺体层可见多发低回声实性占位，较大者 23 mm×20 mm，形态不规则，边缘不光整，边缘成角，可见毛刺样改变，内散在微钙化，向前侵及 Cooper 韧带，乳腺后间隙存在。CDFI：血流信号Ⅲ级。

超声诊断：左乳多发实性占位（BI-RADS 分类：4C 类）

术后病理：左乳浸润性导管癌Ⅱ级，少量中级别导管内癌，前哨 1、2、3 淋巴结（−）

免疫组化：ER（95%，中-强＋），PR（20%，中-强＋），HER-2（2＋），Ki-67 约 20%

病例 15（图 11-2-15）

病史：女，49 岁，发现右乳肿块 4 天，不伴乳头溢液，无周期性疼痛。

查体：双乳对称，皮肤无发红，无酒窝征及橘皮样改变，乳头无明显分泌物，右乳头外下可触及肿块，大小约 2.5 cm×2.0 cm，无压痛，质硬，形状不规则，活动度欠佳，与周围组织界限不清，腋窝未触及肿大淋巴结。

超声检查：右乳外下象限相当于 8 点钟位置腺体层可见低回声实性占位，大小约 23 mm×20 mm，形态不规则，边缘不光整，边缘成角，可见毛刺样改变，内可见一枚点状钙化，向前侵及 Cooper 韧带，乳腺后间隙存在。CDFI：血流信号Ⅱ级。

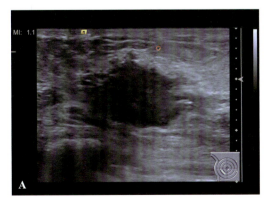
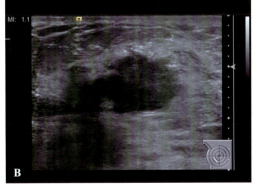

图 11-2-15 浸润性导管癌超声表现（十五）

A、B.二维声像图显示：肿块呈实性低回声，形态不规则，边缘不光整，边缘成角，可见毛刺样改变，向前侵及 Cooper 韧带，乳腺后间隙存在；C.二维声像图显示：肿块内可见一枚点状钙化；D.CDFI 显示：肿块内可见中等量血流信号，血流信号Ⅱ级；E.弹性成像显示：呈蓝色渲染为主，面积大于二维声像图肿块面积，弹性评分 5 分

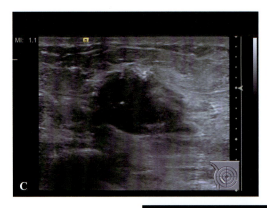
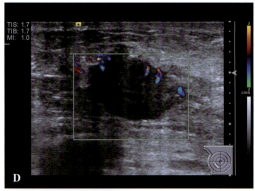
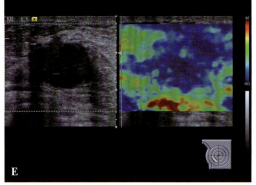

图 11-2-15 （续）

超声诊断：右乳实性占位（BI-RADS 分类：4C 类，弹性评分：5 分）

术后病理：右乳浸润性导管癌（约 70% 伴印戒细胞分化 + 约 30% 普通型Ⅲ级），其中 5% 高级别导管内癌，腋窝淋巴结（−）

免疫组化：ER（约 80%，中 +），PR（约 70%，弱 − 中 +），HER-2（1+），Ki-67 约 40%

病例 16（图 11-2-16）

病史：女，40 岁，自述左乳肿块 4 个月，不伴乳头溢液，无周期性疼痛，自述肿块增长缓慢。

查体：双乳对称，皮肤无发红，无酒窝征及橘皮样改变，乳头无明显分泌物，左乳外上可触及肿块，大小约 2.0 cm × 1.0 cm，无压痛，质硬，形状不规则，活动度较差，与周围组织界限不清，腋窝未触及肿大淋巴结。

超声检查：左乳外上象限相当于 2 点钟位置腺体层可见低回声实性占位，大小约 17 mm × 12 mm，形态不规则，A/T > 1，边缘不光整，可见毛刺样改变，周边可见高回声晕，内可见微钙化，向前侵及 Cooper 韧带，乳腺后间隙存在。CDFI：血流信号Ⅱ级。

超声诊断：左乳实性占位（BI-RADS 分类：4C 类，弹性评分：5 分）

术后病理：左乳浸润性导管癌Ⅰ级，腋窝淋巴结（−）

免疫组化：ER（约 30%，中 − 弱 +），PR（约 90%，强 +），HER-2（1+），Ki-67 约 15%

第十一章 乳腺恶性肿瘤

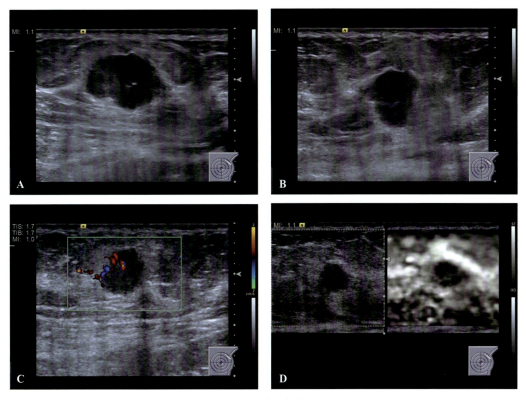

图 11-2-16 浸润性导管癌超声表现（十六）

A. 二维声像图显示：肿块呈实性低回声，形态不规则，边缘不光整，可见毛刺样改变，内可见微钙化，向前侵及 Cooper 韧带，乳腺后间隙存在；B. 二维声像图显示：肿块 A/T＞1，周边可见高回声晕；C. CDFI 显示：肿块内可见中等量血流信号，血管走行不规则，血流信号Ⅱ级；D. 弹性成像显示：声辐射力脉冲弹性成像肿块整体为灰黑色，以黑色为主，弹性评分 5 分

病例 17（图 11-2-17）

病史：女，47 岁，发现左乳肿块 1 个月余，不伴乳头溢液，无周期性疼痛，自述肿块增长缓慢。

查体：双乳不对称，皮肤无发红，无酒窝征及橘皮样改变，乳头无明显分泌物，左乳外上象限可触及肿块，大小约 2.0 cm×1.5 cm，无压痛，质硬，边界不清，形状不规则，活动度欠佳，与周围组织界限不清，腋窝未触及明显肿大淋巴结。

超声检查：左乳外上象限相当于 2 点钟位置腺体层可见低回声实性占位，大小 16 mm×15 mm，形态不规则，边缘不光整，边缘成角，可见毛刺样改变，向前侵及 Cooper 韧带，乳腺后间隙存在。CDFI：血流信号Ⅰ级。

超声诊断：左乳实性占位（BI-RADS 分类：4C 类，弹性评分：5 分）

术后病理：左乳浸润性导管癌Ⅱ级伴少量周围型导管内乳头状瘤，前哨 1、2、3 淋巴结（－）

免疫组化：ER（约 90%，中 - 强 +），PR（约 90%，中 - 强 +），HER-2（－），Ki-67 约 15%

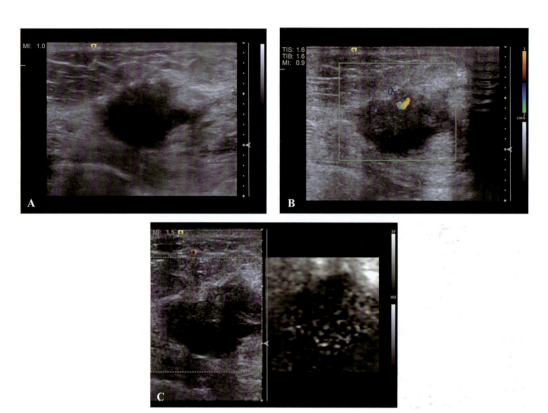

图 11-2-17　浸润性导管癌超声表现（十七）

A. 二维声像图显示：肿块呈实性低回声，形态不规则，边缘不光整，边缘成角，可见毛刺样改变，向前侵及 Cooper 韧带，乳腺后间隙存在；B. CDFI 显示：肿块内可见少量血流信号，血流信号Ⅰ级；C. 弹性成像显示：声辐射力脉冲弹性成像肿块整体为灰黑色，以黑色为主，弹性评分 5 分

病例 18（图 11-2-18）

病史：女，59 岁，发现左乳肿块 4 个月，不伴乳头溢液，无周期性疼痛，自述肿块增长缓慢。

查体：双乳对称，皮肤无发红，无酒窝征及橘皮样改变，乳头无明显分泌物，左乳外侧可触及肿块，大小约 2.5 cm×1.5 cm，无压痛，质硬，边界不清，形状不规则，活动度欠佳，与周围组织界限不清，腋窝未触及明显肿大淋巴结。

超声检查：左乳外象限相当于 3 点钟位置腺体层可见低回声实性占位，大小 24 mm×19 mm，形态不规则，大部分区域边缘光整，少部分区域边缘不光整，边缘成角，可见毛刺样改变，内可见微钙化，后方回声增强，向前侵及 Cooper 韧带，乳腺后间隙存在。CDFI：血流信号Ⅱ级。

超声诊断：左乳实性占位（BI-RADS 分类：4C 类，弹性评分：5 分）

术后病理：左乳浸润性导管癌Ⅲ级，前哨 1、2、3 淋巴结（-），腋窝淋巴结（-）

免疫组化：ER（约 90%，强+），PR（约 70%，强+），HER-2（3+），Ki-67 约 80%

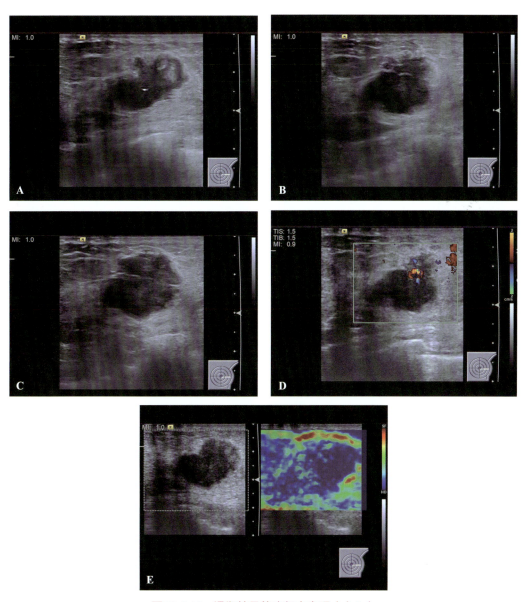

图 11-2-18 浸润性导管癌超声表现（十八）

A. 二维声像图显示：肿块呈实性低回声，形态不规则，边缘成角，内可见微钙化，向前侵及 Cooper 韧带，乳腺后间隙存在；B、C. 二维声像图显示：肿块大部分区域边缘光整，少部分区域边缘不光整，边缘成角，可见毛刺样改变，后方回声增强（浸润性导管癌Ⅲ级肿瘤常常表现为后方回声增强，与高级别浸润性导管癌肿瘤细胞成分多、纤维结缔组织成分较少有关）；D. CDFI 显示：肿块内可见中等量血流信号，血管走行不规则，分布杂乱，血流信号Ⅱ级；E. 弹性成像显示：呈蓝色渲染为主，面积大于二维声像图肿块面积，弹性评分 5 分

病例 19（图 11-2-19）

病史：女，60 岁，发现左乳肿块 4 个月，不伴乳头溢液，无周期性疼痛，自述肿块逐渐增大。

查体：双乳不对称，皮肤无发红，无酒窝征，左乳可见橘皮样改变，乳头无明显分泌物，左乳外上可触及肿块，大小约 5.0 cm×4.0 cm，有压痛，质硬，形状不规则，活动度欠佳，与周围组织界限模糊，腋窝未触及肿大淋巴结。

超声检查：左乳外上象限相当于 1 点钟位置腺体层可见低回声实性占位，大小约 37 mm×

27 mm，形态不规则，A/T＞1，边缘不光整，边缘成角，可见毛刺样改变，周边可见高回声晕，向前侵及 Cooper 韧带。CDFI：血流信号Ⅱ级，左侧腋下可见多发低回声淋巴结，皮质增厚，回声减低，淋巴门结构消失，较大者 12 mm×9 mm。

超声诊断：左乳实性占位（BI-RADS 分类：5 类，弹性评分：5 分）；左侧腋下多发异常淋巴结

术后病理：左乳浸润性导管癌Ⅲ级，脉管瘤栓（＋），紧邻乳头真皮内见浸润性导管癌病灶，侵及表皮，不除外转移可能，腋窝淋巴结（＋）11/20

免疫组化：ER（约 90%，强＋），PR（－），HER-2（2＋），Ki-67 约 50%

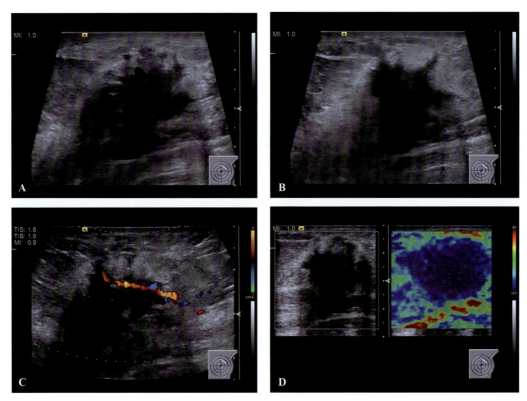

图 11-2-19　浸润性导管癌超声表现（十九）

A. 二维声像图显示：肿块呈实性低回声，形态不规则，A/T＞1，边缘不光整，边缘成角，可见毛刺样改变，该肿块向前侵及 Cooper 韧带；B. 二维声像图显示：肿块与皮肤之间、肿块表面可见厚的高回声晕（此病例病理结果提示合并脉管瘤栓，考虑厚的高回声晕与淋巴管阻塞引起的淋巴水肿有关，临床常表现为橘皮样改变）；C. CDFI 显示：肿块内可见中等量血流信号，血管走行不规则，血流信号Ⅱ级；D. 弹性成像显示：呈蓝色渲染，面积大于二维声像图肿块面积，弹性评分 5 分

病例 20（图 11-2-20）

病史：女，58 岁，发现右乳肿块 1 个月余，不伴乳头溢液，无周期性疼痛，自述肿块增长缓慢。

查体：双乳对称，皮肤无发红，无酒窝征及橘皮样改变，乳头无明显分泌物，右乳内上象限可触及肿块，大小约 2.0 cm×2.0 cm，无压痛，质硬，边界不清，形状不规则，活动度欠佳，与周围组织界限不清，腋窝未触及明显肿大淋巴结。

超声检查：右乳内上象限相当于 2 点钟位置腺体层可见低回声实性占位，大小 19 mm×19 mm，形态不规则，A/T＞1，边缘不光整，边缘成角，可见毛刺样改变，内可见簇状微钙化，后方回声衰减，

向前侵及 Cooper 韧带。CDFI：血流信号Ⅱ级。

超声诊断：右乳实性占位（BI-RADS 分类：4C 类）

术后病理：右乳浸润性导管癌Ⅱ级，前哨 1、2、3 淋巴结（-）

免疫组化：ER（约 90%，强+），PR（约 90%，强+），HER-2（2+），Ki-67 约 10%

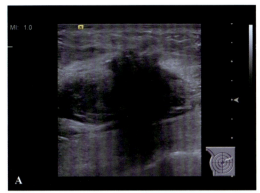
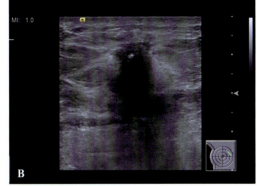
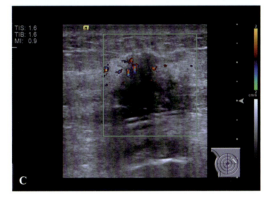

图 11-2-20　浸润性导管癌超声表现（二十）

A、B.二维声像图显示：肿块呈实性低回声，形态不规则，A/T＞1，边缘不光整，边缘成角，可见毛刺样改变，内可见簇状微钙化，后方回声衰减，向前侵及 Cooper 韧带（后方回声衰减常发生于低-中级别浸润性导管癌，与肿瘤的促纤维结缔组织增生反应有关）；C.CDFI 显示：肿块内可见中等量血流信号，血管走行不规则，分布杂乱，血流信号Ⅱ级

病例 21（图 11-2-21）

病史：女，63 岁，发现右乳肿块 1 个月余，不伴乳头溢液，无周期性疼痛，自述肿块增长缓慢。

查体：双乳对称，皮肤无发红，无酒窝征及橘皮样改变，乳头无明显分泌物，右乳上象限可触及肿块，大小约 1.5 cm×1.0 cm，无压痛，质硬，边界不清，形状不规则，活动度欠佳，与周围组织界限不清，腋窝未触及明显肿大淋巴结。

超声检查：右乳上象限相当于 12 点钟位置腺体层可见低回声实性占位，大小 12 mm×9 mm，形态不规则，A/T＞1，边缘不光整，边缘成角，可见毛刺样改变，部分区域周边可见高回声晕，后方回声明显衰减。CDFI：血流信号Ⅲ级。

超声诊断：右乳实性占位（BI-RADS 分类：4C 类，弹性评分：5 分）

术后病理：右乳浸润性导管癌Ⅰ级伴中级别导管内癌，淋巴结（-）

免疫组化：ER（约 95%，强+），PR（约 30%，中-强+），HER-2（2+），Ki-67 约 5%

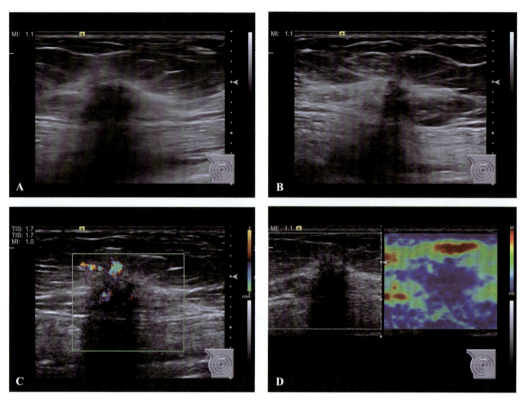

图 11-2-21　浸润性导管癌超声表现（二十一）

A、B. 二维声像图显示：肿块呈实性低回声，形态不规则，A/T＞1，边缘不光整，边缘成角，可见毛刺样改变，部分区域周边可见高回声晕，后方回声明显衰减（毛刺样改变、边缘厚的高回声晕及后方回声衰减为乳腺癌典型超声表现，多与肿瘤的促纤维结缔组织增生反应有关，此病例为浸润性导管癌Ⅰ级，低级别浸润性导管癌肿瘤生长缓慢，纤维结缔组织增生广泛，肿块超声常表现为上述恶性征象）；C. CDFI 显示：肿块内可见丰富血流信号，血管走行不规则，分布杂乱，血流信号Ⅲ级；D. 弹性成像显示：呈蓝色渲染，面积大于二维声像图肿块面积，弹性评分 5 分

病例 22（图 11-2-22）

病史：女，55 岁，发现右乳肿块 10 天，不伴乳头溢液，无周期性疼痛，自述肿块增长缓慢。

查体：双乳对称，皮肤无发红，无酒窝征及橘皮样改变，乳头无明显分泌物，右乳头内下可触及肿块，大小约 2.5 cm×2.5 cm，无压痛，质硬，形状不规则，活动度欠佳，与周围组织界限不清，腋窝未触及肿大淋巴结。

超声检查：右乳内下象限相当于 4 点钟位置腺体层可见不均匀低回声区，范围约 28 mm×22 mm，呈斑片状，形态不规则，边缘模糊，该低回声区内部及周边可见扩张的导管指向乳头，沿导管走行可见微钙化。CDFI：血流信号Ⅲ级。

超声诊断：右乳低回声区（BI-RADS 分类：4C 类，弹性评分：5 分）

术后病理：右乳多灶浸润性导管癌Ⅲ级伴高级别导管内癌（导管内癌成分约占 95%，浸润性癌成分约占 5%，且均为镜下浸润灶，最大浸润灶 1.5 mm），腋窝淋巴结（−）

免疫组化：ER（−），PR（−），HER-2（3+），Ki-67 约 35%

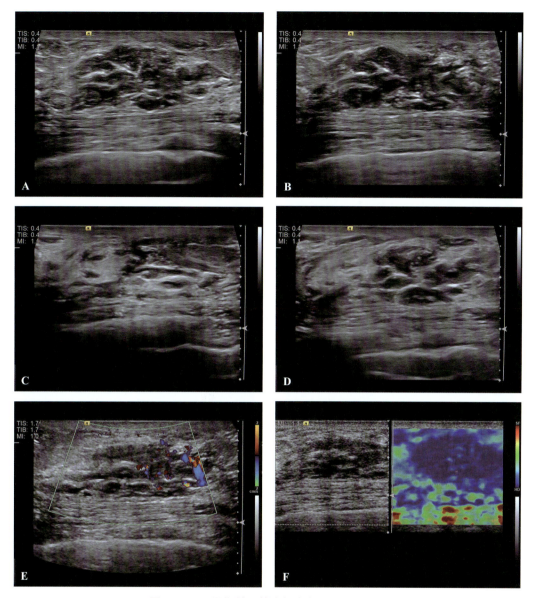

图 11-2-22　浸润性导管癌超声表现（二十二）

A、B.二维声像图显示：右乳腺体层不均匀低回声区，呈斑片状，形态不规则，边缘模糊，并沿乳腺导管走行（该病例超声未显示明确肿块，仅表现为片状不均匀低回声区，考虑与肿瘤大部分为导管原位癌成分相关，复习术后病理，与超声诊断结果相符）；C.二维声像图显示：该低回声区内部及周边可见扩张的导管指向乳头（导管扩张是由于肿瘤细胞、坏死碎屑填充并扩张管腔，与导管原位癌成分相关）；D.二维声像图显示：部分扩张的导管内可见微钙化；E.CDFI显示：肿块内可见丰富血流信号，血管走行不规则，分布杂乱，血流信号Ⅲ级；F.弹性成像显示：呈蓝色渲染，面积大于二维声像图低回声区面积，弹性评分5分

病例 23（图 11-2-23）

病史：女，40岁，发现右乳肿块1个月余，不伴乳头溢液，无周期性疼痛，自述肿块增长缓慢。

查体：双乳对称，皮肤无发红，无酒窝征及橘皮样改变，乳头无明显分泌物，右乳外上象限可触及肿块，大小约3.0 cm×2.0 cm，无压痛，质硬，边界不清，形状不规则，活动度欠佳，与周围组织界限不清，腋窝未触及明显肿大淋巴结。

超声检查：右乳上象限相当于12点钟位置腺体层可见低回声实性占位，大小19 mm×17 mm，形态不规则，边缘不光整，边缘成角，可见毛刺样改变，周边可见条带状低回声与其相连，内可见无回声，实性部分内可见多发点状强回声，向前侵及Cooper韧带，乳腺后间隙存在。CDFI：血流信号Ⅱ级。

超声诊断：右乳实性占位（BI-RADS分类：4C类，实性部分弹性评分：5分）

术后病理：右乳浸润性导管癌Ⅲ级，少量高级别导管内癌，腋窝淋巴结（-）

免疫组化：ER（约70%，中+），PR（约70%，中+），HER-2（3+），Ki-67约60%

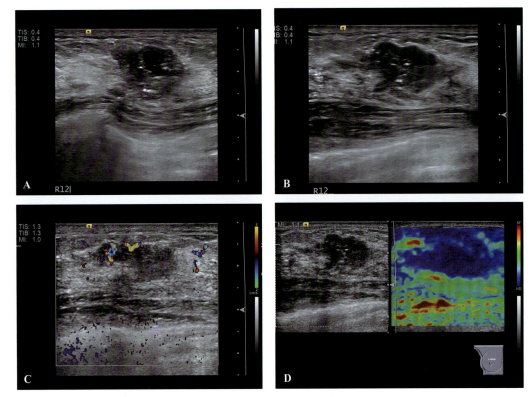

图 11-2-23　浸润性导管癌超声表现（二十三）

A.二维声像图显示：肿块呈实性低回声，形态不规则，边缘不光整，边缘成角，可见毛刺样改变，内可见无回声，实性部分内可见多发点状强回声，向前侵及Cooper韧带，乳腺后间隙存在（高级别浸润性导管癌肿瘤生长迅速常发生液化坏死，超声表现为肿块内无回声）；B.二维声像图显示：肿块周围可见条带状低回声与其相连（考虑与肿瘤的浸润性生长或高级别导管原位癌引起的导管扩张有关）；C.CDFI显示：肿块内可见中等量血流信号，血管走行不规则，血流信号Ⅱ级；D.弹性成像显示：实性部分呈蓝色渲染，面积大于二维声像图肿块面积，弹性评分5分

病例24（图11-2-24）

病史：女，60岁，发现右乳肿块1周，不伴乳头溢液，无周期性疼痛。

查体：双乳不对称，皮肤无发红，无酒窝征及橘皮样改变，乳头无明显分泌物，右乳外上象限可触及肿块，大小约3.0 cm×2.0 cm，无压痛，质硬，边界不清，形状不规则，活动度欠佳，与周围组织界限不清，腋窝未触及明显肿大淋巴结。

超声检查：右乳外上象限相当于10点钟位置腺体层可见低回声实性占位，大小27 mm×18 mm，形态不规则，大部分区域边缘光整，少部分区域边缘不光整，边缘成角，周边可见高回声晕，内可见无回声，向前侵及 Cooper 韧带，乳腺后间隙存在。CDFI：血流信号Ⅰ级。

超声诊断：右乳实性占位（BI-RADS 分类：4C 类，实性部分弹性评分：5 分）

术后病理：右乳浸润性导管癌Ⅱ级，前哨 1、2、3、4 淋巴结（-）

免疫组化：ER（-），PR（-），HER-2（0），Ki-67 约 60%

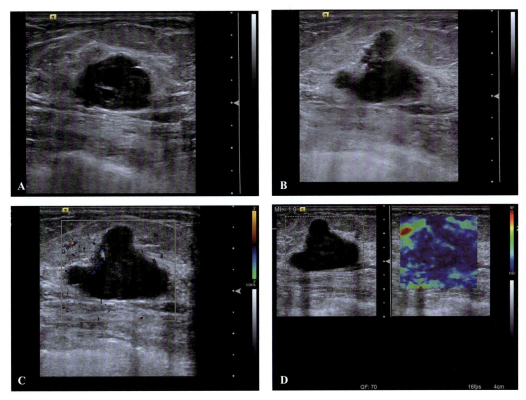

图 11-2-24　浸润性导管癌超声表现（二十四）

A、B. 二维声像图显示：肿块呈实性低回声，形态不规则，大部分区域边缘光整，少部分区域边缘不光整，边缘成角，周边可见高回声晕，内可见无回声，肿块向前侵及 Cooper 韧带，乳腺后间隙存在；C. CDFI 显示：肿块内可见少量血流信号，血流信号Ⅰ级（血流信号不丰富可能与病灶内较大的液化坏死有关）；D. 弹性成像显示：实性部分呈蓝色渲染，面积大于二维声像图肿块面积，弹性评分 5 分

病例 25（图 11-2-25）

病史：女，47 岁，发现右乳肿块 2 个月余，不伴乳头溢液，伴压痛，自述肿块增长缓慢。

查体：双乳对称，皮肤无发红，无酒窝征及橘皮样改变，乳头无明显分泌物，右乳头内侧可触及肿块，大小约 3.0 cm×2.5 cm，伴压痛，质硬，形状不规则，活动度欠佳，与周围组织界限不清，腋窝未触及肿大淋巴结。

超声检查：右乳内上象限相当于 2 点钟位置腺体层可见实性为主囊实混合性占位，大小约 30 mm×30 mm，形态不规则，大部分区域边缘光整，少部分区域边缘不光整，边缘成角，内可见微钙化，并可见少量无回声，向前侵及 Cooper 韧带。CDFI：血流信号Ⅱ级。

超声诊断：右乳混合性占位（BI-RADS 分类：4C 类，实性部分弹性评分：5 分）

术后病理：右乳浸润性导管癌Ⅱ级，腋窝淋巴结（-）

免疫组化：ER（约 50%，中 - 弱 +），PR（约 90%，强 +），HER-2（2+），Ki-67 约 20%

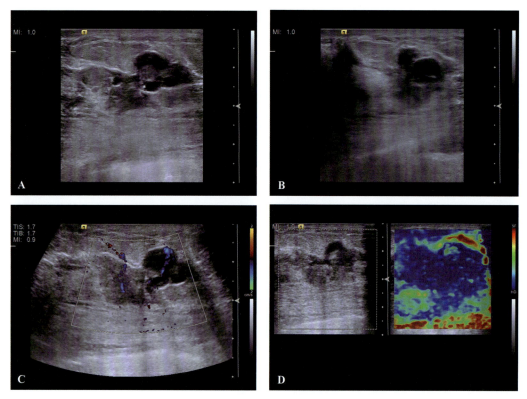

图 11-2-25　浸润性导管癌超声表现（二十五）

A、B.二维声像图显示：肿块呈实性为主囊实混合性，形态不规则，大部分区域边缘光整，少部分区域边缘不光整，边缘成角，内可见微钙化，并可见少量无回声，向前侵及 Cooper 韧带；C.CDFI 显示：肿块内可见中等量血流信号，血管走行不规则，血流信号Ⅱ级；D.弹性成像显示：肿块内实性部分呈蓝色渲染，面积大于二维声像图肿块面积，弹性评分 5 分

病例 26（图 11-2-26）

病史：女，61 岁，发现右乳肿块 3 天，不伴乳头溢液，无周期性疼痛，自述肿块增长缓慢。

查体：双乳对称，皮肤无发红，无酒窝征及橘皮样改变，乳头无明显分泌物，右乳外上象限可触及肿块，大小约 3.0 cm×2.0 cm，无压痛，质硬，边界不清，形状不规则，活动度欠佳，与周围组织界限不清，腋窝未触及明显肿大淋巴结。

超声检查：右乳外象限相当于 9 点钟位置腺体层可见低回声实性占位，大小 27 mm×26 mm，形态不规则，A/T＞1，边缘不光整，边缘成角，可见微小分叶及毛刺样改变，周边可见厚的高回声晕，其内可见簇状微钙化，向前侵及 Cooper 韧带，向后侵及乳腺后间隙。CDFI：血流信号Ⅱ级。

超声诊断：右乳实性占位（BI-RADS 分类：5 类，弹性评分：5 分）

术后病理：右乳浸润性导管癌Ⅲ级，少量高级别导管内癌，腋窝淋巴结（−）

免疫组化：ER（−），PR（−），HER-2（3+），Ki-67 约 70%

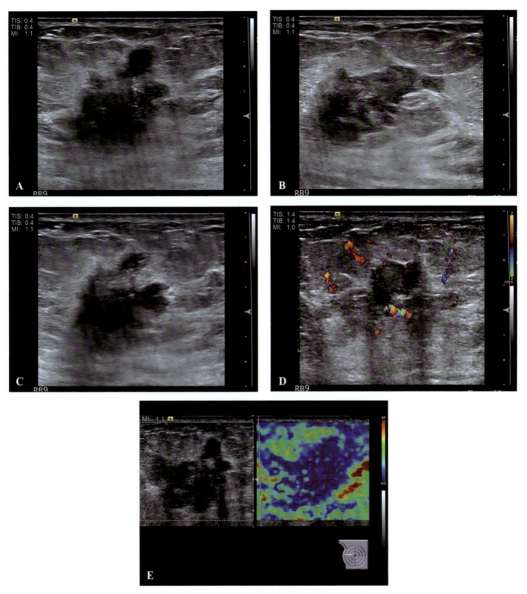

图 11-2-26 浸润性导管癌超声表现（二十六）

A~C.二维声像图显示：肿块呈实性低回声，形态不规则，A/T＞1，边缘不光整，边缘成角，可见微小分叶及毛刺样改变，周边可见厚的高回声晕，其内可见簇状微钙化，向前侵及 Cooper 韧带，向后侵及乳腺后间隙；D.CDFI 显示：肿块内可见中等量血流信号，血管走行不规则，血流信号Ⅱ级；E.弹性成像显示：呈蓝色渲染，面积大于二维声像图肿块面积，弹性评分 5 分

病例 27（图 11-2-27）

病史：女，51 岁，发现左乳肿块 2 周，不伴乳头溢液，无周期性疼痛，自述肿块增长缓慢。

查体：双乳对称，皮肤无发红，无酒窝征及橘皮样改变，乳头无明显分泌物，左乳外侧可触及肿块，大小约 1.0 cm×1.0 cm，无压痛，质稍硬，形状尚规则，活动度尚可，与周围组织界限尚清，腋窝未触及肿大淋巴结。

超声检查：左乳外下象限相当于 4 点钟位置腺体层可见低回声实性占位，大小约 11 mm×9 mm，形态不规则，A/T＞1，边缘不光整，边缘成角，可见毛刺样改变，周边可见高回声晕，内可见簇状微钙化，乳腺后间隙消失。CDFI：血流信号 0 级。

超声诊断：左乳实性占位（BI-RADS 分类：4C 类，弹性评分：5 分）

术后病理：左乳浸润性导管癌Ⅲ级，前哨 1 淋巴结（+）3/3，前哨 2、3、4 淋巴结（+）、（-）

免疫组化：ER（-），PR（-），HER-2（-），Ki-67 约 40%

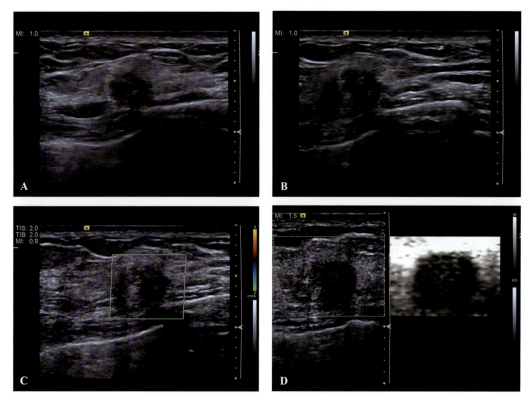

图 11-2-27　浸润性导管癌超声表现（二十七）

A. 二维声像图显示：肿块呈实性低回声，形态不规则，边缘不光整，边缘成角，可见毛刺样改变，周边可见高回声晕，乳腺后间隙消失；B. 二维声像图显示：肿块 A/T＞1，内可见簇状微钙化；C. CDFI 显示：肿块内未探及明显血流信号，血流信号 0 级（可能与肿块较小及扫查手法有关，肿块扫查过程中探头加压可能会影响血流显示）；D. 弹性成像显示：声辐射力脉冲弹性成像肿块为灰黑色，以黑色为主，弹性评分 5 分

病例 28（图 11-2-28）

病史：女，62 岁，发现左乳肿块 5 年，不伴乳头溢液，无周期性疼痛。

查体：双乳对称，皮肤无发红，无酒窝征及橘皮样改变，乳头无明显分泌物，左乳上方可触及肿块，大小约 2.0 cm×2.0 cm，无压痛，质硬，形状不规则，活动度欠佳，与周围组织界限不清，腋窝未触及肿大淋巴结。

超声检查：左乳外上象限相当于 1 点钟位置腺体层可见低回声实性占位，大小约 26 mm×22 mm，形态不规则，边缘不光整，边缘成角，可见毛刺样改变，内散在微钙化，周边可见高回声晕，该肿块向前侵及 Cooper 韧带，向后侵及乳腺后间隙。CDFI：血流信号Ⅲ级。

超声诊断：左乳实性占位（BI-RADS 分类：4C 类，弹性评分：5 分）

术后病理：左乳浸润性导管癌Ⅱ级伴浸润性微乳头状癌（约占 20%），腋窝淋巴结（+）8/16

免疫组化：ER（约 90%，中-强+），PR（约 90%，中-弱+），HER-2（1+），Ki-67 约 10%

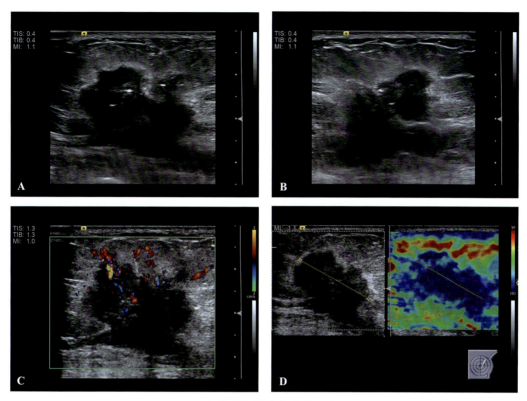

图 11-2-28　浸润性导管癌超声表现（二十八）

A、B.二维声像图显示：肿块呈实性低回声，形态不规则，边缘不光整，边缘成角，可见毛刺样改变，内散在微钙化，周边可见高回声晕，该肿块向前侵及 Cooper 韧带，向后侵及乳腺后间隙；C. CDFI 显示：肿块内可见丰富血流信号，血管走行不规则，分布杂乱，血流信号Ⅲ级；D.弹性成像显示：呈蓝色渲染为主，面积大于二维声像图肿块面积，弹性评分 5 分

病例 29（图 11-2-29）

病史：女，42 岁，发现右乳肿块 1 个月，不伴乳头溢液，无周期性疼痛，自述肿块增长缓慢。

查体：双乳对称，皮肤无发红，无酒窝征及橘皮样改变，乳头无明显分泌物，右乳内上象限可触及肿块，大小约 2.0 cm×1.5 cm，无压痛，质硬，边界不清，形状不规则，活动度欠佳，与周围组织界限不清，腋窝未触及明显肿大淋巴结。

超声检查：右乳内上象限相当于 2 点钟位置腺体层可见低回声实性占位，大小 17 mm×13 mm，形态不规则，边缘不光整，边缘成角，可见毛刺样改变，其内可见一枚微钙化，该占位旁可见数支导管扩张，内填充实性成分。CDFI：血流信号Ⅲ级。

超声诊断：右乳实性占位（BI-RADS 分类：4C 类，弹性评分：5 分）

术后病理：右乳浸润性导管癌Ⅱ级，周围乳腺组织伴低-中级别导管原位癌，周围型导管内乳头状瘤伴不典型导管增生，放射状瘢痕，柱状细胞变，大汗腺化生及小叶原位癌，前哨淋巴结（–）

免疫组化：ER（约 90%，强+），PR（约 90%，中-强+），HER-2（1+），Ki-67 约 5%

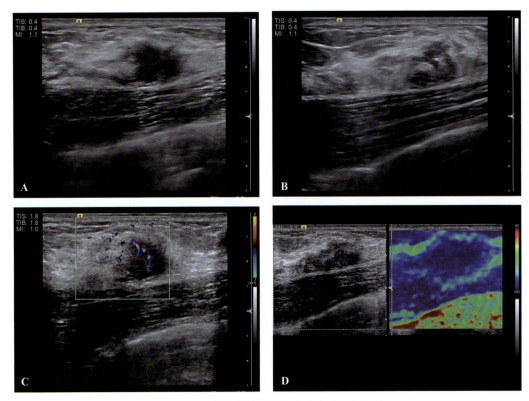

图 11-2-29　浸润性导管癌超声表现（二十九）

A.二维声像图显示：肿块呈实性低回声，形态不规则，边缘不光整，边缘成角，可见毛刺样改变；B.二维声像图显示：肿块内可见一枚微钙化，肿块旁可见数支导管扩张，内填充实性成分（可能与肿块周围合并的导管原位癌成分相关）；C.CDFI 显示：肿块内可见丰富血流信号，血流信号Ⅲ级；D.弹性成像显示：呈蓝色渲染，面积大于二维声像图肿块面积，弹性评分 5 分

第三节　浸润性小叶癌

浸润性小叶癌（invasive lobular carcinoma，ILC）常合并小叶原位癌，是第二常见的浸润性乳腺癌，发病率仅次于浸润性导管癌，占浸润性乳腺癌的 5%～15%，以多灶性、多中心、双侧性生长为主要临床特征。浸润性小叶癌多发生于绝经后女性，发病年龄为 54～67 岁，平均年龄为 63 岁。近 20 年来，浸润性小叶癌发病率有上升趋势，最常见的危险因素之一是绝经后激素替代治疗的使用。

浸润性小叶癌临床表现为可触及的边界不清的肿块或局部增厚，一些病例表现为乳房内边界不清的硬结或弥漫性颗粒，还有一些病例触诊无明显异常，因此浸润性小叶癌比较容易漏诊或误诊。

浸润性小叶癌大体病理学特征可表现为质硬、灰白色肿块，与浸润性导管癌无法区分；也可无明确肿块，为质韧区或无明显异常，仅于镜下发现。

浸润性小叶癌镜下可分为经典型和变异型，变异型包括实体型、腺泡型、小管小叶型和多形性浸润性小叶癌。

经典型浸润性小叶癌最常见，表现为肿瘤细胞小而一致，失黏附性，常呈单个或单行浸润间质，呈队列样线性生长，并常围绕正常乳腺导管形成靶样结构。肿瘤细胞也可通过隐匿的方式浸润乳腺间质和脂肪组织，而不破坏周围组织。另外，浸润性小叶癌较少引起间质纤维结缔组织增生反应。这些组织学特征是浸润性小叶癌临床触诊阴性和影像学检查漏诊的主要原因。

实体型和腺泡型浸润性小叶癌的浸润方式与经典型不同，实体型ILC的特征为肿瘤细胞互相融合，呈实性片状；腺泡型ILC的肿瘤细胞排列成腺泡型，即至少20个肿瘤细胞聚集成小巢状，由纤细的血管间质分隔，因此实体型和腺泡型浸润性小叶癌临床上表现为可触及的肿块，影像学检查也不易漏诊。

浸润性小叶癌通常雌激素受体（ER）和孕激素受体（PR）阳性，HER-2阴性。此外，在正常乳腺上皮和浸润性导管癌中均表达的E-钙黏蛋白，在90%的ILC中表达缺失，这也是造成肿瘤细胞失黏附性和单个或单行浸润间质生长方式的原因。

与其他肿瘤相比，浸润性小叶癌乳腺钼靶检查的灵敏度较低。钼靶检查的假阴性结果与病灶大小无关，而是多因素共同作用的结果，例如ILC倾向于单个或单行细胞浸润间质，很少破坏周围组织；ILC中肿瘤细胞密度低，缺乏促结缔组织间质反应等，比其他类型的乳腺癌更易被钼靶漏诊，所以超声对ILC的诊断更为重要。

浸润性小叶癌最常见的超声表现为低回声实性肿块、边界不清、边缘成角、后方伴或不伴声影，与浸润性导管癌相似。

除上述常见超声表现外，内部回声不均质也是ILC重要的超声特征，其病理基础为肿瘤细胞呈单个或单行浸润乳腺间质和脂肪组织，但很少破坏正常乳腺组织，因此，肿瘤组织与正常乳腺组织交织存在，不均质回声中的相对较高回声为肿瘤与未被破坏的正常乳腺组织形成的反射界面。

浸润性小叶癌还可表现为大的弥漫性低回声区，内部回声不均质，边界不清，后方不伴明显声影，这反映了经典型和多形性亚型的组织学生长模式，即肿瘤细胞呈队列样线性生长浸润乳腺实质。超宽视野技术更容易识别这种边界不清的不均质低回声区，显示整个受累区域，更好地将其与相邻正常乳腺组织区分开来。

一些浸润性小叶癌甚至仅表现为边界不清的声影，这也可能是超声检查发现的唯一线索。

与浸润性导管癌相比，浸润性小叶癌纵横比＞1少见，一些学者认为，这种扁平的形状反映了浸润性小叶癌的形态特征，即肿瘤细胞沿正常组织平面以水平方式扩散，不像IDC倾向于突破组织平面生长。另外，浸润性小叶癌微钙化少见，病灶内部血流信号一般不丰富，多为Ⅰ~Ⅱ级血流。尽管浸润性小叶癌有上述特征性的超声表现，仍有超过10%的浸润性小叶癌在超声检查时呈隐匿性。

据文献报道，浸润性小叶癌与浸润性导管癌转移方式不同，浸润性导管癌常转移至肺、肝和脑实质等，而ILC则更易转移至软脑膜、腹膜、腹膜后、胃肠道、生殖器官和骨等。总体来说，浸润性小叶癌预后与浸润性导管癌相似，但如果仅考虑严格定义的经典型浸润性小叶癌，其预后略好于浸润性导管癌。手术是ILC的首选治疗手段，当瘤体较大、出现淋巴结或远处转移时，可先给予化学疗法或激素疗法以缩小病灶。

病例1（图11-3-1）

病史：女，47岁，发现左乳肿块3天。

查体：双乳对称，皮肤无发红，无酒窝征及橘皮样改变，乳头无明显分泌物。左乳外下象限可触及一肿块，大小约1.0 cm×2.0 cm，无压痛，质硬，边界不清，形状不规则，活动度欠佳，与周围组织界限不清楚，双侧腋窝、锁骨上窝、胸骨旁未触及肿大淋巴结。

超声检查：左乳外下象限相当于 5 点钟位置腺体层可见大小 13.8 mm × 13.9 mm × 9.3 mm 低回声实性占位，形态不规则，A/T > 1，边缘不光整，呈毛刺状改变，内部回声不均匀，其内可见强回声光斑，后方回声衰减，向前侵及 Cooper 韧带及皮肤。CDFI：血流信号 Ⅰ 级。

超声诊断：左乳实性占位（BI-RADS 分类：4C 类，弹性评分：5 分）

术后病理：左乳浸润性小叶癌 + 极少量小叶原位癌，肿物面积 3.0 cm × 3.0 cm，累及皮肤真皮层，前哨淋巴结（＋），腋窝淋巴结（＋）

免疫组化：ER（约 90%，中 – 强 +），PR（约 10%，弱 – 中 +），HER-2（0），Ki-67 约 15%，局灶约 20%，E-cad（–）

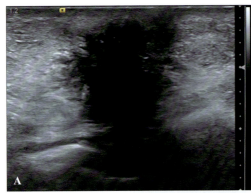
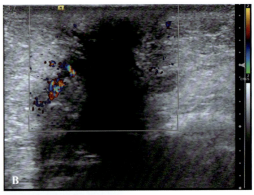
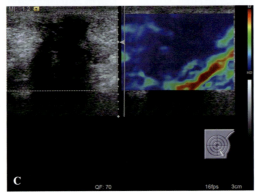

图 11-3-1　浸润性小叶癌超声表现（一）

A. 二维声像图显示：低回声实性肿块，形态不规则，边缘不光整，呈毛刺样改变，内部回声不均匀，后方回声衰减，向前侵及 Cooper 韧带及皮肤；B. CDFI 显示：病灶周边可探及少量血流信号，血流信号 Ⅰ 级；C. 弹性成像显示：呈蓝色渲染，面积大于二维声像图肿块面积，评分 5 分

病例 2（图 11-3-2）

病史：女，62 岁，发现右乳肿块半年。

查体：双乳欠对称，皮肤无发红，无酒窝征及橘皮样改变，乳头无明显分泌物。右乳外上象限可触及一肿块，大小约 4.0 cm × 3.0 cm，无压痛，质硬，边界不清，形状不规则，活动度欠佳，与周围组织界限不清楚，双侧腋窝、锁骨上窝、胸骨旁未触及肿大淋巴结。

超声检查：右乳外上象限相当于 10 点钟位置腺体层可见范围约 26.2 mm × 9.2 mm × 21.4 mm 实性占位，呈片状不均匀低回声区，边界不清晰，形态不规则。CDFI：血流信号 Ⅲ 级。

超声诊断：右乳实性占位（BI-RADS 分类：4B 类，弹性评分：4 分）

术后病理：右乳浸润性小叶癌（部分区为多形性浸润性小叶癌）伴多形性小叶原位癌（病灶总面积 3.3 cm×0.8 cm，浸润癌面积 0.9 cm×0.5 cm），前哨淋巴结（-）

免疫组化：E-cad（-），经典浸润性小叶癌区 ER（约 80%，中 - 强 +），PR（约 80%，强 +），HER-2（1+）、Ki-67 热点约 10%

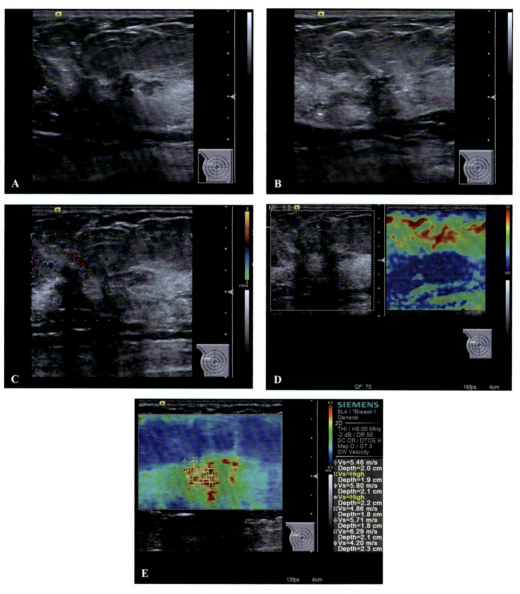

图 11-3-2 浸润性小叶癌超声表现（二）

A、B. 二维声像图显示：腺体层实性占位，呈片状低回声区，形态不规则，边缘不光整，内部回声不均匀（经典型及多形性小叶癌在超声图像上常表现为弥漫性低回声区，内部回声不均质，不形成明显肿块，反映了肿瘤细胞呈列队样线性生长、浸润乳腺间质的组织学生长模式）；C. CDFI 显示：病灶内可探及丰富血流信号，血管走行不规则，分布杂乱，血流信号Ⅲ级；D. 弹性成像显示：呈蓝色渲染，面积等于二维声像图肿块面积，弹性评分 4 分；E. 弹性成像显示：声触诊组织量化成像（VTIQ）测定病灶剪切波速度的最大值超过 4.46 m/s（该截断值为笔者科室团队研究结果）

病例3（图11-3-3）

病史：女，42岁，发现左乳肿块2个月。

查体：双乳对称，皮肤无发红，无酒窝征及橘皮样改变，乳头无明显分泌物。左乳头上方可触及一肿块，大小约1.5 cm×1.0 cm，无压痛，质硬，边界不清，形状不规则，活动度欠佳，与周围组织界限不清楚，双侧腋窝、锁骨上窝、胸骨旁未触及肿大淋巴结。

超声检查：左乳外上象限相当于1点钟位置腺体层可见大小6.3 mm×5.1 mm×7.7 mm低回声实性占位，形态不规则，边缘成角，可见毛刺状改变。CDFI：血流信号0级。

超声诊断：左乳实性占位（BI-RADS分类：4B类）

术后病理：左乳浸润性小叶癌（病灶面积0.6 cm×0.4 cm），前哨淋巴结（－）

免疫组化：E-cad（－），ER（约80%，中＋强－），PR（约40%，中－强＋），HER-2（0），Ki-67约3%

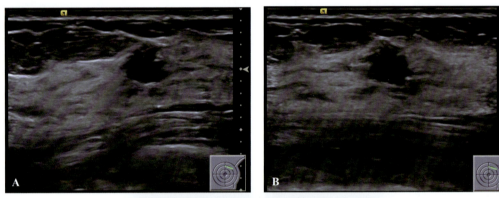

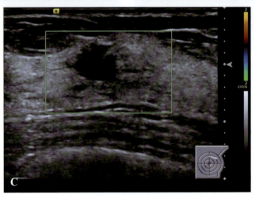

图11-3-3　浸润性小叶癌超声表现（三）

A、B.二维声像图显示：腺体层低回声实性肿块，形态不规则，边缘成角，可见毛刺样改变（此为浸润性小叶癌最常见的超声表现，与浸润性导管癌相似）；C.CDFI显示：病灶内未探及明显血流信号，血流信号0级

第四节　具有髓样结构或模式的浸润性癌

乳腺髓样癌（medullary breast carcinoma，MBC）是一种特殊类型浸润性乳腺癌，相对少见，占所有乳腺癌的1%～5%，占浸润性乳腺癌的3%～6%，发病年龄为35～60岁。髓样癌在年轻

女性中常见，在35岁以下妇女中约占所有乳腺癌的11%，可能与患者携带有BRCA1基因种系突变有关。

2003版WHO乳腺肿瘤分类中将髓样癌作为一种独立类型。由于髓样癌的诊断标准重复性差，2012版WHO乳腺肿瘤分类中提出了"具有髓样特征的癌"，将髓样癌、不典型髓样癌及伴有髓样特征的浸润性导管癌合并为一组病变，统称为具有髓样特征的癌。2019版WHO乳腺肿瘤分类中认为"具有髓样特征的癌"的诊断重复性较差，且与基底样分子谱系癌及BRCA1突变相关癌的特征有所重叠。因此，2019版WHO乳腺肿瘤分类中具有髓样特征的癌不再单独作为一个独特的形态学亚型，归在非特殊类型浸润性癌下，并使用术语"具有髓样结构或模式的浸润性癌"。过去认为髓样癌比浸润性导管癌预后好，但目前研究表明其预后稍好于高级别浸润性导管癌或与其相似。

髓样癌通常生长迅速，临床表现为可触及的肿块，由于肿瘤边缘往往光整，容易与纤维腺瘤混淆。大体病理学上，髓样癌多境界清楚，呈椭圆形或分叶状，质地偏软，切面呈灰色/棕褐色，可伴有出血、坏死或囊性变。2003版WHO乳腺肿瘤分类明确提出诊断髓样癌的5项经典组织学特征：≥75%的肿瘤细胞呈合体细胞样生长；缺乏腺样结构；中等或显著弥漫性淋巴细胞、浆细胞浸润；中或高级别核；低倍镜下肿瘤组织边界清楚。具有部分特征而不是所有特征的肿瘤诊断为不典型髓样癌或伴有髓样特征的浸润性导管癌。髓样癌/具有髓样特征的癌通常不表达ER、PR，缺乏HER-2过表达，呈"三阴性"。部分患者携带有BRCA1基因的种系突变。

髓样癌的大体形态和组织病理学特征决定了其超声图像特征。髓样癌声像图易与乳腺良性肿瘤混淆，尤其较小肿瘤易误诊。髓样癌声像图多表现为边界清晰的低回声实性肿块、形态规则或呈分叶状、后方回声增强等良性特征，原因可能是髓样癌生长迅速压迫周围组织形成假包膜。作为一种浸润性乳腺癌，髓样癌仍表现出浸润性生长的特征，所以其与良性肿瘤不同之处为假包膜不完整，扫查整个病灶往往会发现局部包膜不连续，可见边缘成角等恶性特征。另外，髓样癌常合并导管原位癌，肿瘤表面可呈微小分叶状，也提示其恶性特征。由于髓样癌肿瘤细胞密集伴明显的淋巴细胞、浆细胞浸润，可伴有出血、坏死或囊性变，并且肿瘤缺乏促结缔组织增生反应，声像图上多表现为极低回声，甚至类似于囊性回声，彩色多普勒血流成像显示肿瘤内血流信号丰富，可与囊肿鉴别。这些组织学特征也决定了髓样癌后方回声增强的声像图特征。

病例1（图11-4-1）

病史：女，53岁，发现右乳肿块半年，自述肿块增长较快。

查体：双乳对称，右乳头上方皮肤发红，无酒窝征，右乳可见橘皮样改变，乳头无明显分泌物，于右乳外上象限可触及肿块，大小约5 cm×5 cm，无压痛，质硬，边界不清，形状不规则，活动度欠佳，右侧腋窝可触及肿大淋巴结，大小约2 cm×1 cm。

超声检查：右乳外上象限腺体层内可见一囊实混合性占位，大小约48 mm×42 mm×48 mm，形态尚规则，大部分区域边缘光整，少部分区域边缘不光整，边缘成角，内部回声不均匀，囊性部分透声较差，内可见细密光点及多发光带分隔。CDFI：实性部分血流信号Ⅱ级。右侧腋窝可见多发低回声淋巴结，皮质增厚，淋巴门结构居中，较大者大小约20 mm×8 mm。

超声诊断：右乳混合性占位（BI-RADS分类：4B类，实性部分弹性评分：4分）

右侧腋窝多发淋巴结增大（结构未见明显异常）

术后病理：右乳浸润性髓样癌Ⅲ级，腋窝淋巴结（-）0/10

免疫组化：ER（约30%，弱+），PR（-），HER-2（0），Ki-67约80%

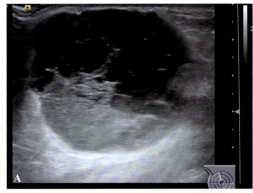
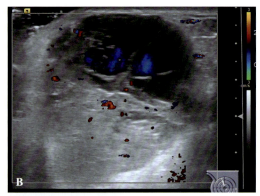
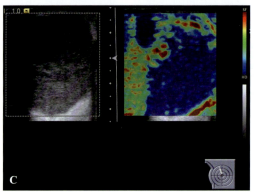

图 11-4-1　乳腺髓样癌超声表现

A. 二维声像图显示：囊实混合性占位，形态尚规则，大部分区域边缘光整，可见包膜样回声，少部分区域未见包膜回声，边缘不光整，边缘成角，内部回声不均匀，可见多发无回声，后方回声增强（髓样癌声像图易与乳腺良性肿瘤混淆，但作为浸润性乳腺癌，髓样癌仍表现出浸润性生长的特征，与良性肿瘤不同之处为假包膜不完整，可见边缘成角等恶性特征）；B. CDFI显示：病灶内实性部分可见中等量血流信号，血管走行不规则，分布杂乱，血流信号Ⅱ级；C. 弹性成像显示：实性部分呈蓝色渲染，弹性评分4分

第五节　乳腺黏液癌

乳腺黏液癌（mucinous breast carcinoma，MBC）又称胶样癌，是一种少见的以大量细胞外黏液为特征的特殊类型乳腺癌，发病率较低，仅占乳腺癌的1%～7%。多见于绝经后老年女性，年轻女性少见，平均发病年龄为59～71岁，在75岁以上女性中约占乳腺癌的7%，在35岁以下女性中仅占1%。

约50%的黏液癌临床表现为可触及的肿块，另外50%临床无明显异常，通过乳腺影像学检查偶然发现。

乳腺黏液癌的组织学特征为肿瘤细胞呈巢状、小梁状、腺样或片状漂浮于细胞外黏液池内，细胞核为低级别或中等级别，ER阳性，HER-2阴性，Ki-67＜14%。当肿瘤几乎全部由上述特征性病变组成时定义为单纯性黏液癌（pure mucinous breast carcinoma，PMBC），单纯性黏液癌不合并有其他类型浸润性癌；当上述特征性病变占肿瘤的 50%～90%，并且合并有非黏液癌成分时，通常为浸润性导管癌，定义为混合性黏液癌（mixed mucinous breast carcinoma，MMBC）。另外，黏液癌常伴有导管原位癌成分。根据肿瘤细胞的多少，PMBC 分为 A 型黏液癌和 B 型黏液癌，A 型黏液癌肿瘤细胞稀少为少细胞型，B 型黏液癌肿瘤细胞繁多，为多细胞型。

乳腺黏液癌大体病理学特征取决于肿瘤类型，单纯性黏液癌通常无包膜，伴有向周围推挤的边缘，边界清晰，呈分叶状，通常质地较软，切面呈透明胶冻样，有光泽。混合性黏液癌与浸润性导管癌相似，多因浸润周围组织而表现为边界不清晰，少数病例局部有光泽。

乳腺单纯性黏液癌通常具有类似良性病变的影像学特征，所以也是最易被误诊的乳腺癌。PMBC 典型的 X 线表现为边界清晰的分叶状肿块，钙化少见。

与其惰性行为一致，PMBC 通常超声表现为侵袭性较低的特征：体积较小，边界清晰，圆形、椭圆形或分叶状，等回声、后方回声增强更常见，这与肿瘤内大量的细胞外黏液推挤周围组织形成假包膜及其引起的声波传导增强有关。另外，有学者认为，PMBC 中大量黏液的存在可能作为一种机械屏障，减少肿瘤细胞在肿瘤边缘的浸润，从而在肿瘤进展中发挥重要作用。

单纯性黏液癌的内部回声与病灶大小有关，＜15 mm 的病灶几乎与脂肪回声一致，老年女性乳腺以脂肪回声为主，在此背景下，病灶难以识别。据报道，尽管＜15 mm 的黏液癌整体回声与脂肪相似，但这些病变的回声质地可能比脂肪更粗糙和更不均匀，类似于"盐和胡椒"的表现。此外，黏液癌也可以表现为低回声或略高回声。

单纯性黏液癌的后方回声特征也与病灶大小有关，＞15 mm 的黏液癌通常表现为后方回声增强，而＜15 mm 的黏液癌既可表现为后方回声增强，也可表现为后方回声正常。

PMBC 很少有明显的毛刺征，但多细胞型单纯性黏液癌仍表现出浸润性生长的特征，肿瘤可见边缘成角。PMBC 少见微钙化。在组织学上微钙化与黏液癌合并的 DCIS 成分相关。

PMBC 的血流特点与肿瘤细胞的多少有关，大量的肿瘤细胞刺激生成丰富的血管内皮生长因子，诱导肿瘤新生血管形成，而肿瘤细胞相对较少的病灶新生血管较少。

MMBC 无特征性超声表现，浸润性导管癌成分越多时超声表现与浸润性导管癌越相近，MMBC 更可能表现为边界不清晰，边缘成角或毛刺征，肿瘤周围厚的高回声晕，内部呈低回声，后方伴声影，钙化较多见，血流信号较 PMBC 增多。

此外，有研究报道，肿块内囊性成分在黏液癌中常见，因此，老年患者的肿块内存在囊性成分，应考虑可能为黏液癌。

PMBC 是分化良好、生长缓慢的肿瘤，很少有腋窝淋巴结转移，故预后较好，10 年生存率为 70%～90%。相反，MMBC 预后较差，33%～46% 的 MMBC 在发现时已有淋巴结转移。

MBC 的治疗方案是以手术为主的综合治疗。PMBC 多行保乳手术，并结合激素受体状态辅以内分泌治疗，MMBC 一般采用改良根治术治疗。MBC 发病率低，目前还没有完整明确的临床管理建议。

病例 1（图 11-5-1）

病史：女，68 岁，发现右乳肿块 3 个月余。

查体：双乳对称，皮肤无发红，无酒窝征及橘皮样改变，乳头无明显分泌物，于右乳外上象限可触及一肿块，大小约 2 cm×2 cm，无压痛，质地中等，形态规则，边缘光整，活动度良好，与周围组织界限清楚，双侧腋窝、锁骨上窝及胸骨旁未触及肿大淋巴结。

超声检查：右乳外上象限相当于 10 点钟位置腺体层可见大小约 22 mm×18 mm 混合性占位，形态尚规则，边缘尚光整，内部回声不均匀，内可见多发透声欠佳的无回声，其内可见条状强回声，后方回声增强。CDFI：血流信号Ⅰ级。

超声诊断：右乳混合性占位（BI-RADS 分类：4A 类，弹性评分：3 分）

术后病理：右乳单纯性黏液癌

免疫组化：ER（约 90%，强+），PR（约 70%，强+），HER-2（0），Ki-67 约 5%

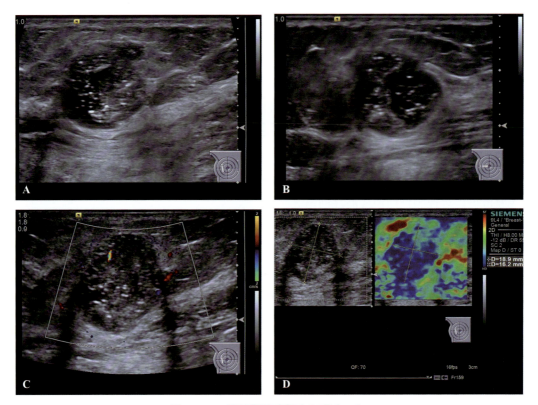

图 11-5-1　乳腺黏液癌超声表现（一）

A. 二维声像图显示：囊实混合性占位，形态尚规则，表面分叶状，边缘光整，可见包膜样回声，内部回声不均匀，内可见多发透声欠佳的无回声，内散在强回声光点，无回声内见岛状实性等回声，后方回声增强（包膜样回声为肿瘤内大量的细胞外黏液推挤周围组织形成的假包膜，无回声为大量细胞外黏液形成的黏液湖）；B. 二维声像图显示：病灶大部分区域边缘光整，可见包膜样回声，少部分区域边缘不光整，边缘成角（作为浸润性癌，黏液癌仍可表现出浸润性生长的特性，此为与良性病变的鉴别要点）；C. CDFI 显示：病灶内血流信号不丰富，血流信号Ⅰ级；D. 弹性成像显示：呈蓝绿色渲染，以蓝色为主，弹性评分 3 分

病例 2（图 11-5-2）

病史：女，64 岁，发现左乳肿块 3 年余。

查体：双乳对称，皮肤无发红，无酒窝征及橘皮样改变，乳头无明显分泌物，于左乳上象限可触及一肿块，大小约 1 cm×1 cm，无压痛，质地中等，形态欠规则，边缘欠光整，活动度尚可，与周围组织界限清楚，双侧腋窝、锁骨上窝及胸骨旁未触及肿大淋巴结。

超声检查：左乳上象限相当于12点钟位置腺体层可见大小约12 mm×9 mm稍低回声实性占位，形态欠规则，部分区域边缘光整，部分区域边缘不光整，边缘成角。CDFI：血流信号0级。

超声诊断：左乳实性占位（BI-RADS 分类：4A 类）

术后病理：左乳单纯性黏液癌 I 级

免疫组化：ER（约90%，强－中＋），PR（约90%，强－中＋），HER-2（0），Ki-67 约5%

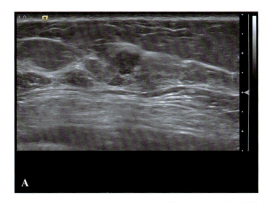 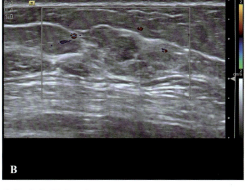

图 11-5-2 乳腺黏液癌超声表现（二）

A. 二维声像图显示：稍低回声实性占位，部分区域边缘光整，可见包膜样回声，部分区域边缘不光整，边缘成角（此病例病灶推挤周围组织形成假包膜，乳腺以脂肪回声为主，该病灶较小，与脂肪回声相近，难以识别，容易漏诊，但该占位回声较脂肪组织更粗糙和更不均匀）；B. CDFI 显示：病灶内血流信号不丰富，血流信号0级

病例3（图 11-5-3）

病史：女，71岁，发现右乳肿块1个月余。

查体：双乳对称，皮肤无发红，无酒窝征及橘皮样改变，乳头无明显分泌物，于右乳内象限可触及一肿块，大小约1 cm×1 cm，无压痛，质硬，形态不规则，边缘不光整，活动度欠佳，与周围组织界限欠清楚，双侧腋窝、锁骨上窝及胸骨旁未触及肿大淋巴结。

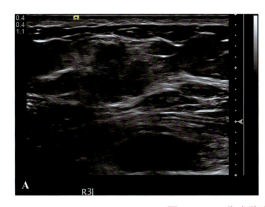 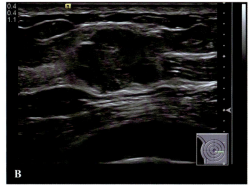

图 11-5-3 乳腺黏液癌超声表现（三）

A. 二维声像图显示：低回声实性占位，形态不规则，部分区域边缘光整，部分区域边缘不光整，边缘成角，周边可见高回声晕，向前侵及 Cooper 韧带，乳腺后间隙存在（此病例为混合性黏液癌，含有黏液癌和导管内癌，恶性特征明显，容易与良性病变鉴别）；B. 二维声像图显示：病灶内部回声不均匀，内可见多发小无回声，边缘呈多分叶状（为肿瘤细胞生长不均衡形成的边缘改变）；C. CDFI 显示：病灶内血流信号不丰富，血流信号 I 级；D. 弹性成像显示：呈蓝绿色渲染，以蓝色为主，弹性评分3分

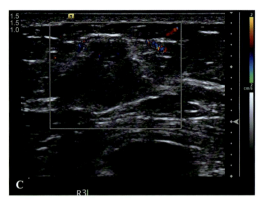
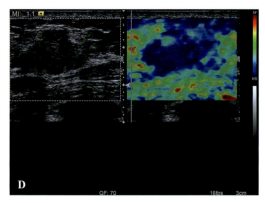

图 11-5-3　（续）

超声检查：右乳内象限相当于 3 点钟位置腺体层可见大小约 15 mm×13 mm×16 mm 低回声实性占位，形态不规则，部分区域边缘光整，部分区域边缘不光整，边缘成角，周边可见高回声晕，内部回声不均匀，内可见多发小无回声，该占位向前侵及 Cooper 韧带，乳腺后间隙存在。CDFI：血流信号 I 级。

超声诊断：右乳实性占位（BI-RADS 分类：4C 类，弹性评分：3 分）。

术后病理：右乳黏液癌 + 少量中级别导管内癌。

免疫组化：ER 约 95%（强+），PR 约 95%（强+），HER-2（0），Ki-67 约 10%。

第六节　乳腺小管癌

乳腺小管癌（tubular carcinoma，TC）是一种少见的、由高分化小管成分组成的特殊类型乳腺癌，约占浸润性乳腺癌的 1.6%。近年来，小管癌发病率有所上升，可能与广泛开展的乳腺钼靶筛查有关，小管癌约占乳腺钼靶成像中检出乳腺癌的 10%。根据 WHO 乳腺肿瘤组织学分类（2012 年），乳腺小管癌分为单纯型和混合型：90% 以上的肿瘤成分呈管状生长，为单纯型小管癌，其中位发病年龄＜50 岁；50%～90% 的肿瘤成分呈管状生长，且合并其他组织学类型为混合型小管癌，其中位发病年龄稍高于单纯型小管癌。

既往文献报道小管癌临床多表现为可触及的肿块，目前研究表明大多数小管癌为不可触及的肿块，通常在乳腺钼靶筛查中首次发现。

小管癌大体病理学特征为肿块较小，通常＜1 cm，不超过 2 cm，为白色质硬的星形肿块，毛刺状。

小管癌组织学特征为肿瘤细胞排列呈不规则小管状，杂乱无章地延伸至相邻的纤维间质和脂肪组织内。组成小管的细胞为低级别核、轻度核多形性，且几乎没有核分裂象。小管癌常伴有显著的促结缔组织增生反应，约 75% 的小管癌合并有 DCIS 成分。这些特点决定了小管癌具有较低的生物学侵袭性，从而形成"小肿块、毛刺状"的影像学表现。小管癌通常雌激素受体（ER）和孕激素受体（PR）表达阳性，HER-2 呈阴性。与浸润性导管癌相比，小管癌预后更好，淋巴结转移较少，生存率更高。

乳腺小管癌典型的超声表现为低回声实性肿块，边缘成角、边缘毛刺状或周边可见边界不清且

第十一章 乳腺恶性肿瘤

厚的高回声晕，后方伴声影，这是由于小管癌均引起显著的促结缔组织增生反应。小管癌的超声表现与浸润性导管癌相似，但浸润性导管癌通常体积较大，更易出现导管扩张、分支状形态和微小分叶等可疑恶性征象。

乳腺小管癌恶性程度较低，其分子分型为 Luminal A 型，较少发生淋巴结转移，因此，治疗上推荐以保乳手术为主，术后应定期影像学随访。

病例 1（图 11-6-1）

病史：女，41 岁，发现左乳肿物 6 天。

查体：双乳对称，无皮肤红肿，无压痛。左乳可触及一肿块，大小约 1.0 cm×1.5 cm，呈类圆形，质韧，活动度尚可。双侧腋窝、锁骨上窝及胸骨旁未触及肿大淋巴结。

超声检查：左乳上象限相当于 3 点钟位置腺体层内低回声实性占位，大小 9 mm×12 mm，形态不规则，边缘不光整，呈毛刺样改变，纵横比＞1，乳腺后间隙清晰。CDFI：血流信号 0 级。

超声诊断：左乳实性占位（BI-RADS 分类：4B 类，弹性评分：5 分）

术后病理：左乳浸润性乳腺癌，符合小管癌，肿瘤面积：1.1 cm×1.0 cm，乳头（-）、浅筋膜（-），腋窝淋巴结（-）0/11

免疫组化：ER（约 90%，强+），PR（约 90%，强+），HER-2（0），Ki-67 约 10%

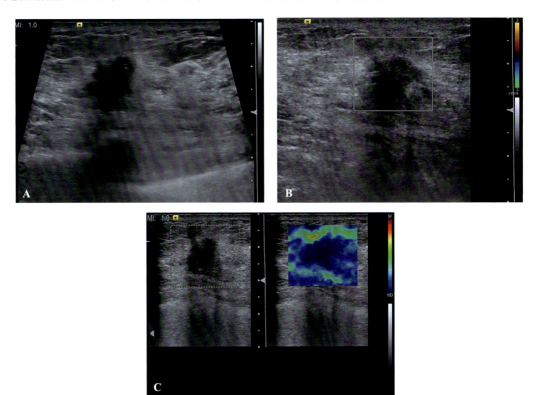

图 11-6-1 乳腺小管癌超声表现

A. 二维声像图显示：腺体层内低回声实性占位，形态不规则，A/T＞1，边缘不光整，边缘成角，可见毛刺样改变，周边可见高回声晕，后方回声衰减；B. CDFI 显示：病灶内未见明显血流信号，血流信号 0 级（小管癌为低级别肿瘤，肿瘤细胞相对较少，生成的血管生长因子相对较少，因此肿瘤内新生血管相对较少）；C. 弹性成像显示：呈蓝色渲染，面积大于二维声像图面积，弹性评分 5 分（与小管癌伴有显著的纤维结缔组织增生有关）

第七节 乳头佩吉特病

乳头佩吉特病（mammary paget disease，MPD）是指以乳头鳞状上皮内出现恶性腺上皮细胞（佩吉特细胞）为特征的一种罕见乳腺恶性肿瘤，占所有乳腺癌的1%～4%。MPD多见于老年绝经后女性，发病高峰年龄为60～70岁，平均年龄为62.6岁。该病可发生于双侧乳腺，常合并乳腺深部的高级别导管原位癌或浸润性癌，不伴有乳腺深部癌的单纯乳头佩吉特病少见。MPD通常是乳腺恶性肿瘤的潜在征象，其治疗及预后主要取决于伴发癌的分期、组织学分级及分子亚型。

MPD典型的临床表现为乳头及乳晕区瘙痒、红斑、糜烂、溃疡、渗液、出血、结痂等湿疹样改变。值得注意的是，疾病早期瘙痒、红斑等易误诊为湿疹或其他良性皮肤病变，局部对症治疗后症状会有所好转，所以大部分患者不重视而忽略了对乳腺进行系统检查，导致诊断和治疗的延误。伴发乳腺浸润性癌的MPD表现为可触及的肿块，而未触及明显肿块者常为伴发DCIS的MPD或不伴有浸润性癌或DCIS的单纯性MPD。由于乳腺深部肿瘤的牵拉，可见乳头变扁或乳头凹陷。了解MPD的临床表现很重要，因为这些可能是MPD的唯一表现。

MPD的组织学特征表现为乳头表皮内弥漫分布单个或成巢状排列的佩吉特细胞，主要沿基底部分布。随着细胞数量的增多，佩吉特细胞可以取代大部分角质细胞。角质细胞被大量破坏后，细胞外液渗出，从而造成乳头渗液、破溃等表现。佩吉特细胞细胞核大，核仁明显，并且胞质内常含有黏蛋白和黑色素，这也是需与恶性黑色素瘤鉴别的原因，但是在乳头中发生黑色素瘤的概率较低。佩吉特细胞在侵犯表皮的同时，也可以侵犯皮肤附属器上皮，导致真皮内出现不同程度的毛细血管扩张和炎症反应。佩吉特细胞常常ER和PR呈阴性，而HER-2蛋白过表达。

MPD的超声表现：①乳头乳晕复合体的改变：乳头增大、边缘不光整、回声减低、不均匀，伴或不伴乳晕区皮肤增厚、回声减低，这是由佩吉特细胞弥漫浸润乳头或乳晕区表皮所致。乳头及周围乳晕血流信号丰富，这与炎性细胞浸润、毛细血管扩张以及新生血管形成有关。②乳头及沿导管分布可见微钙化，一般多与乳头深方的导管原位癌或浸润性导管癌合并的导管原位癌成分有关。③乳头深方导管原位癌表现为乳头内及乳头深方导管扩张伴微钙化。④MPD合并的浸润性导管癌常为高级别，超声表现为乳腺内低回声实性肿块，部分区域边缘光整，部分区域边缘不光整，边缘成角，具有一个或多个乳腺癌可疑恶性征象，多数后方无声影，肿块内血流信号丰富，血管走行不规则，分布杂乱。

即使超声发现乳晕下肿块，也要重视对整个乳腺进行评估，因为MPD伴发的肿瘤虽然多位于乳头乳晕复合体周围2 cm范围内，但也可能与乳头乳晕区病变没有明显的解剖学联系，出现在较远的周边位置。此外，MPD还可能为多灶性和多中心性病变。

病例1（图11-7-1）

病史：女，65岁，发现左侧乳头及乳晕皮肤破溃7个月。

查体：双乳尚对称，左乳头乳晕区皮肤发红伴破溃，无酒窝征及橘皮样改变，乳头无明显分泌物。双乳未触及明显肿块，双侧腋窝及双侧锁骨上窝、胸骨旁未触及肿大淋巴结。

超声检查：左乳头及乳晕皮肤局限性增厚，左乳头饱满增大，回声减低、不均匀。CDFI：血流信号Ⅲ级。

超声诊断：左乳头增大，左乳头及乳晕皮肤局限性增厚（考虑乳头佩吉特病），左腋窝异常淋巴结增大（考虑转移）。

病理诊断：（左）乳头佩吉特病，一枚淋巴结见癌转移。

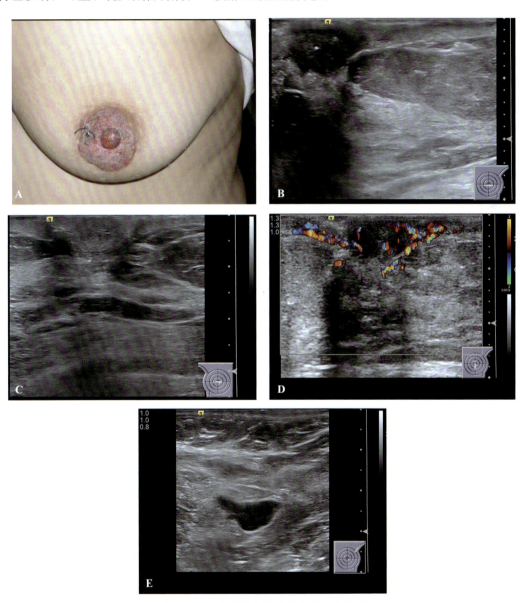

图 11-7-1　乳头佩吉特病临床及超声表现

A.乳头外观：左乳头增大，左乳头及乳晕区皮肤糜烂、溃疡、出血、结痂等湿疹样改变；B.二维声像图显示：左乳头增大，边缘不光整，回声减低，不均匀，内可见微钙化；C.二维声像图显示：右乳头大小形态正常，边缘光整，内部回声均匀；D.CDFI显示：左乳头内部及乳晕区可见丰富的血流信号，血管走行不规则，分布杂乱，血流信号Ⅲ级；E.二维声像图显示：左腋窝淋巴结增大，皮质增厚，回声减低，淋巴门结构消失

病例2（图11-7-2）

病史：女，80岁，发现左乳头及乳头周围皮肤破溃1年。

查体：双乳对称，皮肤发红，无酒窝征及橘皮样改变，乳头血性溢液，左乳头及乳头周围皮肤破溃，范围约5.0 cm×4.0 cm。双侧腋窝、锁骨上窝、胸骨旁未触及肿大淋巴结。

超声检查：左乳头增大，大小约20.3 mm×8.9 mm，内部回声不均匀，乳晕及周围皮肤增厚。CDFI：血流信号Ⅲ级。

超声诊断：左乳头增大，乳晕及周围皮肤增厚（考虑乳头佩吉特病）

术后病理：（左）乳头佩吉特病

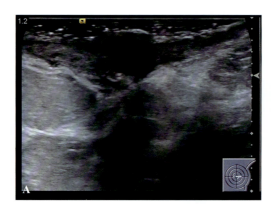
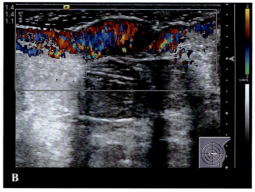

图 11-7-2 乳头佩吉特病超声表现（一）

A. 二维声像图显示：左乳头增大，边缘不光整，回声减低，不均匀，乳头周围皮肤增厚，回声减低；B. CDFI显示：乳头及周围皮肤内可见极丰富的血流信号，血管走行不规则，分布杂乱，血流信号Ⅲ级

病例3（图11-7-3）

病史：女，59岁，发现右乳头破溃1年，右乳肿块2个月。

查体：双乳对称，皮肤无发红，无酒窝征及橘皮样改变，乳头无明显分泌物。右乳头破溃，右乳外上象限可触及一肿块，大小约3.0 cm×1.0 cm，无压痛，质硬，边界不清楚，形态不规则，活动度欠佳，与周围组织界限不清楚，双侧腋窝、锁骨上窝、胸骨旁未触及肿大淋巴结。

超声检查：右乳头增大，大小约13.6 mm×8.5 mm，形态不规则，内部回声不均匀，乳头内及深方腺体层散在点状强回声。CDFI：血流信号Ⅱ级。右乳外上象限相当于10点钟位置腺体层内可见大小29.8 mm×7.0 mm×12.3 mm低回声实性占位，大部分区域边缘光整，小部分区域边缘不光整，边缘成角，内散在强回声光点。CDFI：血流信号Ⅲ级。右腋窝可见大小6.4 mm×5.1 mm低回声淋巴结，皮质增厚，回声减低，淋巴门结构消失。

超声诊断：右乳头增大，右乳头内及深方腺体层多发微钙化（考虑乳头佩吉特病），右乳实性占位（BI-RADS分类：4B类，弹性评分：3分），右腋窝淋巴结显示（可疑结构异常）

病理诊断：（右）乳腺浸润性导管癌Ⅲ级伴大汗腺特征+高级别导管内癌，局灶可疑伴微乳头状癌；乳头佩吉特病伴导管内癌，局灶微浸润；前哨淋巴结内见孤立肿瘤细胞巢

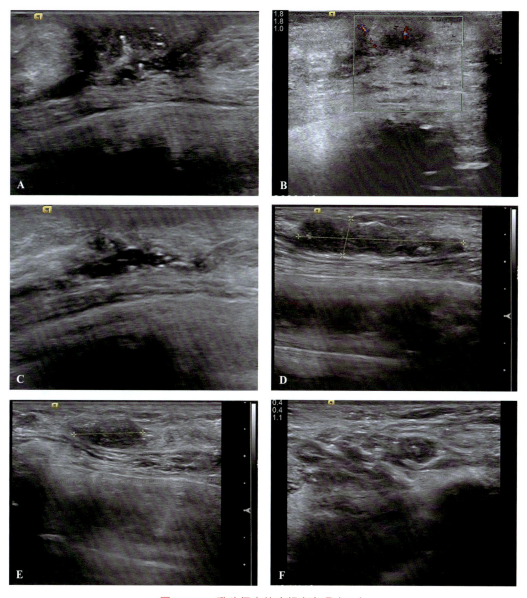

图 11-7-3　乳头佩吉特病超声表现（二）

A.二维声像图显示：右乳头增大，形态不规则，边缘不光整，回声减低、不均匀，内可见多发微钙化；B.CDFI显示：右乳头内部可见中等量血流信号，血管走行不规则，分布杂乱，血流信号Ⅱ级；C.二维声像图显示：乳头深方腺体内导管扩张内填充不均匀低回声，沿导管走行可见多发微钙化（为乳头深方导管原位癌发生坏死）；D、E.二维声像图显示：右乳外上象限腺体层内低回声实性占位，大部分区域边缘光整，小部分区域边缘不光整，边缘成角（MPD伴发的浸润性癌常为高级别，故肿块大部分区域边缘光整，但作为浸润性癌仍会表现出浸润性生长的特征，故小部分区域边缘不光整，边缘成角；MPD伴发的肿瘤可以出现在较远的周边位置，与乳头乳晕区病变没有明显的解剖学联系，因此要重视对整个乳腺进行评估）；F.二维声像图显示：右腋窝淋巴结皮质增厚，回声减低，淋巴门结构消失

第八节 乳腺淋巴瘤

乳腺淋巴瘤分为原发性淋巴瘤（primary breast lymphoma，PBL）和继发性淋巴瘤（secondary breast lymphoma，SBL）。PBL 是指既往无淋巴瘤病史，首发于乳腺的淋巴瘤，伴或不伴腋窝淋巴结、锁骨上窝淋巴结及内乳淋巴结受累。诊断乳腺原发性淋巴瘤，必须排除全身性淋巴瘤累及乳腺。PBL 较为罕见，仅占所有乳腺恶性肿瘤的 0.04% ~ 0.5%，占非霍奇金淋巴瘤的 1% 和结外淋巴瘤的 1.7%。SBL 是指全身性淋巴瘤同时累及或继发乳腺受累。SBL 是最常见的乳腺转移瘤，发病率为 0.07%，占乳腺转移瘤的 17%。

PBL 包括多种组织学亚型，以弥漫性大 B 细胞淋巴瘤（diffuse large B-cell lymphoma，DLBCL）最常见，占所有 PBL 的 56% ~ 84%。其发病机制尚不清楚，可能来源于乳腺腺体内的乳内淋巴结或者小叶内腺泡周围的淋巴细胞、浆细胞和其他未分化的间充质细胞。绝大多数 PBL 为女性，发病年龄 60 ~ 65 岁。多为单侧单发，双侧乳腺发生率相似。与结外其他部位（如胃肠道）的非霍奇金淋巴瘤相比，PBL 更具侵袭性，预后更差。

乳腺淋巴瘤临床常表现为生长迅速、较大、可触及的无痛性肿块，可伴有腋窝淋巴结肿大，少部分患者出现疼痛。高级别淋巴瘤常引起皮肤和乳腺腺体弥漫性浸润导致橘皮样改变及局部炎症表现如皮肤红肿，类似炎性乳腺癌，其与乳腺癌不同，乳头凹陷、乳头溢液十分罕见。少数乳腺淋巴瘤在临床上是隐匿性的，通常在乳房钼靶筛查中发现。另外，与霍奇金淋巴瘤和非霍奇金淋巴瘤相关的全身症状，如发热、体重减轻和盗汗在 SBL 中很常见，而在 PBL 中很少见，可能是由于 SBL 中存在晚期乳腺外淋巴瘤。

PBL 大体病理学特征多表现为与周围组织界限清晰的肿块，质中偏硬，切面多呈细腻均质的鱼肉状，可见液化坏死区，钙化少见。

PBL 镜下多表现为肿瘤内的淋巴细胞呈弥漫性浸润增生，并可见残存的乳腺小叶和导管等正常组织。促结缔组织增生反应少见，但肿瘤周边常可见大量炎性反应性淋巴细胞浸润。大部分 PBL 呈 Ki-67 高表达。

PBL 的超声表现与其他乳腺癌的典型超声表现明显不同，由于肿块短期内生长迅速，PBL 发现时体积通常较大，比乳腺癌肿块体积大且肿块短期内迅速增大较乳腺癌显著，可作为两者的重要鉴别点。

乳腺淋巴瘤超声表现非特异，常常表现为实性肿块，呈椭圆形或不规则形，边界清晰或模糊，肿块通常呈平行位生长。多表现为低回声或极低回声为主、内可见散在分布的条状高回声，称之为网格样或蜂窝样改变。这是因为肿块内浸润性淋巴细胞密集，常表现为低回声或极低回声，而残存的正常乳腺组织表现为高回声。肿块多表现为后方回声增强，这是因为肿瘤细胞密度高，结缔组织增生成分少，回声衰减减少。当肿瘤细胞生长速度不完全一致时可形成小分叶状边缘改变，肿块周围常可见反应性淋巴细胞浸润形成的边界不清、厚的高回声晕。肿块后方回声衰减及钙化少见。

乳腺淋巴瘤通常是富血管的，研究证实肿块内多为密集分布的细小动脉。彩色多普勒血流成像肿块内血流信号较丰富，多表现为 Ⅱ ~ Ⅲ 级血流。

PBL 和 SBL 肿块在超声图像上无显著差异。两者的不同之处：

① PBL 通常单发，而多发肿块（多灶、多中心、双侧乳腺肿块）提示 SBL。

② PBL 肿块比 SBL 更大，PBL 一般直径为 2.3 ~ 4.6 cm，SBL 一般为 1.1 ~ 2.8 cm。

③如果患者有已知的乳腺外淋巴瘤，超声显示弥漫性皮下水肿和皮肤增厚、弥漫性低回声区、血流信号增多，提示 SBL。

乳腺淋巴瘤与其他乳腺癌不同，采取化学治疗联合局部放射治疗效果较好，所以术前诊断尤为重要。

病例 1（图 11-8-1）

病史：女，55 岁，发现右乳肿块 4 天，不伴乳头溢液，无周期性疼痛。

查体：双乳对称，皮肤无发红，无酒窝征及橘皮样改变，乳头无明显分泌物，右乳上方可触及肿块，大小约 4.0 cm × 3.0 cm，无压痛，质硬，边界不清，形状不规则，活动度欠佳，与周围组织界限不清，腋窝未触及明显肿大淋巴结。

超声检查：右乳外上象限相当于 10 点钟位置腺体层可见低回声实性占位，大小 37 mm × 27 mm，形态不规则，A/T < 1，边缘成角，可见毛刺样改变，周边可见明显增厚的高回声晕。CDFI：血流信号Ⅲ级。

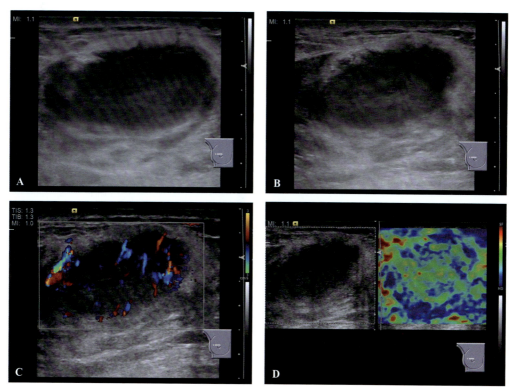

图 11-8-1 淋巴瘤超声表现（一）

A、B. 二维声像图显示：肿块呈极低回声，形态不规则，A/T < 1，边缘成角，可见毛刺样改变，周边可见明显增厚的高回声晕（肿块边缘厚的高回声晕可能与肿块周围大量的反应性淋巴细胞浸润有关）；C. CDFI 显示：肿块内可见丰富血流信号，血管走行不规则，分布杂乱，血流信号Ⅲ级（淋巴瘤通常是富血供的，研究证实肿块内多为密集分布的细小动脉）；D. 弹性成像显示：呈蓝绿色渲染，以绿色为主，弹性评分 2 分（与淋巴瘤肿块内淋巴细胞密集有关）

超声诊断：右乳实性占位（BI-RADS 分类：4C 类，弹性评分：2 分）
病理诊断：右乳高级别 B 细胞淋巴瘤，符合弥漫大 B 细胞淋巴瘤（活化 B 细胞型）
免疫组化：Ki-67（约 90%）

病例 2（图 11-8-2）

病史：女，61 岁，发现右乳肿块 10 天，不伴乳头溢液，无周期性疼痛。

查体：双乳不对称，皮肤无发红，无酒窝征及橘皮样改变，乳头无明显分泌物，右乳乳头后方可触及肿块，大小约 8.0 cm×8.0 cm，无压痛，质硬，边界不清，形状不规则，活动度欠佳，与周围组织界限不清，腋窝未触及明显肿大淋巴结。

超声检查：右乳外上象限可见片状低回声区，范围约 78 mm×77 mm，周边可见厚的高回声区，该处皮肤层增厚，回声减低。CDFI：血流信号Ⅲ级。

超声诊断：右乳低回声区（BI-RADS 分类：4A 类，弹性评分：5 分）

病理诊断：右乳穿刺乳腺组织内见 B 细胞淋巴瘤伴高增殖指数，符合弥漫大 B 细胞淋巴瘤，活化 B 细胞型

免疫组化：Ki-67（约 90%）

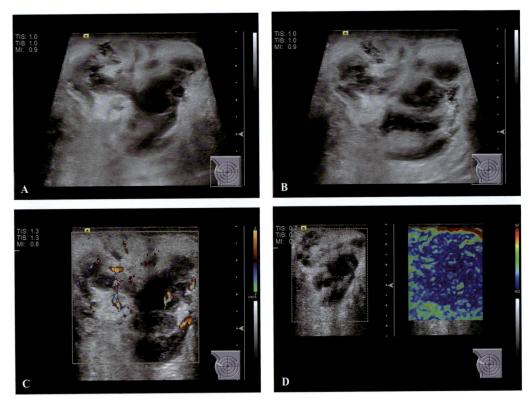

图 11-8-2　淋巴瘤超声表现（二）

A、B.二维声像图显示：右乳外上象限可见片状低回声区，周边可见厚的高回声区，该处皮肤层增厚，回声减低（片状低回声区为肿瘤内淋巴细胞弥漫性浸润增生所致，周边厚的高回声区可能与肿瘤周围大量的反应性淋巴细胞浸润有关）；C.CDFI 显示：低回声区内可见丰富血流信号，血管走行不规则，分布杂乱，血流信号Ⅲ级；D.弹性成像显示：呈蓝色渲染为主，面积大于二维声像图低回声区面积，弹性评分 5 分

第九节 乳腺化生性癌

乳腺化生性癌（metaplastic breast cancer，MPBC）是一组罕见的、形态学异质的浸润性乳腺癌，组成肿瘤的腺上皮成分不同程度向鳞状上皮和（或）间叶成分分化，包括梭形细胞、软骨细胞和骨细胞等。这些化生性成分可以单独存在或伴有浸润性导管癌及其他化生性成分。病灶内各种化生性成分共存使化生性癌的分类变得困难，2012版WHO乳腺肿瘤组织学分类将化生性癌分为低级别腺鳞癌、纤维瘤病样化生性癌、鳞状细胞癌、梭形细胞癌、化生性癌伴间叶分化包括软骨样改变和骨样改变、肌上皮细胞癌等类型。MPBC发病率低，占所有浸润性乳腺癌的0.2%~5%，常见于50岁以上的女性，多为"三阴性"乳腺癌。

MPBC临床多表现为可触及的肿块，常在短时间内快速生长，因此就诊时肿块较大。化生性癌常见血行转移，淋巴转移少见。与其他类型乳腺癌相比，化生性癌预后较差，复发风险较高。

MPBC大体病理学表现为肿瘤体积较大，通常≥2 cm。边界清晰或不清晰，肿瘤切面呈黄褐色或白色，可见出血和坏死。伴鳞状细胞分化时常有囊性变。

MPBC组织学特征为一组细胞形态异质性、部分或完全由鳞状细胞或间叶细胞组成的病变。组织学分级分为高级别和低级别，高级别MPBC包括鳞状细胞癌、化生性癌伴间叶分化（软骨分化、骨分化及其他间叶分化）、梭形细胞癌和混合型化生性癌；低级别MPBC包括低级别腺鳞癌和纤维瘤病样化生性癌，其中高级别MPBC具有高度侵袭性。

MPBC超声通常表现为大的实性肿块，部分区域边界清晰，可见包膜样回声，部分区域因肿瘤细胞浸润边缘不光整，可见微小分叶或边缘成角，高级别化生性癌肿瘤周边常伴有剧烈的炎性反应，超声表现为肿块周围边界不清厚的高回声晕。浸润性导管癌与各种化生性成分共存使肿块内部回声不均匀，肿块内常见出血、坏死、囊性变，钙化少见。大多数肿块后方回声增强，含有骨质成分时肿块后方可见致密声影。

CDFI：化生性癌组织学多为高级别，肿瘤细胞生长活跃，生成丰富的血管生长因子，病灶内有大量的肿瘤新生血管形成。因此，化生性癌彩色多普勒血流成像多表现为血流信号丰富，血管走行不规则，分布杂乱。

乳腺腺鳞癌（adeno-squamous carcinoma，ASC）是化生性癌中的一种少见亚型，组织学低级别为其特征。ASC占所有乳腺癌的0.2%以下，发病年龄范围31~88岁，平均发病年龄为55岁。ASC多生长缓慢，通常不伴有转移，是一种易复发但预后较好的乳腺癌。

ASC临床上多表现为可触及的、活动度欠佳的肿块。腺鳞癌大体病理学特征为灰白色质韧肿块，与周围组织界限不清，一般无出血、坏死及钙化。ASC的组织学特征为肿瘤由分化良好的腺体和鳞状分化细胞巢混合而成，在丰富的梭形细胞基质中，肿瘤细胞浸润性生长。肿瘤细胞为低级别核是其生物学行为惰性的病理基础。

在乳腺钼靶和超声检查中，ASC无特征性表现。ASC乳腺钼靶表现为结节状或星状实性肿块，边界不清，可见毛刺样改变。ASC超声表现为形态不规则低回声实性肿块，边界不清，边缘成角、小分叶状或毛刺状，后方回声衰减。

病例1（图11-9-1）

病史： 女，53岁，发现右乳肿块1年余。

查体： 双乳对称，皮肤无发红，无酒窝征及橘皮样改变，乳头无明显分泌物，于右乳内上象限可触及一肿块，大小约3 cm×2 cm，无压痛，质硬，形态欠规则，边缘欠光整，活动度欠佳，与周围组织界限欠清楚，双侧腋窝、锁骨上窝及胸骨旁未触及肿大淋巴结。

超声检查： 右乳内上象限相当于1点钟位置腺体层可见大小约29 mm×22 mm囊实混合性占位，大部分区域边缘光整，少部分区域边缘不光整，边缘成角，内部回声不均匀，内可见多发不规则无回声，周边可见高回声晕，后方回声增强。CDFI：血流信号Ⅱ级。

超声诊断： 右乳混合性占位（BI-RADS分类：4C类，弹性评分：3分）

术后病理： 右乳具有软骨分化的化生性癌

免疫组化： ER（-），PR（-），HER-2（0），Ki-67约70%

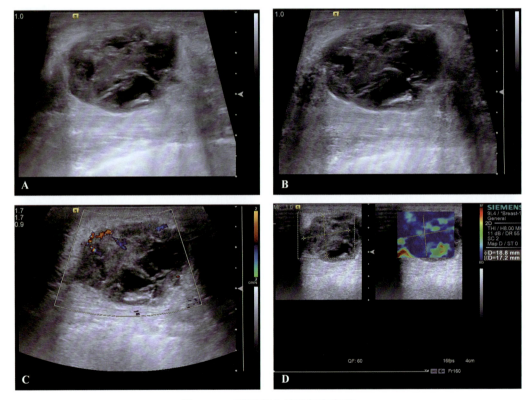

图11-9-1　乳腺化生性癌超声表现

A、B.二维声像图显示：囊实混合性占位，大部分区域边缘光整，可见包膜样回声，少部分区域边缘不光整，边缘成角，内部回声不均匀，内可见多发不规则无回声，周边可见高回声晕，后方回声增强（此病例部分区域因肿瘤细胞浸润性生长边缘成角，肿瘤周围剧烈的炎性反应形成边界不清厚的高回声晕，不规则无回声为肿瘤内出血、坏死）；C.CDFI显示：实性部分血流信号较丰富，血管走形不规则、分布杂乱，血流信号Ⅱ级；D.弹性成像显示：呈蓝绿色渲染，以蓝色为主，弹性评分3分

病例2（图11-9-2）

病史： 女，68岁，发现左乳肿块1个月。

查体：双乳欠对称，皮肤无发红，无酒窝征及橘皮样改变，乳头无明显分泌物。左乳内上象限可触及一肿块，大小约 3 cm×3 cm，无压痛，质硬，边界不清楚，形状不规则，活动度欠佳，双侧腋窝、锁骨上窝、胸骨旁未触及肿大淋巴结。

超声检查：左侧乳腺内上象限相当于 11 点钟位置腺体层内可见大小 31.7 mm×22.7 mm×29.4 mm 低回声实性占位，形态不规则，边缘成角，可见毛刺样改变，内部回声不均匀，向前侵及 Cooper 韧带，向后侵及乳腺后间隙。CDFI：血流信号Ⅲ级。

超声诊断：左乳实性占位（BI-RADS 分类：4C 类，弹性评分：3 分）

病理诊断：（左）乳腺腺鳞癌

免疫组化：ER（-），PR（-），HER-2（0），Ki-67 约 80%

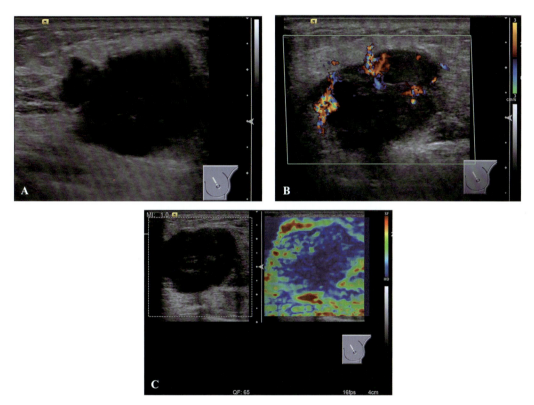

图 11-9-2　乳腺腺鳞癌超声表现

A. 二维声像图显示：腺体层内低回声实性占位，形态不规则，边缘成角，可见毛刺样改变；B. CDFI 显示：病灶内可见丰富的血流信号，血管走行不规则，分布杂乱，血流信号Ⅲ级；C. 弹性成像显示：呈蓝绿色渲染，以蓝色为主，弹性评分 3 分

第十节　炎性乳腺癌

炎性乳腺癌（inflammatory breast cancer，IBC）是一种发病率低、侵袭性强且进展迅速的局部晚期乳腺癌。"炎性"指病变侧乳房皮肤出现"红、肿、热、痛"炎症样临床表现，实际上皮肤病变内无明显炎症细胞浸润。IBC 的炎症样皮肤改变是由于癌栓阻塞皮肤内淋巴管，引起淋巴回流障

碍所致。IBC 的病理学特征为皮肤淋巴管血管内存在癌栓。但是研究发现，临床诊断为 IBC 的患者，约 80% 的皮肤活检标本中可检出淋巴管血管内癌栓，其余未检出者可能是由于组织取材的局限性所致。反之，病理组织学发现有皮肤淋巴血管内癌栓，而没有上述皮肤炎性表现，也不能诊断为 IBC。因此，IBC 不是病理学诊断，而是与病理相关的临床诊断。

IBC 是一类具有特定表现的乳腺癌的总称，通常为低分化、高级别的浸润性导管癌，但也可发生于其他组织学类型乳腺癌，甚至发生于原发性或继发性淋巴瘤。浸润性乳腺癌伴随乳房 1/3 以上的皮肤出现红、肿、热、痛，在临床上称为 IBC。对于炎症表现不超过乳房 1/3 皮肤，同时合并乳腺癌的患者，应考虑为乳腺癌合并炎性改变，而不应诊断为 IBC。IBC 根据初诊表现分为原发性 IBC 和继发性 IBC：初诊表现为炎性改变的乳腺癌为原发性 IBC；而初诊为乳腺癌时无炎性改变，其后才出现炎性改变的患者则为继发性 IBC。

IBC 发病率较低，占原发乳腺癌的 1%～6%，但其死亡率占乳腺癌的 7%～10%，而且近年来其发病率有逐年增长趋势。IBC 可发生于所有成年年龄组，多发生在 40～59 岁，但与非 IBC 相比，发病年龄偏低。IBC 的相关风险因素主要有肥胖、种族（黑种人易患）等，也有学者认为妊娠或哺乳期女性相对于其他女性发生 IBC 的风险更高，说明 IBC 与激素水平有关。

IBC 具有明显的临床特征，主要表现为受累乳房肿大、发热、触痛；皮肤增厚、发红、变硬。研究显示，约 75% 的患者具有可触及的肿块，同时合并皮肤红肿、硬化；而其余 25% 的患者仅有皮肤改变而无可触及的肿块。无可触及肿块者更可能是累及整个乳房的弥漫性癌，其预后更差。此外部分皮肤增厚和水肿严重的 IBC 患者可出现橘皮样改变；还有部分患者会出现乳头凹陷或扁平。多数患者会出现腋窝淋巴结受累，并常常有内乳淋巴结转移。IBC 的临床症状常常迅速发作，而且进展迅速，乳房往往在数周内发生明显变化。

IBC 的诊断主要依据其临床特征性的炎症表现及皮肤病理组织学检查。影像学检查的目的在于及早将炎性乳癌从良性乳腺炎症中鉴别出来，并评估肿瘤范围及区域淋巴结受累情况等。

IBC 的超声表现与其他原因引起的乳腺炎表现相似。①皮肤改变：皮肤层增厚，回声增高，以皮肤红肿处为著。②皮下脂肪层改变：皮下脂肪层的超声表现为 IBC 的特征性声像图表现，主要表现为皮下脂肪层水肿增厚、轮廓模糊、回声增高、其内可见条带状低 - 无回声区，为皮下脂肪层内扩张的静脉、扩张的淋巴管及渗出液。Cooper 韧带增宽，边界模糊不清，回声减弱。③腺体层改变：腺体层水肿增厚，解剖层次模糊不清，表现为腺体层与脂肪层间的界限以及腺体层与乳腺后间隙间的界限均显示不清。内部回声模糊，其内导管及小叶结构显示不清。这是由于炎性水肿导致整个乳腺肿大增厚，声波传导减弱，因而导致乳腺回声模糊不清，此时可通过降低探头频率来提高声波的穿透力，以便能够显示腺体内的病灶。④肿块表现：肿块通常位于乳房中央，并且体积较大（超过 5 cm）；肿块也可为多中心性，或呈弥漫性分布而不能显示明确肿块。肿块多呈低回声，后方回声可增强（因肿块内细胞含量丰富而且缺乏纤维结缔组织所致），或后伴声影（因肿块内部及周围组织水肿导致超声波穿透力受限所致）；肿块部分边缘不光整，可见边缘成角、毛刺及微小分叶。偶尔当肿块较大发生囊性坏死时呈囊实混合性回声，易误诊为乳腺炎早期部分脓肿形成。肿块内部微钙化少见。⑤CDFI：病灶内部及周边血流信号丰富，血管粗细不一，走行不规则；而乳腺炎血流信号亦丰富，但血管粗细均匀，走行规则。

由于 IBC 无论是临床表现还是影像学表现，均与乳腺炎患者相似，尤其是弥漫性 IBC 及合并囊性变的 IBC，因此对于任何患有乳腺炎的患者，均应考虑 IBC 的可能性，以免漏诊。

IBC 被认为是一种局部晚期癌症，这意味着其已经从起源点扩散到附近组织，甚至可能扩散到引流区域淋巴结。因此，在评估 IBC 时需要注意观察肿块是否浸润乳腺后间隙及胸壁肌层组织。同时需要评估乳腺引流区域淋巴结情况，尤其需要注意是否累及内乳淋巴结，因 IBC 常常累及腋窝淋巴结及内乳淋巴结。

IBC 属于局部晚期乳腺癌，预后极差，局部切除术后 5 年平均生存率低于 5%。多学科综合治疗可将其生存率提高至 5%～55%。目前综合治疗主要包括新辅助化疗、手术切除、放疗、内分泌治疗、免疫治疗等，多种方法联合应用已明显改善了 IBC 患者的生存状况，但是总体预后仍然较差，需要进一步深入研究。

第十一节　男性乳腺癌

男性乳腺癌（male breast cancer，MBC）是一种罕见的恶性肿瘤，在男性恶性肿瘤中所占比例<1%，在乳腺癌中所占比例也<1%，近年来，MBC 发病率呈上升趋势。MBC 可发生于任何年龄，一般发病年龄 52～71 岁，比女性乳腺癌晚 5～10 年。

男性乳腺癌的发病机制尚未完全阐明，目前认为与下列危险因素有关：年龄、种族、激素水平异常（雄激素水平低、雌激素水平高）、乳腺癌家族史、BRCA2 或 BRCA1 基因突变、肥胖、热与电辐射职业暴露等。另外，有文献报道，长期存在的男性乳腺发育症可能使 MBC 风险增加。

男性乳腺癌临床常表现为乳晕下无痛性肿块、皮肤破溃，肿块质硬，边界不清，多与皮肤及胸肌粘连，位置较固定；由于男性乳房皮下脂肪少，肿瘤较小时即可侵及乳头下大导管，部分患者以乳头内陷、糜烂、乳头溢血为首发症状；MBC 易早期发生淋巴结转移，与男性乳头、乳晕周围存在丰富的淋巴管网密切相关。MBC 远处转移与女性乳腺癌相似，多转移至肺、肝、骨、脑等。

所有女性乳腺癌的病理类型在 MBC 中均有报道，MBC 分为原位癌和浸润性癌两大类。原位癌中主要为导管原位癌，占 MBC 的 5%～10%，小叶原位癌极其少见。浸润性癌中浸润性导管癌最常见，约占 MBC 的 80%，第二常见的组织学类型为乳头状癌，占 2%～3%，其他组织学类型，如黏液癌，髓样癌、小管癌、浸润性小叶癌等，也可发生于男性乳腺，但非常少见。MBC 的组织学表现与女性乳腺癌相似，其组织学分级同样使用诺丁汉（Nottingham）分级系统，研究表明 MBC 多为高级别和中级别，低级别相对较少。高达 80% 的 MBC 病例 ER、PR 呈阳性，90% 的病例雄激素受体（androgen receptors）呈阳性，MBC 患者 HER-2 阳性率为 2%～15%，Ki-67 阳性率为 20%～40%。

乳腺钼靶检查对男性乳腺癌的检出和诊断与女性乳腺癌同样具有重要价值，MBC 乳腺钼靶特征性表现为肿块较小、多位于乳头偏心位置，部分病例肿块边界锐利，部分病例肿块边缘不规则，可见毛刺样突起。常见乳头、皮肤及胸壁受累，钙化少见。

MBC 的超声表现与相同病理类型的女性乳腺癌相似，浸润性导管癌通常表现为乳晕后方偏心性低回声实性肿块，形态不规则，边缘不光整，边缘成角，可见微小分叶及毛刺样改变，肿块周边可见厚的高回声晕，后方回声衰减。MBC 较女性乳腺癌更易侵犯乳头、皮肤及胸壁，超声可见乳腺后间隙消失、乳头、皮肤及胸肌受累。

MBC 的治疗原则与女性乳腺癌基本相同，采取综合性治疗模式，包括手术、放化疗、内分泌及靶向治疗。MBC 的预后取决于肿瘤大小、淋巴结转移状态、病理类型、组织学分级、激素受体状态等，研究发现男性乳腺癌预后与女性相似。

病例 1（图 11-11-1）

病史：男，77 岁，发现右乳肿块 14 年。

查体：双乳欠对称，皮肤无发红，右乳头凹陷，乳头无明显分泌物，于右乳晕下方可触及一肿块，大小约 2 cm×2 cm，无压痛，质硬，边界不清楚，形状不规则，活动度欠佳，与周围组织界限不清楚，双侧腋窝、锁骨上窝、胸骨旁未触及肿大淋巴结。

超声检查：右乳上象限相当于 12 点钟位置乳晕深方可见大小 16.4 mm×8.2 mm×14.5 mm 低回声实性占位，形态不规则，边缘不光整，呈毛刺样改变，内部回声不均匀，内部可见簇状微钙化。CDFI：血流信号Ⅰ级。

超声诊断：右乳实性占位（BI-RADS 分类：4C 类，弹性评分：5 分）

术后病理：（右）乳腺浸润性导管癌Ⅱ级（评分 3+2+1 = 6），肿物面积 1.3 cm×1.0 cm，乳头真皮（+），浅筋膜（−），前哨 1 淋巴结（+）1/1 宏转移，前哨 2、3 淋巴结均（−）

免疫组化：ER（约 80%，中+），PR（约 80%，中−强+），HER-2（2+），Ki-67 约 10%

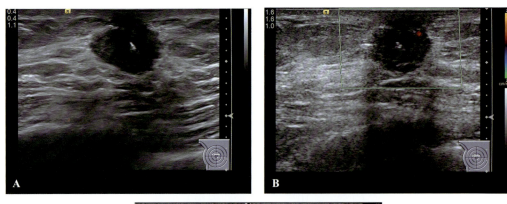

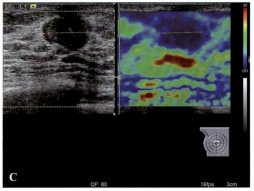

图 11-11-1　男性乳腺癌超声表现

A. 二维声像图显示：乳腺低回声实性占位，形态不规则，边缘不光整，边缘成角，可见毛刺样改变，病灶侵及乳头；B. CDFI 显示：病灶内可见少量血流信号，血流信号Ⅰ级；C. 弹性成像显示：呈蓝色渲染，面积大于二维声像图肿块面积，弹性评分 5 分

参考文献

[1] 陈靓昱, 张悦, 张清媛. 炎性乳癌分子临床特征及治疗新进展 [J]. 现代肿瘤医学, 2016, 24(20): 3331-3334.

[2] 邓晶, 徐祎, 王亚丽, 等. 乳腺淋巴瘤超声影像与病理分析 [J]. 中华医学杂志, 2016, 96(33): 2655-2658.

[3] 郭冬梅, 杨爱国. 乳腺小管癌钼靶摄影和超声的特征表现 [J]. 中国医学影像技术, 2009, 25(S1): 94-95.

[4] 胡芸, 杨帆. 炎性乳癌诊断与治疗的现状及研究进展 [J]. 中国普通外科杂志, 2019, 28(11): 1421-1430.

[5] 梁晓峰, 李利娟, 张琦, 等. 94例乳腺小管癌的临床病理特征分析 [J]. 中国肿瘤临床, 2017, 44(10): 488-492.

[6] 刘丽, 姜忠敏. 超声引导下穿刺活检在乳腺小肿块中诊断价值的探讨 [J]. 中国临床医学影像杂志, 2013, 24(10): 737-739.

[7] 刘淼, 王殊, 刘荫华, 等. 中国浸润性乳腺癌诊治临床实践指南（2022版）[J]. 中国实用外科杂志, 2022, 42(2): 121-127.

[8] 刘婷, 周琦, 姜珏, 等. 高频彩色多普勒超声及弹性成像对乳腺髓样癌的诊断价值 [J]. 中国超声医学杂志, 2017, 33(12): 1075-1077.

[9] 罗斌, 何惠华, 黄文先, 等. 乳腺低级别腺鳞癌临床病理分析 [J]. 诊断病理学杂志, 2021, 28(9): 756-762.

[10] 潘超, 夏想厚. ER、PR和HER-2免疫组化检测在乳腺癌穿刺活检中的应用 [J]. 中国现代医生, 2016, 54(29): 26-28.

[11] 邱金霞, 祁永富, 李彩英, 等. 乳腺浸润性导管癌钼靶X线表现与ER和PR的相关性研究 [J]. 河北医药, 2019, 41(12): 1835-1838.

[12] 邵志敏, 沈镇宙, 徐兵河. 乳腺肿瘤学 [M]. 2版. 上海: 复旦大学出版社, 2018.

[13] 施尼特SJ, 柯林斯LC. 乳腺病理活检解读: 第3版 [M]. 李国霞, 译. 北京: 北京科学技术出版社, 2019.

[14] 斯塔夫罗斯AT. 乳腺超声经典诊断学 [M]. 王知力, 译. 北京: 科学出版社, 2017.

[15] 孙红娜, 徐君南, 余加兴, 等. 乳腺化生性癌的诊断和治疗进展 [J]. 中华肿瘤防治杂志, 2022, 29(12): 865-872.

[16] 孙可欣, 郑荣寿, 顾秀瑛. 2000—2014年中国肿瘤登记地区女性乳腺癌发病趋势及年龄变化情况分析 [J]. 中华预防医学杂志, 2018, 52(6): 567-572.

[17] 孙阳阳, 周晓莉, 顾文贤, 等. 23例乳腺具有髓样特征的癌临床病理分析 [J]. 中华乳腺病杂志(电子版), 2019, 13(1): 44-49.

[18] 韦瑶, 朱庆莉, 李建初, 等. 乳腺Paget病临床及超声影像学特征 [J]. 中国医学科学院学报, 2017, 39(3): 396-400.

[19] 吴小芬. 炎性乳癌与乳腺炎的超声诊断及鉴别分析 [J]. 影像研究与医学应用, 2017, 1(3): 65-66.

[20] 肖瑶, 宋宏萍, 巨艳, 等. 乳腺X线联合超声检查对乳腺癌筛查的研究进展 [J]. 中华实用诊断与治疗杂志, 2019, 33(4): 400-402.

[21] 岳林先. 实用浅表器官和软组织超声诊断学 [M]. 北京: 人民卫生出版社, 2011.

[22] 张斌. 乳腺癌综合治疗的新概念 [J]. 中国实用外科杂志, 2003, 23(10): 578-580.

[23] 张莹莹, 罗实, 罗娅红. MRI鉴别诊断乳腺髓样癌与纤维腺瘤 [J]. 中国医学影像技术, 2018, 34(2): 241-245.

[24] AGAHOZO M C, WESLENEND P J, VAN BOCKSTAL M R, et al. Immune response and stromal changes in ductal carcinoma in situ of the breast are subtype dependent[J]. Mod pathol, 2020, 33(9): 1773-1782.

[25] ALBAYRAK Z K, ONAY H K, KARATAĞ G Y, et al. Invasive lobular carcinoma of the breast: mammographic and sonographic evaluation[J]. DiagnIntervRadiol, 2011, 17(3): 232-238.

[26] ASHIKAGA T, KRAG D N, LAND S R, et al. Morbidity results from the NSABP B-32 trial comparing sentinel lymph node dissection versus axillary dissection[J]. J Surg Oncol, 2010, 102 (2): 111-118 .

[27] AUCHINCLOSS H. Significance of location and number of axillary metastases in carcinoma of the breast[J]. Ann Surg, 1963, 158(1): 37-46.

［28］AVISAR E, KHAN M A, AXELROD D, et al. Pure mucinous carcinoma of the breast: a clinicopathologic correlation study[J]. Ann Surg Oncol, 1998, 5(5): 447-451.

［29］BERTUCCI F, FINETTI P, ROUGEMONT J, et al. Gene expression profiling identifies molecular subtypes of inflammatory breast cancer[J]. Cancer Res, 2005, 65(6): 2170-2178.

［30］BEVERS T B, ANDERSON B O, BONACCIO E, et al. National Comprehensive Cancer Network. NCCN clinical practice guidelines in oncology: breast cancer screening and diagnosis[J]. J Natl Compr Canc Netw, 2009, (10): 1060-1096.

［31］BIAN T T, LIN Q, WU Z J, et al. Metaplastic carcinoma of the breast: Imaging and pathological features[J]. Oncol Lett, 2016, 12(5): 3975-3980.

［32］CHAU A, JAFARIAN N, ROSA M. Male Breast: Clinical and Imaging Evaluations of Benign and Malignant Entities with Histologic Correlation[J]. Am J Med, 2016, 129(8): 776-791.

［33］CHEAH C Y, CAMPBELL B A, SEYMOUR J F. Primary breast lymphoma[J]. Cancer Treatment Rev, 2014, 40 (8): 900-908.

［34］DE LA CRUZ L, MOODY A M, TAPPY E E, et al. Overall survival, disease-free survival, local recurrence, and nipple-areolar recurrence in the setting of nipple-sparing mastectomy: a metaanalysis and systematic review[J]. Ann Surg Oncol, 2015, 22(10): 3241-3249.

［35］DEGER A, OZYIGIT F, ARIK O, et al. Association between well-known histopathological criteria and overall survival in invasive ductal carcinoma[J]. International J clin and experimental pathol, 2015, 8(9): 9772.

［36］DI SAVERIO S, GUTIERREZ J, AVISAR E. A retrospective review with long term follow up of 11, 400 cases of pure mucinous breast carcinoma[J]. Breast Cancer Res Treat, 2008, 111(3): 541-547.

［37］DOMCHEK S M, HECHT J L, FLEMING M D, et al. Lymphomas of the breast[J]. Cancer, 2002, 94: 6-13.

［38］Domenico R. Epithelial-mesenchymal transition in morphogenesis, cancer progression and angiogenesis[J]. Exp Cell Res, 2017, 353(1) : 1-5.

［39］Early Breast Cancer Trialists' Collaborative Group (EBCTCG), Darby S, Mc Gale P, Correa C, et al. Effect of radiotherapy after breastconserving surgery on 10-year recurrence and 15-year breast cancer death: meta-analysis of individual patient data for 10, 801 women in 17 randomised trials[J]. Lancet, 2011, 378: 1707-1716.

［40］Early Breast Cancer Trialists' Collaborative Group (EBCTCG), McGale P, Taylor C, Correa C, et al. Effect of radiotherapy after mastectomy and axillary surgery on 10-year recurrence and 20-year breast cancer mortality: meta-analysis of individual patient data for 8135 women in 22 randomised trials[J]. Lancet, 2014, 383 (9935): 2127-2135.

［41］EI ZEIN D E, HUGHES M, KUMAR S, et al. Metaplastic carcinoma of the breast is more aggressive than triple-negative breast cancer: a study from a single institution and review of literature[J]. Clin Breast Cancer, 2017, 17(5): 382-391.

［42］Emiroglu Selman, Abuaisha Asmaa Mahmoud, Tukenmez Mustafa, et al. Pure Tubular Breast Carcinoma: Clinicopathological Characteristics and Clinical Outcomes[J]. Eur J Breast Health, 2023, 19: 115-120.

［43］FANG J, ZHAO W, LI Q, et al. Correlation Analysis of Conventional Ultrasound Characteristics and Strain Elastography with Ki-67 Status in Breast Cancer[J]. Ultrasound in Med Biol, 2020, 46（11）: 2972-2978.

［44］FAYAZ S, DEMIAN G A, EISSA H E, et al. Metaplastic breast carcinoma: analysis of 31 cases from a single institute[J]. J Egypt Natl Canc Inst, 2017, 29(3): 141-145.

［45］FERLAY J E M, LAM F, COLOMBET M, et al. Global Cancer Observatory: Cancer Today[EB/OL]. [2021-02-26]. https: //gco. iarc. fr/today.

［46］FRANCES P. O'Malley, Sarah E. Pinder, Anna Marie Mulligan. Breast pathology[M]. Philadelphia: Elsevier Saunders, 2011.

［47］GILMORE R, PRASATH V, HABIBI M. Paget Disease of the Breast in Pregnancy and Lactation[J]. Adv Exp Med Biol, 2020, 1252: 133-136.

[48] JANG N, KANG S, BAE Y K. Mammary Paget's disease without underlying malignancy of the breast[J]. Yeungnam Univ J Med, 2018, 35: 99-103.

[49] JEON H J, AKAGI T, HOSHIDA Y, et al. Primary non-Hodgkin lymphoma of the breast. An immunohistochemical study of seven patients and literature review of 152 patients with breast lymphoma in Japan[J]. Cancer, 1992, 70: 2451-2459.

[50] JOHNSON K, SARMA D, HWANG E S. Lobular breast cancer series: imaging[J]. Breast Cancer Res, 2015, 17(1): 94.

[51] KOMBAR O R, FAHMY D M, BROWN M V, et al. Sonomammographic characteristics of invasive lobular carcinoma[J]. Breast Cancer (Dove Med Press), 2012, 4: 115-124.

[52] KOMENAKA I K, EL-TAMER M B, TROXEL A, et al. Pure mucinous carcinoma of the breast[J]. Am J Surg, 2004, 187(4): 528-532.

[53] KUCZYNSKI E A, VERMEULEN P B, PEZZELLA F, et al. Vessel co-option in cancer[J]. Nat Rev. Clin Oncol, 2019, 16(8): 469-493.

[54] LACROIX-TRIKI M, SUAREZ P H, MACKAY A, et al. Mucinous carcinoma of the breast is genomically distinct from invasive ductal carcinomas of no special type[J]. J Pathol, 2010, 222(3): 282-298.

[55] LAKHANI S R, ELLIS I O, SCHNITT S J, et al. WHO classification of tumors of the breast[M]. 4th. Lyon: IARC, 2012.

[56] LAM W W M, CHU W C W, TSE G M, et al. Sonographic appearance of mucinous carcinoma of the breast[J]. Am J Rroentgenol, 2004, 182(4): 1069-1074.

[57] LIM H S, JEONG S J, LEE J S, et al. Paget disease of the breast: mammographic, US, and MR imaging findings with pathologic correlation[J]. Radiographics, 2011, 31(7): 1973-1987.

[58] LIU X, LIU J, CHEN S. Sonographic features of primary breast lymphoma: An analysis of 10 cases[J]. Curr Med Imaging, 2022, 19(6): 579-586

[59] LIU X, XU Y, LIU J, et al. Pathological and imaging features of Paget's disease and nipple adenoma: a comparative study[J]. Gland Surg, 2022, 11: 207-215.

[60] LOPEZ J K, BASSETT L W. Invasive lobular carcinoma of the breast: spectrum of mammographic, US, and MR imaging findings[J]. Radiographics, 2009, 29(1): 165-176.

[61] LU W L, JANSEN L, POST W J, et al. Impact on survival of early detection of isolated breast recurrences after the primary treatment for breast cancer: a meta-analysis[J]. Breast Cancer Res Treat, 2009, 114(3): 403-412.

[62] MAHUL B A, EDGE S B, GREENE F L, et al. AJCC cancer staging manual eighth edition[M]. New York: Springer, 2017.

[63] MARINOVICH M L, MACASKILL P, IRWIG L, et al. Agreement between MRI and pathologic breast tumor size after neoadjuvant chemotherapy, and comparison with alternative tests: individual patient data meta-analysis[J]. BMC Cancer, 2015, 15: 662.

[64] MATEO A M, PEZZI T A, SUNDERMEYER M, et al. Atypical medullary carcinoma of the breast has similar prognostic factors and survival to typical medullary breast carcinoma: 3,976 cases from the National Cancer Data Base[J]. J Surg Oncol, 2016, 114: 533-536.

[65] MELO A, SILVA S, FERREIRA C, et al. Primary breast lymphoma: A mimic of inflammatory breast cancer[J]. Int J Surg Case Rep, 2018, 53: 410-413.

[66] MENTA A, FOUAD T M, LUCCI A, et al. Inflammatory Breast Cancer: What to Know About This Unique, Aggressive Breast Cancer[J]. Surg Clin North Am, 2018, 98(4): 787-800.

[67] MORI M, TSUNODA H, TAKAMOTO Y, et al. MRI and ultrasound evaluation of invasive lobular carcinoma of the breast after primary systemic therapy[J]. Breast Cancer, 2015, 22(4): 356-365.

[68] MUÑOZ CARRASCO R, ALVAREZ BENITO M, Muñoz Gomariz E, et al. Mammography and ultrasound in the

evaluation of male breast disease[J]. Eur Radiol, 2010, 20: 2797-2805.

［69］NELSON R A, GUYE M L, LUU T, et al. Survival outcomes of metaplastic breast cancer patients: results from a US population-based analysis[J]. Ann Surg Oncol, 2015, 22(1): 24-31.

［70］OEFFINGER K C, FONTHAM E T, ETZION R, et al. Breast Cancer Screening for Women at Average Risk: 2015 Guideline Update From the American Cancer Society[J]. JAMA, 2015, 314(15) : 1599-1614.

［71］OHUCHI N, SUZUKI A, SOBUE T, et al. Sensitivity and specificity of mammography and adjunctive ultrasonography to screen for breast cancer in the Japan Strategic Anti-cancer Randomized Trial (J-START): a randomised controlled trial[J]. Lancet, 2016, 387 (10016): 341-348.

［72］OKAFUJI T, YABUUCHI H, SAKAI S, et al. MR imaging features of pure mucinous carcinoma of the breast[J]. Eur J Radiol, 2006, 60(3): 405-413.

［73］PAN B, YAO R, SHI J, et al. Prognosis of subtypes of the mucinous breast carcinoma in Chinese women: a population-based study of 32-year experience (1983-2014)[J]. Oncotarget, 2016, 7(25): 38864-38875.

［74］PICASSO R, TAGLIAFICO A, CALABRESE M, et al. Primary and Secondary Breast Lymphoma: Focus on Epidemiology and Imaging Features[J]. Pathol Oncol Res, 2020, 26(3): 1483-1488.

［75］Ping Tang, 魏兵. 免疫组织化学染色在乳腺癌分子分型中的应用 [J]. 中华乳腺病杂志 (电子版), 2018, 12(1): 4-11.

［76］PORTER A J, EVANS E B, FOXCROFT L M, et al. Mammographic and ultrasound features of invasive lobular carcinoma of the breast[J]. J Med Imaging Radiat Oncol, 2014, 58(1): 1-10.

［77］PRIYADARSHINI S, SINGH N, ALI H, et al. Adenosquamous Carcinoma of the Breast: Case Report and Literature Review[J]. Cureus, 2022, 14: e25940.

［78］RAJ S D, SHURAFA M, SHAH Z, et al. Primary and Secondary Breast Lymphoma: Clinical, Pathologic, and Multimodality Imaging Review[J]. Radiographics, 2019, 39(3): 610-625.

［79］RANADE A, BATRA R, SANDHU G, et al. Clinicopathological evaluation of 100 cases of mucinous carcinoma of breast with emphasis on axillary staging and special reference to a micropapillary pattern[J]. J Clin Pathol, 2010, 63(12): 1043-1047.

［80］RYAN G, MARTINELLI G, KUPER-HOMMEL M, et al. Primary diffuse large B-cell lymphoma of the breast: prognostic factors and outcomes of a study by the International Extranodal Lymphoma Study Group[J]. Ann Oncol, 2008, 19: 233-241.

［81］SAEED M, ABDULSHAKOUR B M, BANTAN N A A, et al. Profile of Male Breast Cancer in Makkah Region of Saudi Arabia: A 4-Year Retrospective Analysis of Radiology and Histopathology[J]. Int J Breast Cancer, 2022, 2022: 8831011.

［82］SALEMIS N S. Metaplastic carcinoma of the breast with mesenchymal differentiation (carcinosarcoma). A unique presentation of an aggressive malignancy and literature review[J]. Breast Dis, 2018, 37(3): 169-175.

［83］SCALI E P, ALI R H, HAYES M, et al. Low-grade adenosquamous carcinoma of the breast: imaging and histopathologic characteristics of this rare disease[J]. Can Assoc Radiol J, 2013, 64: 339-344.

［84］SCHROEDER M C, RASTOGI P, GEYER C E, et al. Early and locally advanced metaplastic breast cancer: presentation and survival by receptor status in surveillance, epidemiology, and end results (SEER) 2010-2014[J]. Oncologist, 2018, 23(4): 481-488.

［85］SCHÜNEMANN H J, LERDA D, QUINN C, et al. Breast cancer screening and diagnosis: a synopsis of the European breast guidelines[J]. Ann Intern Med, 2020, 172(1): 46-56.

［86］SELINKO V L, MIDDLETON L P, DEMPSEY P J. Role of sonography in diagnosing and staging invasive lobular carcinoma[J]. J Clin Ultrasound, 2004, 32(7): 323-332.

［87］SENCHA A N, EVSEEVA E V, MOGUTOV M S, et al. Breast Ultrasound[M]. Berlin, Heidelberg: Springer, 2013.

［88］SOBIN LESLIE H, COMPTON CAROLYN C. TNM seventh edition: what's new, what's changed: communication from the International Union Against Cancer and the American Joint Committee on Cancer[J]. Cancer, 2010, 116(22): 5336-5339. doi:10.1002/cncr.25537.

[89] TAMAKI K, ISHIDA T, MIYASHITA M, et al. Correlation between mammographic findings and corresponding histopathology: potential predictors for biological characteristics of breast diseases[J]. Cancer, 2011, 102 (12): 2179-2185.

[90] TAN P H, ELLISI, ALLISON K, et al. The 2019 World Health Organization classification of tumours of the breast[J]. Histopathology, 2020, 77: 181-185.

[91] TAN Q T, CHUWA E W, CHEW S H, et al. Low-grade adenosquamous carcinoma of the breast: A diagnostic and clinical challenge[J]. Int J Surg, 2015, 19: 22-26.

[92] TSE E, GILL H, LOONG F, et al. Type II enteropathy-associated Tcell lymphoma: a multicenter analysis from the Asia Lymphoma Study Group[J]. Am J Hematol, 2012, 87(7): 663-668.

[93] Uematsu Takayoshi. Non-mass-like lesions on breast ultrasonography: a systematic review[J]. Breast cancer (Tokyo, Japan), 2012, 19(4) : 295-301.

[94] WADHWA A, SENEBOUTTARATH K. Primary lymphoma of the breast: a case series[J]. Radiol Case Rep, 2018, 13(4): 815-821.

[95] WEN X, YU Y, YU X, et al. Correlations Between Ultrasonographic Findings of Invasive Lobular Carcinoma of the Breast and Intrinsic Subtypes. Korrelation der sonografischenBefunde des invasivenlobulären Mammakarzinoms und der intrinsischen Subtypen[J]. Ultraschall Med, 2019, 40(6): 764-770.

[96] WHO Classification of Tumors Editorial Board. WHO classification of tumours series, Breast tumors. 5th ed[M]. Lyon: International Agency for Research on Cancer, 2019: 11-21.

[97] WISEMAN C, LIAO K T. Primary lymphoma of the breast[J]. Cancer, 1972, 29: 1705-1712.

[98] Wojcinski S, Stefanidou N, Hillemanns P, et al. The biology of malignant breast tumors has an impact on the presentation in ultrasound: an analysis of 315 cases[J]. BMC Women's Health, 2013, 13(1): 1-11.

[99] XU C, GU Z, LIU J, et al. Adenosquamous carcinoma of the breast: a population-based study[J]. Breast Cancer, 2021, 28: 848-858.

[100] YAN J, LIU X L, HAN L Z, et al. Relation between Ki-67, ER, PR, Her-2/neu, p21, EGFR, and TOP II-α expression in invasive ductal breast cancer patients and correlations with prognosis[J]. Asian Pac J cancer prev . 2015, 16(2) : 823-829.

[101] YEN P P, SINHA N, BARNES P J, et al. Benign and Malignant Male Breast Diseases: Radiologic and Pathologic Correlation[J]. Can Assoc Radiol J, 2015, 66: 198-207.

[102] ZHANG M L, WANG X, XING Z Y, et al. Young mammary Paget's disease patients with underlying breast invasive ductal carcinoma: clinicopathological features and prognosis[J]. Zhonghua Zhong Liu Za Zhi, 2022, 44: 425-429.

[103] ZHENG S, SONG Q K, ZHAO L, et al. Characteristics of mammary Paget's disease in China: a national-wide multicenter retrospective study during 1999-2008[J]. Asian Pac J Cancer Prev, 2012, 13: 1887-1893.

第十二章

乳腺介入超声及新技术

近年来，介入超声已广泛应用于临床，介入超声指在实时超声引导或监视下，利用穿刺针、导管等进行操作，完成对各种病变的诊断和治疗的过程。乳腺介入超声因其操作精准、微创、安全、简便、高效等优势，在乳腺疾病定位、诊断及治疗等方面发挥着越来越重要的作用。乳腺介入超声包括各种乳腺病变的定位、活检、抽液或置管、消融等。本章简述乳腺病变穿刺活检、乳腺囊肿或脓肿穿刺抽液及置管引流、乳腺引流区域淋巴结穿刺活检等介入超声操作，乳腺肿瘤消融以及乳腺超声造影等在此不做介绍。

第一节　乳腺病变穿刺活检

目前，乳腺癌的发病率呈逐年上升趋势，并趋向年轻化。随着乳腺高频超声检查的普及，越来越多的乳腺病变得以早期发现，而早期诊断对于乳腺癌患者的临床疗效和预后起着关键作用。超声引导下乳腺病变穿刺活检可以明确诊断乳腺病变的性质，准确性高，创伤小，可替代术中活检，为手术方案的制订提供客观依据，并指导临床治疗方案的选择。超声引导下乳腺病变穿刺活检主要包括三种：细针吸取细胞学检查，空芯针穿刺活检，真空辅助活检。

根据中华医学会超声医学分会介入诊疗学组等机构发布的《乳腺及引流区域淋巴结介入超声若干临床常见问题中国专家共识》（2021版），超声引导下乳腺病灶穿刺活检的适应证：影像学提示 BI-RADS 4 类及 5 类病变；高危人群新出现的 BI-RADS 3 类病变，需要明确病理诊断者；新辅助治疗需明确分子病理学分类和疗效评估的乳腺癌患者。

乳腺病灶穿刺活检禁忌证主要为有重度全身性疾病及严重出血性疾病者，通常急性乳腺炎或局部皮肤感染者也作为相对禁忌证。

穿刺术前需签署知情同意书，行血常规、凝血功能及感染四项检查。术中做到取材足量，用4%甲醛溶液固定并送检。有条件的中心，必要时可在活检部位放置金属标记定位夹。活检后需要压迫术区 5~15 min 以避免出血。

一、细针吸取细胞学检查

细针吸取细胞学检查（fine needle aspiration biopsy，FNAB）是采用细针抽取乳腺病变部位的液体、细胞或组织，通过对抽取物内的细胞进行形态学、免疫细胞化学或DNA细胞图像分析等检查，从而对病变性质做出诊断的一种微创性诊断技术。FNAB最大的局限性在于获取标本量少，标本中组织学结构和细胞间基质大部分或完全缺失，因此 FNAB 几乎不能为肿瘤的病理学分类和组织学分级提供帮助，在很多情况下需要行组织学检查以进一步诊断。但不可否认，FNAB 是一种简单、快速、经济、相对无痛的检查手段。有研究表明，FNAB 对于较大的病变有一定诊断价值，但对低级别恶性肿瘤和乳头状病变的诊断较为困难，并且无法区分原位癌和侵袭性癌。鉴于其不能为乳腺病变提供病理学分类和组织学分级，并且存在一定的假阳性率和假阴性率，因此目前 FNAB 在乳腺病变穿刺活检中应用较少。

FNAB 可以通过抽吸和非抽吸方法进行。对于含液性病变一般采取抽吸方法，实性病变多采用非抽吸方法，也可采用抽吸方法。穿刺针一般选用 21～25 G 带针芯的细针。在超声引导下将穿刺针刺入靶目标内，使针尖切割缘在病灶内做快速、小幅度、"扇面形"多角度上下提插运动，若组织较硬则在提插针鞘的同时附加旋转针鞘的方法对组织进行切割，以获取足够的标本量。提插切割运动次数根据病灶的软硬、血流信号丰富程度而定，一般为 5～10 次。为了提高 FNAB 的阳性率和准确率，应对病灶的不同部位穿刺取材 3～5 针。

获取的标本根据病理室要求及送检目的进行规范化处理。一般采用直接涂片法及液基细胞学检查法。穿刺针拔出后立刻将针腔内吸取的组织细胞置于载玻片上，均匀涂片，并用 95% 乙醇溶液固定送检；而后将针腔内的残留标本推注至液基细胞学保存液内送检。或者直接将采样标本推注至液基细胞学保存液内送检。

穿刺过程中注意实时观察针尖的位置，避免脱离靶目标。拟行保乳手术的患者，进针点须选择在区段手术切除范围内。术后嘱患者局部按压 5 min 左右以避免出血。

二、空芯针穿刺活检

乳腺癌治疗的最新趋势是倾向保乳手术，以提高术后生活质量并满足美容需求。术前经皮空芯针穿刺活检（core needle biopsy，CNB）诊断乳腺癌是过去 20 年来乳腺外科最重要的进展之一。CNB 对于可触及或不可触及的乳腺肿块都是微创、有效的诊断手段，因其能提供明确的组织学诊断及预后标记物信息，目前已取代 FNAB 作为乳腺病变术前明确诊断的首选方法。

超声引导下 CNB 可以实时显示进针路径及针尖位置，根据病灶的位置和大小可以任意调整进针角度、深度和取材长度，因此该技术取材精准、微创、安全，且无放射性损伤，患者易于接受。当然穿刺过程中也可能发生一些相关并发症，如出血、疼痛、感染、针道种植等，但是出现概率很低，且可通过严格掌控操作技术而避免或减少并发症发生。

超声引导下 CNB 一般选择 14～16 G 活检针，局部浸润麻醉后在同一穿刺点进针，在病灶的不同方向、不同位置取材 2～4 次，取材操作过程如图 12-1-1 和图 12-1-2 所示，然后用 4% 甲醛溶液或 10% 福尔马林溶液固定组织标本送检。

穿刺时，根据肿块位置，患者取仰卧位、斜卧位或侧卧位，充分暴露穿刺部位。选择进针点时避免在乳头附近进针，以免损伤大的乳腺导管及增加出血风险；拟行保乳手术的患者，进针点须选择在区段手术切除范围内，手术时可将穿刺针道一并切除，以降低针道种植转移风险，除此之外，也可以采用同轴针辅助穿刺进一步降低针道种植转移风险。当肿块较深邻近胸膜时，须严格控制穿刺针方向和深度，避免损伤胸膜及肺组织造成血气胸。此时可采取调短穿刺枪射程、采用半自动活检枪、穿刺方向尽量与胸壁平行或者在病灶后方注射隔离液等方式避免损伤胸膜。取材时通常选择病灶内有血流信号显示，或者有超声造影剂灌注的可疑区域进行穿刺，避开病灶内液化坏死区域及粗大钙化位置。另外，当病灶较硬，使用全自动活检枪取材时，须将穿刺针尖刺入病灶内或抵住病灶前缘触发活检枪按钮，避免穿刺针滑出病灶导致"脱靶"；此外如果拟行穿刺针道邻近大血管或胸膜，必须注意进针时不要使针芯斜面背向血管或胸膜，以免穿刺针偏移损伤邻近的血管或胸膜。

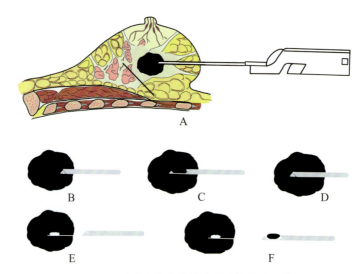

图 12-1-1　乳腺占位空芯针穿刺活检操作示意图

A.乳腺病变及全自动活检枪整体观；B.活检枪针尖进入病变内，进针时针芯凹槽位于针鞘内；C.触发活检枪弹射装置，首先针芯弹射，病变组织进入针芯前段凹槽内；D.针芯弹出后连带针鞘弹射，针鞘前段有锋利的切割刃，切下针芯凹槽内组织并封闭于凹槽内；E.退出活检枪；F.回拉针鞘，露出针芯凹槽内组织标本

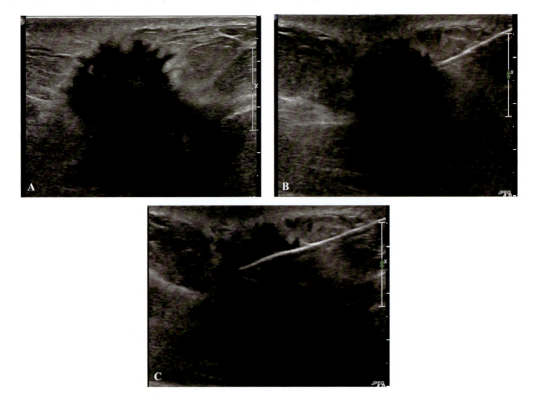

图 12-1-2　乳腺实性占位空芯针穿刺活检过程

A.肿块呈实性低回声，边缘不光整，可见毛刺样改变；B.针尖进入肿块内边缘处；C.触发活检枪，穿刺针切割肿块内组织完成取材

如果穿刺活检病理结果为良性，并且与超声等影像学检查结果一致，可以继续随访监测。如果结果不确定或与影像学检查结果不一致，可以通过重复活检或手术切除以排除恶性肿瘤。为了给出恰当的处理或监测方案，必须兼顾病理组织学、影像学和临床表现，以达到三者诊断的一致性。

三、真空辅助活检

随着高频超声及乳腺微创技术的发展，超声引导下真空辅助活检（vacuum assisted biopsy，VAB）又称微创旋切术，可以准确定位并完整切除较小病灶，损伤较开放性手术或手术活检小，并兼具诊断与治疗双重功能，因此越来越受到临床重视。VAB 可以获取充足的乳腺病变组织标本，诊断准确性接近手术活检病理。但是 VAB 较 CNB 价格昂贵，创伤相对较大。在中国 VAB 目前主要用于乳腺良性病变（病灶最大径 ≤ 3 cm）的微创治疗，或应用于 CNB 病理与影像或临床诊断不符时的二次活检。

VAB 从本质上可以理解为带有吸引室和旋切刀装置的空芯针活检。操作时将旋切刀刀槽放置在病灶下方或侧方，使其中心对准病灶中心，根据两者位置关系，多次、多方位调整并切取组织，直至去除所有可见病灶，如图 12-1-3 所示。观察切除标本与正常组织的界限或者观察切除的组织是否能够完整拼凑出瘤体，以评估病灶组织是否被完全切除。若切除的病灶可疑恶性，可在旋切后的病灶部位放置定位夹，以备二次手术定位病灶位置。

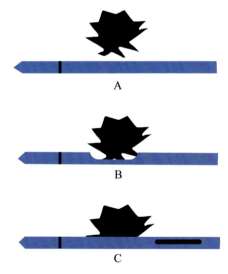

图 12-1-3　真空辅助活检过程示意图

A. 旋切刀置入病灶后方，旋切凹槽正对病灶；B. 打开旋切窗使旋切刀外鞘凹槽完全对准病灶；C. 推进旋切刀内芯，切割突入外鞘凹槽内的病变组织，完成一次切割

术后确诊恶性者，可结合术前影像学检查结果选择合适的术式。需要注意的是，有研究表明，VAB 的针道种植转移率可达 33%，因此术前需要准确评估病变的良恶性，尽量避免对恶性病变行 VAB 术。对于 VAB 术后病理为恶性病变者，在后续手术时要完整切除针道，同时在术前也要考虑到所设计切口的可行性。VAB 的并发症有术中出血、感染、术后血肿、病灶残留、气胸、中转开放性手术等。

第二节　乳腺囊肿穿刺抽液及硬化治疗

乳腺囊肿是临床较为常见的乳腺病变之一，其发生率占乳腺疾病的 4%～7%，多数为良性，极少发生恶变。普遍认为乳腺囊肿的发病机制是在各种因素影响下内分泌代谢紊乱，继而导致乳腺导管上皮细胞顶浆分泌增多，分泌物潴留时导致囊肿形成。乳腺囊肿临床表现为乳腺单发或多发的囊性肿块，可累及双侧乳腺，边界清晰，活动度良好，压迫时可伴疼痛。大多数单纯性乳腺囊肿无须治疗，但当囊肿较大（通常超过 3 cm）或继发出血、感染时，患者可有疼痛、发热、焦虑等症状，此时可以采取手术切除治疗或超声引导下乳腺囊肿穿刺抽液及硬化治疗。

超声引导下囊肿穿刺抽液术临床疗效确切，安全性高，但复发率高达 80%。因此需要通过注射硬化剂使囊壁细胞失活、停止分泌而防止复发。常用的硬化剂包括无水乙醇、聚桂醇等，也有研究发现高渗糖水（50% 葡萄糖溶液）在囊肿硬化治疗中也有显著疗效。此外也有研究发现抽液后注入空气的疗效可达 84%，但目前向囊内注入空气不是常规的治疗方法。

一般选择 19 G 或 21 G 的 EV 或 PTC 穿刺针进行穿刺抽液，如果液体黏稠，也可以采用更粗的 16 G 或 14 G 穿刺针。进针前应启动彩色多普勒血流成像，避开穿刺路径中比较粗大的血管，以免造成穿刺针道出血或囊内出血。注射硬化剂前尽量抽净囊腔内液体，避免残留囊液稀释硬化剂，降低硬化剂浓度，从而影响硬化治疗效果。注射硬化剂时一定要在超声实时监视引导下进行，确保硬化剂注射到囊腔内，避免因脱管导致硬化剂注射到囊腔外乳腺实质内，从而造成乳腺实质损伤。对于有可疑恶性特征的复杂性囊肿，应该先行超声引导下穿刺活检，病理诊断明确无恶性病变时，方可进行穿刺抽液及硬化治疗；病理结果若为恶性病变则放弃抽液及硬化治疗，而改为手术切除治疗。

第三节　乳腺脓肿穿刺抽液及置管引流

乳腺脓肿为乳腺急性化脓性感染所致，由局部化脓性物质积聚形成。乳腺脓肿多发生在产后哺乳期妇女，尤以初产妇多见。少数乳腺脓肿可继发于积乳囊肿感染。乳腺脓肿可为单房或多房。脓肿可向外溃破，深部脓肿可穿至乳房与胸肌间的疏松组织中，形成乳房后脓肿。

乳腺脓肿的治疗除常规应用抗生素外，脓肿形成时可行超声引导下穿刺抽液或置管引流术，以及外科行脓肿切开引流术。脓肿切开引流术因创伤大、患者耐受差而逐渐被取代。目前超声引导下乳腺脓肿穿刺抽液或置管引流术因其创伤小、疗效好而广泛应用于临床。较小脓肿多采用穿刺抽液（图 12-3-1），一般选用 16～14 G EV 针穿刺抽液；较大脓肿（直径＞5 cm）则推荐置管引流（图 12-3-2、图 12-3-3），一般选用 10～12 Fr 引流管穿刺置管。

超声引导下乳腺脓肿穿刺治疗无绝对禁忌证。相对禁忌证：有严重出血倾向或凝血功能障碍者，表现为脓肿的乳腺癌患者，脓肿早期未液化者。对于脓肿早期未液化的病灶，可动态观察病情变化，脓肿成熟时再行穿刺治疗。

一般选择脓肿低位作为穿刺进针点，进针路径应避开血流信号丰富处，同时避开体表红肿处皮肤作为穿刺点。抽出脓液后，用生理盐水反复冲洗脓腔，冲洗脓腔时注意压力不要过大，以免细菌入血或冲洗液弥散到组织间隙而造成感染扩散。当脓肿呈多房性且脓腔间不相通时，应分别穿刺各脓腔，以便抽出或引出全部脓液，从而提高治疗效果。抽出的脓液可行细菌培养和药敏试验，以指导抗生素应用。当临床症状好转、实验室指标恢复正常、每日引流量不超过 5 ml、超声扫查无残存脓腔后可拔除引流管。

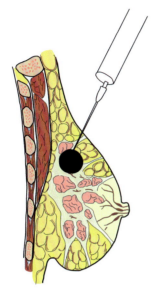

图 12-3-1　乳腺脓肿穿刺抽液示意

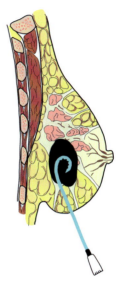

图 12-3-2　乳腺脓肿置管引流示意图

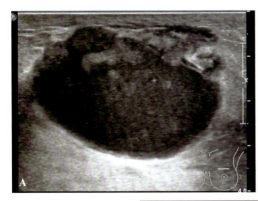

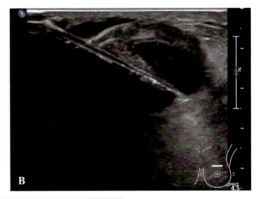

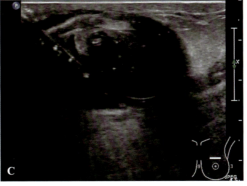

图 12-3-3　超声引导下乳腺脓肿置管引流术操作过程

A.乳腺脓肿形成，内透声不好，并可见坏死组织碎屑；B.一步法将引流管刺入脓腔内；C.拔出针芯和针鞘，将引流管留置于脓腔内

第四节　超声引导下乳腺病灶术前定位

乳腺组织具有很强的移动性，随体位改变肿块位置变化较大。对于术前超声发现的、位置较深或体积较小的乳腺病灶，临床无法触及者，可于术前行超声引导下定位。乳腺病灶的术前超声定位方式主要包括体表标记定位、穿刺着色定位、穿刺导丝定位等。

术前体表标记定位主要适用于较表浅病灶，需注意定位体位应与手术体位一致。穿刺着色定位需注意着色剂不要使用过多，着色后应尽快手术，以免着色剂外溢而造成靶目标定位不明确。

术前穿刺导丝定位是在超声引导下将导丝穿过不可触及的乳腺病灶的技术，该技术定位更加精确，在临床中也较常应用。导丝尖端可分为直单钩、直双钩、弯双钩等类型。定位时，在超声引导下，将带有金属导丝的穿刺针刺入病灶后，推出导丝头端并固定在病灶内，导丝尾端反折固定于体表，如图 12-4-1 所示。该技术可以避免因病灶不明确而扩大切除范围，也避免了因位置变化或病灶太小导致术中无法找到病灶。术前穿刺导丝定位可能发生的并发症主要包括血管迷走神经反射，针头离断，导丝移位导致气胸和心包损伤等。

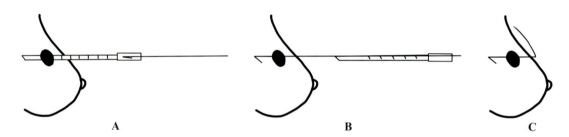

图 12-4-1　穿刺导丝定位过程示意图
A. 带有金属导丝的穿刺针刺入病灶；B. 推出导丝头端锚定于病灶内；C. 导丝尾端反折固定于体表

第五节　乳腺引流区域淋巴结活检

乳腺引流区域淋巴结包括腋窝淋巴结、锁骨上下淋巴结及内乳淋巴结，乳腺的淋巴引流大部分流向同侧腋窝淋巴结。乳腺癌致引流区域淋巴结转移是影响乳腺癌患者预后的重要独立危险因素，同时也是影响治疗方案的重要因素。因此术前明确是否存在引流区域淋巴结转移具有重要的临床意义。引流区域可疑转移性淋巴结特征为：形态呈圆形或不规则形；皮质弥漫性增厚或不均匀增厚；淋巴门偏心或消失；CDFI 呈周边型血流信号或混合型（周边型及门型）血流信号。若多个引流区域出现可疑转移性淋巴结，可根据需要同时行多个区域淋巴结的穿刺活检。

乳腺癌引流区域淋巴结均位于表浅部位，因此穿刺活检相对比较安全，无绝对手术禁忌证。术前检查血常规、凝血功能及感染四项，但是对于凝血功能不好或服用阿司匹林、氯吡格雷等抗凝或抗血小板药物的患者，需要谨慎操作，避免术后出血。行区域淋巴结活检时，首选空芯针穿刺活检，一般选择 16 G 或 14 G 穿刺活检针，局部浸润麻醉后在同一穿刺点进针，在病灶的不同方向、不同位置取材 2 ~ 4 次，用 4% 甲醛溶液或 10% 福尔马林溶液固定组织标本送检。淋巴结活检时，注意尽量避开淋巴门区域，以免造成淋巴结出血或假阴性结果。另外淋巴结活动度较大，活检时穿刺针尖应刺入淋巴结内或抵住淋巴结边缘，然后再触发活检枪，以免靶目标"脱靶"，尤其目标周围有大血管时需特别注意。淋巴结穿刺活检操作过程如图 12-5-1 所示。

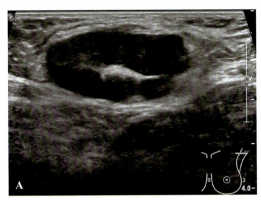
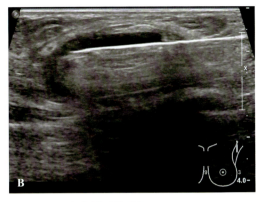

图 12-5-1　超声引导下乳腺引流区域淋巴结穿刺活检过程
A. 腋窝异常增大淋巴结，皮质不均匀增厚；B. 触发活检枪，穿刺针切割淋巴结组织完成取材

第六节　乳腺超声新技术

超声是乳腺病变最常用的影像学检查方法之一，目前广泛应用于临床。乳腺影像报告和数据系统（breast imaging reporting and data system，BI-RADS）自 2003 年加入乳腺超声相关内容以来，超声 BI-RADS 分类已得到临床普遍认可，对乳腺肿物的临床决策有着重要价值，但其诊断特异性仍偏低，如何降低假阳性率是超声医师所面临的挑战。一些乳腺超声新技术的出现可以辅助常规超声检查，进一步提高诊断的准确率。本节将简单介绍超声自动容积扫描系统、超声与磁共振融合虚拟导航技术及乳腺人工智能的应用现状。

一、超声自动容积扫描系统

超声自动容积扫描系统（automated volume scanner system，AVSS）是一种高分辨率乳腺三维成像技术，其优势在于避免了传统超声的操作者依赖性，并且可以实现同一病灶治疗前后的对比性评估，此外 AVSS 提供的乳腺冠状面信息大大减少了乳腺癌的漏诊率。同时，AVSS 能更准确地评价乳腺占位性病变的体积，为乳腺癌的临床分期提供帮助。

目前临床中应用的 AVSS 主要包括 Siemens 公司的 ACUSON S2000 自动乳腺全容积扫描仪（automated breast volume scanner，ABVS）和 GE 公司的 Invenia 自动乳腺超声系统（automated breast ultrasound system，ABUS）。AVSS 能自动适度压缩乳腺，获得的三维声像图可重复性高，越来越多应用于科学研究及临床实践。研究表明，AVSS 与常规手持超声相比，乳腺病灶的检出能力和诊断效能相当，两者对于乳腺病灶的 BI-RADS 分类也具有较好的一致性。

根据《自动乳腺容积超声技术专家共识》（2022 版），AVSS 检查的适应证：乳腺疼痛、可触及肿块等临床症状及体征的患者；拟行外科手术的患者，用于术前评估病变数目、位置、大小等；保乳术后评估有无局部复发、乳房重建术后并发症评估等；定位乳腺病变，指导穿刺活检；"第二眼"超声检查即再次评估X线及磁共振新发现的可疑病变。

AVSS目前存在设备体积大、采集和阅片耗时长等问题，此外由于缺少弹性成像及彩色多普勒血流成像等技术，同时无法扫查腋窝等乳腺引流区域淋巴结，因此不能取代传统手持超声，也暂时无法大规模应用于临床一线，但可以考虑下沉基层进行乳腺癌早期筛查，或结合人工智能深度学习等新兴技术，具有较好的发展前景。

二、超声与磁共振融合虚拟导航技术

高频超声作为乳腺癌早期筛查的优选影像学方法，其准确性不断提高，但对于不典型或隐匿性病灶仍有一定漏诊率和误诊率。对比增强磁共振成像（CE-MRI）在乳腺癌的检测和评估中敏感性极高，对浸润性癌的诊断敏感性可达94%～100%，但是存在特异性相对较低、检查耗时长、价格昂贵、需要注射增强对比剂等局限性。

针对首次超声检查未发现的病变，而磁共振成像（MRI）检出的乳腺可疑异常强化区，可进行"第二眼"超声扫查，即根据MRI图像有针对性地进行第二次超声检查，并适当扩大扫查范围。有研究表明，"第二眼"超声检查约有58%的病变被检出，但因超声检查存在操作者依赖性，且乳腺活动度较大导致难以精确匹配解剖位置，仍有相当一部分病灶无法检出。

超声与MRI融合虚拟导航技术是一种将CE-MRI与实时超声图像融合匹配的新技术，可进行多平面重建，已经广泛应用于肝脏疾病的诊治。其简要操作流程包括：上传MRI图像至超声导航系统中；在显视器上双幅显示MRI和实时超声图像；在相同位置和方向上融合两幅图像。这项技术可以进一步提高乳腺"第二眼"超声检查病灶的检出率，据文献报道，融合虚拟导航下病变的检出率可达91%。此外，该技术可通过磁性定位跟踪系统将MRI与超声图像实时同步关联，为即时的超声引导下穿刺活检提供可能，有助于明确病灶性质，优化临床治疗决策。

三、人工智能

超声是乳腺疾病主要的影像学检查方法，但其具有主观性及操作者依赖性，不同经验及水平的超声医师，对超声检查结果的分析、判读存在较大差异。因此学者们一直在探寻更加精准、客观的技术手段，以辅助超声医师，尤其是低年资超声医师做出准确诊断。随着计算机科学的普及和发展，人工智能（artificial intelligence，AI）应运而生，目前应用于乳腺超声诊断领域的人工智能技术研究主要包括机器学习和深度学习。

机器学习（machine learning）是一门研究计算机如何从数据中进行学习的学科，是AI的核心，是使计算机具有智能的根本途径。计算机辅助诊断系统（computer aided diagnosis，CAD）是采用机器学习的方法对医学影像图像进行识别和概率性判断。传统的计算机辅助诊断系统基本工作流程包括图像预处理、图像分割、特征提取与病变分类四个部分。该系统为乳腺肿瘤的超声诊断提供了一种快速、低成本、可重复的技术方法，具有一定的可行性，但是该系统需要实验人员设计和筛选特征，耗时耗力，而且标准不统一，容易出现偏差。

深度学习是机器学习的进展，它建立在深层神经网络（deep neural network，DNN）的基础上，模拟人类的思维方式并做出决策。基于深度学习的 CAD 系统借助深层神经网络，通过对大量数据的学习，以训练集和验证集调整模型，并通过测试集验证模型的泛化能力，自动提取乳腺超声图像中的有用特征，根据实际情况灵活地做出决策。卷积神经网络（convolutional neural network，CNN）是一种包含卷积计算并且具有深度结构的前馈神经网络，是最普遍应用的深度学习算法，其在图像识别及处理方面具有很大的优势和潜力。有研究证明，CNN 技术根据 BI-RADS 分类方法，在模拟人类思维方式检出、分类乳腺病灶方面达到较高诊断水平。研究报道，应用深度学习模型可早期预测临床阴性的淋巴结转移，具有较高临床意义。

此外，影像组学在乳腺肿瘤超声诊断方面也是热点研究方向之一。影像组学属于计算机辅助技术，通过自动算法提取图像信息。已有多项研究表明，影像组学特征与肿瘤的微观结构和生物学行为密切相关，有望应用于预测腋窝淋巴结转移及评估新辅助化疗疗效等研究方向。

AI 作为一种新技术为乳腺疾病的超声诊断带来了具有美好前景和发展前途的技术革新，并对医学领域传统诊疗思维的转变产生深远影响。应用 AI 可以快速捕捉病灶、描绘病灶边界，对病灶进行实时动态分析并做出诊断。AI 提供了一种快速、高效、可重复的诊断方法，其准确性和灵敏性高于低年资超声医师。尽管如此，AI 辅助诊断系统还有很多问题需要进一步研究、解决，如我们无法获知 AI 系统的诊断依据、无法将有助于诊断的患者病史信息整合到 AI 系统中等。因此，AI 在医学影像诊断领域中的应用还面临诸多挑战，需要临床医师和计算机专家共同努力。

参考文献

[1] 李伟兰, 陈彩云, 罗樱, 等. 超声引导穿刺抽液联合不同硬化剂治疗单纯性乳腺囊肿的应用 [J]. 中国医学影像学杂志, 2016, (12): 903-905.

[2] 林晓纯, 程文. 人工智能在乳腺超声中的应用与发展 [J]. 现代肿瘤医学, 2022, 30(24): 4573-4576.

[3] 裴生新, 张竞, 张中, 等. 基于超声的影像组学在乳腺肿瘤诊疗中的应用进展 [J]. 四川医学, 2022, 43(9): 928-931.

[4] 戚瑞祥, 方建华, 朱罗茜, 等. 超声与磁共振融合虚拟导航技术在乳腺病变定位中的初步研究 [J]. 中华医学超声杂志 (电子版), 2020, 17(1): 33-38.

[5] 沈乐乐, 曹岐新, 马庆峰. 逍遥散加味配合超声引导下无水乙醇注射治疗单纯性乳腺囊肿临床观察 [J]. 中国中医药科技, 2019, 26 (1): 108-109.

[6] 张勤, 常万利, 王遵义. 超声引导下乳腺微创旋切术在筛查触诊阴性早期乳腺癌中的应用 [J]. 中国微创外科杂志, 2022, 22(8): 627-632.

[7] 中华医学会超声医学分会介入诊疗学组, 中国超声医学工程学会浅表器官及外周血管专业委员会, 海峡两岸医药卫生交流协会超声专业委员会介入超声委员会. 乳腺及引流区域淋巴结介入超声若干临床常见问题中国专家共识 (2021 版)[J]. 中华超声影像学杂志, 2021, 30(9): 737-745.

[8] 周水秀, 倪雪君. 超声自动容积扫描系统在乳腺病变中的应用现状 [J]. 中国现代医生, 2022, 60(19): 108-110, 122.

[9] 自动乳腺容积超声技术专家共识（2022 版）[J]. 中国超声医学杂志, 2022, 38(3): 241-247.

[10] AMIR L H. ABM clinical protocol Mastitis, revised March 2014[J]. Breast feed Med, 2014, 9(5): 239-243.

[11] BALAKRISHNAN S S, DEV B, GNANAVEL H, et al. Wired for Surgical Success: Our Experience with Preoperative Ultrasound-Guided Wire Localization of Impalpable Breast Lesions[J]Indian J Radiol Imaging, 2021, 31(1): 124-130.

[12] BENNETT I C, SABOO A. The Evolving Role of Vacuum Assisted Biopsy of the Breast: A Progression from Fine-

Needle Aspiration Biopsy[J]. World J Surg, 2019, 43(4): 1054-1061.

［13］GIZIENSKI T A, HARVEY J A, SOBEL A H. Breast cyst recurrence after postaspiartion injection of air[J]. Breast J, 2002, 8: 34-37.

［14］HUANG W H, CHEN I W, YANG C C, et al. The sonography is a valuable tool for diagnosis of microcalcification in screening mammography[J]. Ultrasound in Med & Biol, 2017, 43: S28.

［15］KIM J, KIM H J, KIM C, et al. Artificial intelligence in breast ultrasonography[J]. Ultrasonography, 2021, 40(2): 183-190.

［16］KLIMBERG V S, RIVERE A. Ultrasound image-guided core biopsy of the breast[J]. Chin Clin Oncol, 2016, 5(3): 33.

［17］KOCAAY A F, CELIK S U, SEVIM Y, et al. The role of fine needle cytology and core biopsy in diagnosis of palpable breast masses[J]. Niger Med J, 2016, 57: 77-80.

［18］LE CUN Y, BENGIO Y, HINTON G. Deep learning[J]. Nature, 2015, 521(7553): 436-444.

［19］LE E P V, WANG Y, HUANG Y, et al. Artificial intelligence in breast imaging[J]. Clin Radiol, 2019, 74(5): 357-366.

［20］LUCAS J H, CONE D L. Breast cyst aspiration[J]. Am Fam Physician, 2003, 68(10): 1983-1986.

［21］MAZZEI M A, DI GIACOMO L, FAUSTO A, et al. Efficacy of Second-Look Ultrasound with MR Coregistration for Evaluating Additional Enhancing Lesions of the Breast: Review of the Literature[J]. Biomed Res Int, 2018: 3896946.

［22］ÖZGEN A. Effectiveness of single-session ultrasound-guided percutaneous ethanol sclerotherapy in simple breast cysts[J]. Diagn Interv Radiol, 2016, 22(3): 220-223.

［23］PARK A Y, SEO B K. Real-Time MRI Navigated Ultrasound for Preoperative Tumor Evaluation in Breast Cancer Patients: Technique and Clinical Implementation[J]. Korean J Radiol, 2016, 17(5): 695-705.

［24］SHEN Y T, CHEN L, YUE W W, et al. Artificial intelligence in ultrasound[J]. Eur J Radiol, 2021, 139: 109717.

［25］SPICK C, BALTZER P A. Diagnostic utility of second-look US for breast lesions identified at MR imaging: systematic review and meta-analysis[J]. Radiology, 2014, 273(2): 401-409.

［26］UEMATSU T, KASAMI M. The use of positive core wash cytology to estimate potential risk of needle tract seeding of breast cancer: directional vacuum-assisted biopsy versus automated core needle biopsy[J]. Breast Cancer, 2010, 17(1) : 61-67.

［27］VERMA P, SHARMA R, SHARMA N, et al. Fine-Needle Aspiration Cytology versus Core-Needle Biopsy for Breast Lesions: A Dilemma of Superiority between the Two[J]. Acta Cytol, 2021, 65(5): 411-416.

［28］WILLEMS S M, VAN DEURZEN C H, VAN DIEST P J. Diagnosis of breast lesions: fine-needle aspiration cytology or core needle biopsy? A review[J]. J Clin Pathol, 2012, 65: 287-292.

［29］ZHOU L Q, WU X L, HUANG S Y, et al. Lymph Node Metastasis Prediction from Primary Breast Cancer US Images Using Deep Learning[J]. Radiology, 2020, 294(1): 19-28.

第十三章

超声检查在乳腺癌新辅助化疗中的应用

新辅助化疗（neoadjuvant chemotherapy，NAC）指在实施局部治疗方法（如手术或放疗）前所做的全身化疗，是乳腺癌综合治疗的重要组成部分，其目的在于缩小肿瘤体积，降低肿瘤分期并及早控制转移，以利于后续的手术、放疗等治疗，同时还可即时获取肿瘤对化疗药物的敏感性信息及消灭微转移灶，NAC 的深远意义在于通过治疗可能改变局部晚期乳腺癌的手术术式，增加保乳率，改善患者预后。

根据《中国临床肿瘤学会（CSCO）乳腺癌诊疗指南 2020》推荐，下述情况可行新辅助化疗：肿块较大（＞5 cm）；腋窝淋巴结转移（＋）；HER-2 阳性乳腺癌；"三阴性"乳腺癌；有保乳意愿，但因肿瘤较大而难以行保乳手术者。

根据 NCCN 指南规定，实体肿瘤治疗疗效评估标准（response evaluation criteria in solid tumor，RECIST）如下：完全缓解（CR），病灶完全消失并保持 4 周以上；部分缓解（PR），治疗后病灶最大径之和缩小 30% 以上并保持 4 周以上；疾病进展（PD），治疗后病灶最大径之和增加 20% 或出现新病灶；疾病稳定（SD），治疗后病灶最大径之和缩小不超过 30% 或增加不超过 20% 并保持 4 周以上。其中 CR 和 PR 被认定为治疗有效。

在 NAC 前后，可通过临床、病理学和影像学评估及时获取肿瘤的化疗反应信息，为临床治疗提供"量体裁衣"式个体化治疗方案。病理检查是 NAC 疗效评估的金标准，但因其有创性和滞后性，限制了其临床应用。超声成像技术评估 NAC 疗效已得到广泛应用，尤其是弹性成像、超声造影和三维超声成像等技术的应用和联合应用，为临床诊疗提供更多辅助信息和参考。

灰阶超声在评估肿瘤大小、形态、内部回声及与周围组织关系上具有明显优势。可通过测量肿瘤径线计算肿瘤缩小百分比，按照 RECIST 标准评估治疗是否有效，但此种方法主要适用于治疗后向心性退缩型肿瘤，由于乳腺恶性肿瘤具有异质性，部分肿瘤呈非向心性退缩，病灶大小变化可不明显，影响评估准确性，故需结合其他评估方式，如彩色多普勒超声成像及弹性成像技术等。

大量文献指出，彩色多普勒血流参数在评估乳腺癌 NAC 疗效方面具有较高价值。由于乳腺癌病灶体积增长速度较快，增长过程中会增加对血管的压力，导致血流阻力指数（RI）增高。NAC 化疗后，部分敏感肿瘤组织变性坏死，对血管造成的压力降低，RI 随之减小，两者差异有统计学意义。研究表明，NAC 有效组 Adler 血流分级较 NAC 前显著改善：Adler 血流分级 0 级、Ⅰ级患者比例显著上升；Ⅱ级、Ⅲ级患者比例显著下降。通过 CDFI 观察肿瘤血流参数及血流信号丰富程度变化，可有效评估乳腺癌 NAC 疗效，为 NAC 后治疗方案的制订提供重要参考。

超声造影对化疗后疗效评估具有一定价值，由于肿瘤存在异质性，内部结构差异大，通过超声造影，可以观察 CDFI 无法显示的肿瘤内微血管变化，使用定量分析软件作为量化指标，可避免观察者主观性，减少观察者间差异，能够客观反映肿瘤的血管状态。有文献指出，乳腺癌 NAC 后超声造影定量参数峰值强度（PI）、曲线下面积（AUC）、流入斜率（WIS）均明显降低。

此外，弹性成像技术如应变弹性成像（SE）和剪切波弹性成像（SWE），可评估肿瘤形态学和生物学特性（硬度）之间的变化关系，在评估 NAC 疗效方面也具有较高的诊断效能。NAC 患者治疗有效后，肿瘤细胞发生变性坏死，增殖速度减慢，肿瘤细胞密度降低，肿瘤质地变软，弹性评分或弹性值降低。近期有研究指出，应变率比值（strain rate，SR）在 NAC 后第 1 周即可发生变化，是晚期乳腺癌患者对治疗反应的最早预测指标。另外，SWE 通过定量测量可相对准确地评估 NAC 后的残留病变。研究表明，联合应用 CEUS 和超声弹性成像技术在评估乳腺癌 NAC 治疗疗效方面更具优势。

除此之外，三维超声成像技术如自动乳腺全容积扫查系统（ABVS）可从水平面、纵切面和冠状面对病灶进行多维扫查，通过三维重建获取病灶立体图像，可为临床提供更加全面的病灶信息，在评估 NAC 疗效方面具有一定应用前景。

目前，NAC 为局部晚期乳腺癌患者的首选治疗方案，精准评估 NAC 疗效对术式选择及后续治疗方案的制订尤为重要。超声作为评估乳腺癌 NAC 疗效的主要检查手段，可有效反应乳腺癌患者 NAC 前后病灶大小、回声、边缘、血供、硬度等的变化情况，能够准确、客观地评估 NAC 疗效，帮助临床制订合理的治疗方案，但目前尚未达成统一的评估标准，期待未来建立系统评估体系以便更好地服务于临床。

参考文献

［1］李晨曦，红华，吴国柱. 弹性成像及超声造影在乳腺癌新辅助化疗疗效评估中的应用进展 [J]. 内蒙古医学杂志，2021, 53(3): 294-297.

［2］欧兴密，孙厚坦，常虹，等. 超声成像技术评估乳腺癌新辅助化疗疗效的研究进展 [J]. 中国超声医学杂志，2022, 38(9): 1073-1076.

［3］乌丽娅提·都拉，古丽扎热叶·艾库拉. 三维超声在乳腺癌新辅助化疗疗效评估中的应用价值 [J]. 中外医疗，2016, 35(24): 186-188.

［4］GUO J, WANG B H, HE M, et al. Contrast-enhanced ultrasonography for early prediction of response of neoadjuvant chemotherapy in breast cancer[J]. Front Oncol, 2022, 12: 1026647.

［5］HUANG J X, LIN S Y, QU Y, et al. Combining conventional ultrasound and sonoelastography to predict axillary status after neoadjuvant chemotherapy for breast cancer[J]. Eur Radiol, 2022, 32: 5986-5996.

［6］PAN H Y, ZHANG Q, WU W J, et al. Preoperative neoadjuvant chemotherapy in patients with breast cancer evaluated using strain ultrasonic elastography[J]. World J Clin Cases, 2022, 10(21): 7293-7301.

［7］YUAN S, SHAO H, NA Z, et al. Value of shear wave elasticity in predicting the efficacy of neoadjuvant chemotherapy in different molecular types[J]. Clin Imaging, 2022, 89: 97-103.

第十四章

乳腺超声 BI-RADS 分类

乳腺影像报告与数据系统（breast imaging reporting and data system，BI-RADS）是由美国放射学会（American College of Radiology，ACR）于 20 世纪 80 年代编撰的一部关于"乳腺 X 线摄影检查报告和处理"的指南，该指南在实际应用中不断修订、发展和完善。2003 版（第 4 版）增加了超声和磁共振成像 BI-RADS 的内容，并在 2013 版（第 5 版）进一步扩充和完善了 BI-RADS 超声内容。制订 BI-RADS 的目的是使乳腺影像报告中乳腺病灶特征术语和报告术语的规范化和标准化，避免乳腺影像解读出现混淆。同时 BI-RADS 还提供了标准化的评估分类和对应的处理建议，使临床医师和影像科医师能够达成统一和共识，以便更好地服务于患者。

2013 版 ACR BI-RADS 超声部分主要从乳腺超声检查规范、超声术语词典、报告系统的评估分类等方面详细地进行了阐述和说明，具有较高的临床实用性。与 2003 年第一版比较，2013 版新增了概论和指导章节，涉及乳腺解剖、图像质量、标记与测量、记录等内容，超声弹性成像、男性乳腺等相关内容也增加到新版内。现将 2013 版 ACR 超声 BI-RADS 主要内容、临床实践以及一些相关指南解读总结概括如下。

一、乳腺超声概论

BI-RADS 概论部分包括乳腺及引流区域淋巴结解剖、乳腺超声成像质量和仪器调节、图像标记和规范化测量与记录，并简单概述了男性乳腺发育。

如何获得一幅理想的乳腺图像，BI-RADS 分类主要从仪器调节和成像技术两方面进行了具体指导和详细阐述。乳腺为浅表器官，推荐常规使用中心频率为 10 MHz 或以上的探头，但需根据患者的具体情况灵活掌握，总的原则是以图像分辨力为主，同时兼顾穿透力。常规扫查时聚焦区放置在乳腺腺体层中后部水平，观察乳腺病变时聚焦区置于病变中部或中后部，必要时可适当增加焦点数目以提高空间分辨力。深度一般设置为 3～4 cm，可根据乳腺厚度及病灶大小适当增减，以乳腺图像占据屏幕 2/3 左右、最大深度显示胸膜为宜，而不应显示大量肺组织。图像灰阶水平先以总增益"粗调"，再辅以时间增益补偿"微调"，用以清晰显示乳腺各解剖层次结构，以皮下脂肪组织呈中等水平回声为宜，且在扫查过程中需根据具体情况实时调整增益水平。除此之外，还要充分理解并应用能够提高图像质量的技术，如空间复合成像、组织谐波成像、超微血流成像等，以便获取更为清晰、客观的超声图像。

需注意乳腺肿块的测量方法，应寻找肿块的最长轴，获得两幅正交图像并测量。应沿肿块的长轴而不是沿图像的水平线进行测量，记录 3 个方向的测量值，以便于临床和病理科评估肿块大小及病变随访观察。具体的乳腺疾病图像存储细则可参考《乳腺疾病超声检查质量控制专家共识》（2019 版）。

二、乳腺超声影像词典

作为超声 BI-RADS 的核心内容，2013 版 BI-RADS 通过组织构成、肿块、钙化、相关特征和特殊征象对词典内容分别进行了描述，现简述如下。

（一）组织构成

乳腺不均匀的背景回声会影响超声检查的敏感性和准确性，对于不均匀背景回声的乳腺扫查应特别注意双侧对比扫查及多切面、多角度扫查，并辅以多种成像技术，如彩色多普勒血流成像、弹性成像等，仔细分辨是否存在小病灶，尽量减少假阴性或假阳性结果。

（二）肿块

1. 形态（shape） 包括椭圆形（oval）、圆形（round）和不规则形（irregular）。注意肿块外形包含 2～3 个平缓的波状隆起或大分叶（即凹陷呈钝角的浅分叶），属于椭圆形的范畴，而不描述为不规则形，椭圆形是良性肿瘤的特征之一。圆形肿块罕见，意义在于肿块不是平行位生长；不规则形指肿块既非圆形，也非椭圆形，恶性肿瘤多见。"不规则"仅用于描述肿块形态，不用于描述边缘属性。

2. 方位（orientation） 包括平行（parallel）和不平行（not parallel）。平行位指肿块长轴与皮肤平行或仅轻度倾斜，不平行即所谓的"垂直位"，肿块的长轴与皮肤不平行，肿块的前后径大于水平径，即纵横比＞1。注意圆形也属于不平行的肿块方位。通常平行位代表良性特征，而非平行位则提示恶性。

3. 边缘（margin） 指病灶的边界（edge 或 border），是判断肿块良恶性的重要指标，分为光整（circumscribed）和不光整（not circumscribed）。边缘光整指边缘有明确的界定，肿块和周围组织有明显区别。需注意定义肿块边缘光整时必须是整个肿块的全部边缘都须界限清晰。肿块边缘光整通常为良性特征，多呈圆形或椭圆形。

边缘不光整可进一步描述为模糊、成角、微小分叶、毛刺或是这些特征的组合。注意如果肿块边缘任意部分不光整，应将肿块描述为不光整。①模糊（indistinct）：肿块边界不清晰，即肿块的全部或部分边缘与周围组织间无清晰分界。2013 版 BI-RADS 考虑到高回声晕既可出现于恶性肿瘤周边，又见于炎性病灶周边，故将其纳入"模糊"的范畴，同时摒弃了"边界清晰"的描述。有学者认为高回声晕（环）归入边缘模糊并不可取，因炎性病灶高回声晕少见，而恶性肿瘤周围浸润导致的高回声晕常见，有研究认为厚的高回声晕是肿瘤周边高回声毛刺，为瘤周淋巴管浸润所致，偶为瘤周水肿造成，故临床工作中多将高回声晕作为恶性征象之一，单独描述。②成角（angular）：部分或全部边缘形成锐利的角度，通常为锐角，呈锯齿状，提示肿瘤向低阻力方位浸润。③微小分叶（microlobulated）：肿块边缘具有微小波动的特征。边缘微小分叶说明肿块边缘不光整。微小分叶或大分叶无客观指标，仅为主观界定，微小分叶多见于浸润性肿瘤或导管原位癌；④毛刺（spiculated）：肿块边缘呈放射状的锐利线状突起，呈针刺状，常为低回声，也可呈高回声，冠状面扫查或经 ABVS 扫查可获取更为清晰的毛刺征图像。毛刺征多见于恶性病变，但少数良性病变如放射状瘢痕、硬化性腺病、脂肪坏死等也可见边缘毛刺，是病变纤维化所致。

肿块边缘是否光整比较容易界定，但是有些不光整的边缘特征，如微小分叶和边缘模糊无明确定义和特征，存在较大的主观性，而边缘成角和毛刺特征明显，易于识别，因此在实际工作中需注意首先判断肿块边缘是否光整，然后再进一步细化边缘特征。另外良恶性肿瘤的边缘特征存在重叠，尤其是硬化性腺病结节通常边缘不光整，易误诊为恶性肿瘤。

4. 回声模式（echo pattern） 乳腺肿块的回声类型是通过与乳腺脂肪组织比较确定的，分为无回声、低回声、等回声、高回声、不均匀回声及囊实混合性回声。①无回声：肿块内部回声缺失，与极低回声肿块鉴别时，注意增益调节适当并应用CDFI观察血流信号的有无；②低回声：回声低于皮下脂肪，极低回声的恶性可能性更大；③等回声：肿块由于与皮下脂肪回声相同，容易漏诊；④高回声：回声高于脂肪组织或等同于腺体纤维组织回声；⑤不均匀回声：指有多种回声类型的实性肿块，不同回声类型不均匀分布，而不是指囊实混合性肿块；⑥囊实混合性回声：体现肿块有厚壁、厚分隔或附壁结节。或者是囊实性肿块，实性部分见血流信号，评估分类在4类以上。上述征象有别于复杂性囊肿。

5. 后方回声特征（posterior acoustic features） 包括后方回声无改变、后方回声增强、后方声影及多种后方回声改变。由瘢痕、肿瘤及纤维化导致的后方回声减低，常用"后方回声衰减"表示，与病灶纤维化相关。

（三）钙化

2013版超声BI-RADS取消了微钙化和粗大钙化的划分，将钙化分为三型：肿块内钙化、肿块外钙化和导管内钙化。但多数学者认为还是应将钙化分为粗大钙化和微钙化，其界值为0.5 mm。粗大钙化为直径≥0.5 mm的钙化，微钙化为直径<0.5 mm的钙化。肿块内的微钙化由于肿块的低回声背景，容易识别；肿块外的微钙化常不易识别；导管内微钙化多为乳腺导管原位癌（DCIS）内肿瘤坏死所致，呈针尖状细小回声，需和导管壁相鉴别。微钙化的恶性特异性高，但超声检查敏感性差，检查时需逐渐调低增益扫查。

（四）相关特征

指肿块对周围组织的影响，包括结构扭曲、导管改变、皮肤改变、组织水肿、血管供应和弹性评估。

1. 结构扭曲 为腺体正常结构的破坏，包括病灶周围各个解剖层次的改变，表现为病灶周围组织解剖层次连续性中断、周边腺体受压、Cooper韧带增厚或牵拉变僵直、脂肪组织受侵等。术后瘢痕、腺病、乳腺炎、浸润性导管癌等多种病理改变均可导致结构扭曲。

2. 导管改变 很常见，多为多条导管扩张，扩张导管内径>2 mm。导管扩张并不是恶性肿瘤的特异征象，而是提示导管内生长模式。异常导管改变为一条或多条导管不规则或树枝状扩张，多为自病灶向乳头方向突出的单一扩张导管，少数为病灶周围的多个扩张小导管；良性病变导致的导管扩张多见于导管内乳头状瘤；恶性病变导管扩张的共性特征：常位于周边，扩张路径长，导管壁增厚等，以导管内原位癌和浸润性导管癌多见。导管扩张可表现为单纯囊性扩张，也可于内部出现肿瘤或血栓、碎屑等沉积性回声，形态学改变和CDFI有助于鉴别其性质，当出现边缘毛刺、成角等征象时多提示恶性病变。

3. 皮肤改变 良恶性病变均可引起皮肤改变，多为皮肤增厚、回缩和水肿。皮肤厚度>2 mm

定义为皮肤增厚。肿瘤浸润、脂肪坏死和炎性病变等均可致皮肤增厚；皮肤表面牵拉下凹为皮肤回缩，乳腺癌和脂肪坏死等均可致皮肤回缩；引起皮肤增厚、水肿的原因包括炎性乳癌、转移癌、乳腺炎和系统性疾病等，是淋巴液回流障碍所致。

4. **血管供应** CDFI 在 2013 版被分为无血供、内部血供和边缘血供，这种分类模式相对简单，没有考虑血流的丰富程度、血管走行、管径粗细和不同的供血模式对肿瘤评估的重要性。除少数低血供的恶性病灶外，乳腺癌血流信号常较丰富，多为Ⅱ~Ⅲ级，血管走行不规则，分布杂乱，多见穿支血管，可检测出高速高阻型动脉频谱，对良恶性的鉴别诊断有帮助，因此 2013 版 BI-RADS 在某种程度上低估了 CDFI 对肿块良恶性的诊断价值。

5. **弹性评估** 包括应变式弹性成像（SE）、声辐射力脉冲成像（ARFI）及剪切波弹性成像（SWE）三种方式。肿块硬度被评估为质软、质中、质硬三种类型，恶性肿瘤质地常相对较硬，而良性肿瘤常相对较软，BI-RADS 目前没有给出明确的评估标准，临床工作中需灵活应用不同弹性成像技术和评估方法。实践表明，弹性成像对乳腺检查的意义很大，2018 年《超声 E 成像临床应用指南》指出，弹性成像的优势在于：有助于 BI-RADS 3 类和 4A 类的升降类、减少不必要的活检；发现和评估非肿块类型的病变；CDFI 联合弹性成像可辅助肿块良恶性鉴别；还可评价乳腺癌新辅助化疗疗效。注意根据形态学特征判断肿瘤良恶性的价值大于病变硬度的诊断价值，所以弹性评估不应凌驾于形态学评估之上。

（五）特殊征象

特殊征象包括单纯囊肿、簇状小囊肿、复杂囊肿、皮肤内部或表面肿块、异物（含假体）、乳腺内淋巴结、腋窝淋巴结、血管异常、术后积液和脂肪坏死等。上述大部分内容在本书的不同章节中已详细阐述，故不一一赘述。

需要特别注意的是，乳腺区域引流淋巴结的评估在临床工作中非常重要，区域淋巴结扫查包括腋窝、内乳和锁骨上淋巴结。淋巴结大小不是评估指标，菲薄的皮质包绕高回声淋巴门是正常征象，而淋巴结皮质的偏心性增厚及回声减低、淋巴门移位或缺失多由转移引起，腋窝Ⅱ区及Ⅲ区的淋巴结不常见，如果检查中探及则考虑异常，异常者需要分级扫查和描述，正常淋巴结可不予提示。

在描述肿块的术语中，形态、方位、边缘是形态学特征，也是判断良恶性的重要指标。使用乳腺超声影像词典对乳腺超声检查结果进行描述，并需和既往检查进行比较，包括体检、X 线或 MRI 结果，对照时应注意由于体位改变造成的病变位置变化，如超声未发现对照检查中的病变或发现新病变，均应注明；随访中如果发现良性可能的肿块，在 6 个月内最大径增加 20% 或以上，应考虑活检。

三、评估分类及处理建议

评估分类分为评估未完成和评估完成（不完整评估和完整评估），其中评估完成又分为 BI-RADS 1~6 类，每一类别都提供相应的处理建议（图 14-0-1）。

（一）评估未完成（assessment is incomplete）

对应 BI-RADS 0 类（category 0）。

最常应用于乳腺筛查，由于资料不完整，评估未能完成，需进一步影像学检查或与既往检查图像对比。

表 14-0-1 超声 BI-RADS 分类及处理建议

评估	处理方法	恶性可能
0 类：评估未完成，需要进一步影像学检查	召回，进一步影像学检查	N/A
1 类：阴性	常规筛查	恶性可能基本上为 0
2 类：良性	常规筛查	恶性可能基本上为 0
3 类：可能良性	短期随访 (6 个月) 或继续监控	恶性可能 > 0 但 ≤ 2%
4 类：可疑恶性	组织病理学诊断	恶性可能 > 2% 但 < 95%
4A：低度可疑恶性		恶性可能 > 2% 但 ≤ 10%
4B：中度可疑恶性		恶性可能 > 10% 但 ≤ 50%
4C：高度可疑恶性		恶性可能 > 50% 但 < 95%
5 类：高度提示恶性	组织病理学诊断	≥ 95%
6 类：活检证实的恶性	当临床允许时，手术切除	N/A

处理建议：召回，其他影像学检查进一步确认。

评估 BI-RADS 0 类标准说明：

①临床发现乳头溢液、双侧乳腺不对称或皮肤及乳头改变，但超声检查无异常发现。

②临床触及肿块，超声发现可疑征象或无阳性所见。

③术后瘢痕的鉴别。

④皮肤表面大范围破溃或巨大乳腺等导致扫查不全面。

⑤乳头溢血、导管扩张，扩张导管内未探及明确占位。

⑥导管外乳腺组织弥漫性微钙化如局限性分布，评为 0 类，如双侧弥漫性分布，则评为 2 类或 0 类。

（二）评估完成（assessment is complete）

评估完成则形成最终分类，分为 1～6 类。

1. BI-RADS 1 类（category 1）：阴性（negative） 超声检查无异常发现。乳腺回声结构紊乱是正常超声所见，评估为 1 类，如呈局限性，则予 BI-RADS 0 类。

处理建议：考虑年龄因素建议常规筛查，恶性可能基本为 0。

2. BI-RADS 2 类（category 2）：良性（benign） 涵盖如下方面：囊肿（单纯性囊肿、积乳囊肿、多发的簇状小囊肿；注：复杂性囊肿评为 BI-RADS 3 类，双侧多发则可降为 2 类）；肿块（多次随访后无改变的良性肿块，如纤维腺瘤、脂肪瘤、错构瘤；双侧多发、表现相似的实性肿块可评为 2 类）；单纯性导管扩张；良性钙化，如环状钙化、短条状钙化等；其他如乳腺内淋巴结（也可归至 1 类）、稳定的增生结节；术后积液；脂肪小叶；乳房假体植入也评估为 2 类。

处理建议：根据年龄常规随访筛查，半年至一年一次。

3. BI-RADS 3 类（category 3）：良性可能性大（probably benign） 恶性率一般 ≤ 2%，具备典型良性特征，简述如下：首诊发现的实性肿块，边缘光整、呈椭圆形、平行方位、年龄 < 40 岁。

包括纤维腺瘤、瘤样增生、单发复杂性囊肿、恶性病变的术后早期随访；脂肪坏死，术后瘢痕导致的结构扭曲等。乳腺炎评为3类，但不能明确的乳腺炎症可升到4A类。

处理建议：短期随访，6～12个月复查，若经过2～3年病灶稳定，评估为2类；若6个月内径线增加＞20%或出现其他可疑征象升级为4类，建议活检。

4. BI-RADS 4类（category 4）：可疑异常（suspicious abnormality） 4类病灶是临床决策最关注的分类，为涵盖大间距恶性可能的病灶，其恶性可能＞2%但＜95%，需临床干预。超声BI-RADS根据恶性可能性将其进一步划分为4A、4B、4C三个亚分类，其中4A类为低度恶性可能，恶性可能＞2%但≤10%；4B为中度恶性可能，恶性可能＞10%但≤50%；4C为高度恶性可能，恶性可能＞50%但＜95%。2013版超声BI-RADS虽然进行了亚分类，但未给予明确的亚分类划分标准。结合我国国情，临床工作中一般依据的标准如下：乳腺病灶的恶性征象包括低回声或极低回声肿块、病灶形状不规则、边缘不光整（毛刺状、成角、微小分叶）、纵横比＞1、高回声晕、内部微钙化、内部回声不均匀、后方回声衰减、周围组织改变等。根据病灶所表现出的恶性征象多少进行分类，具有一条恶性征象评为4A类，两条恶性征象为4B类，三至四条恶性征象为4C类。也有研究报道，根据超声征象的预测能力，将恶性征象分出主次，其中主要可疑征象包括外形不规则、边缘毛刺状以及微钙化。次要可疑征象有：圆形、非平行生长、边缘微小分叶或成角、导管扩张、后方回声衰减、囊实混合性回声。有一条至两条次要征象为4A类，有三条以上次要征象为4B类，有一条主要征象伴或不伴次要征象为4C类，具有两项或更多的主要征象则为5类。

有乳头溢液或溢血的导管内病灶评估为4类，在此基础上再根据病灶位置、大小、形态、分布形式、血流情况、导管壁及周围组织改变进行亚分类。

年龄因素也是评估时的重要参考指标，年龄＞40岁需适当提高分类等级。

5. BI-RADS 5类（category 5）：高度怀疑恶性（high suggestive of malignancy） 具备典型恶性特征的肿块评估为5类，有高度的恶性可能性（≥95%），几乎可以肯定为乳腺癌，腋窝异常淋巴结的发现也提高了检查者的诊断信心。BI-RADS 5类病变临床应采取适当的治疗措施，在新辅助化疗前，宜行超声引导下活检以取得组织学诊断。活检阴性需再次活检，规范的活检而没有发现恶性的病变可降为4类。

6. BI-RADS 6类（Category 6）：已活检证实为恶性（known biopsy-proven malignancy） 经穿刺活检证实为恶性，在外科手术或其他治疗前分为此类，用于评估活检证实为恶性但未行治疗的病灶或监测术前新辅助化疗的影像改变。

在报告诊断部分结束后，结论部分要简要总结超声所见，使用BI-RADS的分类和相关短语作出评估，评估结果常按异常程度排序。次序依次是BI-RADS 5类、4类、0类、6类、3类、2类和1类，如患者同时有5类和2类的肿块，应优先报告5类的肿块。为什么这样排序，詹维伟等学者的解释是：4类和5类的肿块需进一步影像学检查和组织学活检，0类肿块也需要进一步的影像学检查，所以这三类的次序排在前面。

BI-RADS的评估分类仅适用于乳腺来源病灶，不包括肉瘤、淋巴瘤、白血病、胸壁转移瘤等其他来源的恶性肿瘤的评估，评估分类后还应提出处理建议，评估分类的结果决定了后续的处理建议，两者直接相关，不要提出和分类结果不相符的处理建议。

在应用超声BI-RADS的实践中，针对我国国情和临床工作中遇到的问题，相应的指南也提出了专家的解答，现摘录几条指导性意见如下：超声诊断不建议提示乳腺增生症，因与增生相关的乳腺病理类型覆盖 BI-RADS 各个类别；女性特殊周期，除刚发育的乳腺及哺乳期乳腺结论应体现，其余不建议赘述，有乳汁淤积、局部回声不均时要提示；微创旋切术后，病理提示乳腺癌，再次超声检查，虽然病灶已经切除，分类仍为 BI-RADS 6 类。病理如为良性，复查见结构扭曲，分为 BI-RADS 2 类。若未见明确病灶，可提示为 1 类。

参考文献

［1］梁萍,姜玉新. 超声 E 成像临床应用指南（中华医学会超声医学分会组织编写）[M]. 北京：人民卫生出版社,2018.

［2］刘晶焰,彭玉兰. 乳腺超声若干临床常见问题专家共识（2018 版）解读 [J]. 西部医学,2019, 31(9): 1319-1323.

［3］乳腺疾病超声检查质量控制专家共识（2019 版）[J]. 中华超声影像学杂志,2020, 29(1): 1-5.

［4］詹维伟,周建桥. 乳腺超声影像报告与数据系统解读 [M]. 北京：人民卫生出版社,2015.

［5］BOUZGHAR G, LEVENBACK B J, SULTAN L R, et al. Bayesian probability of malignancy with BI-RADS sonographic features[J]. J Ultrasound Med, 2014, 33(4): 641-648.

［6］BREM R F, LENIHAN M J, LIEBERMAN J, et al. Screening breast ultrasound: past, present, and future[J]. AJR Am J Roentgenol, 2015, 204(2): 234-240.

［7］BURNSIDE E S, SICKLES E A, BASSELT L W, et al. The ACR BI-RADS experience: learning from history[J]. J Am Coll Radiol, 2009, 6(12): 851-860.

［8］MENDELSON E B, BOHM-VELEZ M, BERG W A, et al. ACR BI-RADS® Ultrasound. ACR BI-RADS® Atlas, Breast Imaging Reporting and Data System[M]. Reston: American College of Radiology, 2013.

［9］PATTERSON S K, NEAL C H, JEFFRIES D O, et al. Outcomes of solid palpable masses assessed as BI-RADS 3 or 4A: a retrospective review[J]. Breast Cancer Res Treat, 2014, 147(2): 311-316.